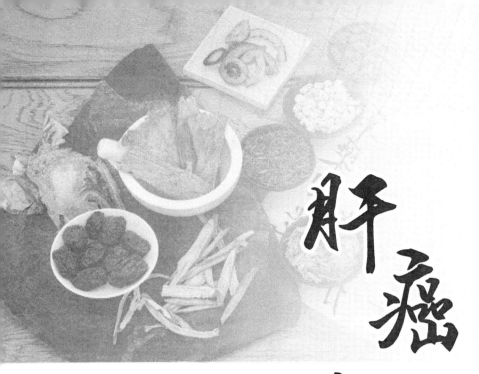

中医药诊治肝癌丛书

肝癌

古今医案选

主编

邵明义　陈欣菊
陈晓琦　马素平

郑州大学出版社

图书在版编目（CIP）数据

肝癌古今医案选／邵明义等主编. — 郑州：郑州大学出版社，2023. 8
（中医药诊治肝癌丛书）
ISBN 978-7-5645-9554-8

Ⅰ. ①肝… Ⅱ. ①邵… Ⅲ. ①肝癌 - 医案 - 汇编 - 中国
Ⅳ. ①R256.4

中国国家版本馆 CIP 数据核字（2023）第 045645 号

肝癌古今医案选
GANAI GUJIN YI'AN XUAN

策划编辑	李龙传	封面设计	曾耀东
责任编辑	薛 晗	版式设计	曾耀东
责任校对	张彦勤	责任监制	李瑞卿

出版发行	郑州大学出版社	地　　址	郑州市大学路 40 号（450052）
出 版 人	孙保营	网　　址	http://www.zzup.cn
经　　销	全国新华书店	发行电话	0371-66966070
印　　刷	郑州市今日文教印制有限公司		
开　　本	710 mm×1 010 mm　1／16		
印　　张	18.5	字　　数	326 千字
版　　次	2023 年 8 月第 1 版	印　　次	2023 年 8 月第 1 次印刷

书　　号	ISBN 978-7-5645-9554-8	定　　价	89.00 元

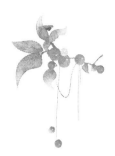

丛书编委会

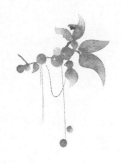

本书编委会

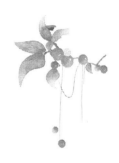

序一

原发性肝癌因其病情凶险、进展迅猛、并发症多、中位生存期短,成为困扰临床的重大问题。中医药在源远流长的千年发展中,针对肝癌及其并发症的治疗论述颇丰,近年来与西医治疗手段及理念的合理互补,其在临床治疗中屡收奇效。究其原因,这与中医学治疗肝癌方面始终坚持的整体观念密不可分,以人为本、求中致和、与时俱进,这种朴素的唯物辩证法思想,始终将治疗"患病的人"放在第一位。

"中医药诊治肝癌丛书"是河南中医药大学第一附属医院肝病诊疗中心团队的诚意巨献,该团队吸纳了包括全国名中医、循证医学、综合介入、中医内科、中医外治、肿瘤学在内的医学专家,近6年先后完成包括国家"十三五"科技重大专项、"中医药延缓乙肝相关肝癌进展的综合治疗方案研究"在内的肝癌相关课题17项,在临床和科研方面做了大量研究。这套丛书共5本,即《肝癌古今医案选》《肝癌本草专辑》《肝癌中药现代研究》《名中医赵文霞诊治肝胆病经验集》《综合介入联合中药治疗肝癌验案荟萃》,涵盖了我国古代医案、现代文献记录的治疗肝癌的中药、方剂、验案、现代药理研究,全国名中医赵文霞教授应用中医药防治肝癌方面独到的学术思想和临床经验,以及中西医结合诊治的翔实病例。其语言通俗易懂、讲解剖析深刻、内容全面翔实、治学严谨精益,为后来医者开阔思路、指明方向,特别对于初学中医者、临床医学工作者具有很强的实用性;从多方面反映了中医学"未病先防、既病防变、病后防复"的治疗原则,整体辨证施治、扶正祛邪兼顾的治疗理念,改善机体抵抗力、调整肝功能状态、提高生存质量方面的独特优势,对突破目前肝癌防治困局、求索新的肝癌治疗模式、推动名老中医经验传承具有重要意义。

"杏林春暖沐朝霞,绿叶扶疏绽百花。"相信这套丛书的出版一定能给广大中医工作者和中医爱好者带来诊治肝癌的切实指导,为更好、更深地挖掘岐黄之术的精华,推动中医药学术和名中医学术思想的研究、继承和发展,起到重要作用。

河南中医药大学第三附属医院　国医大师

张磊

2023 年 2 月

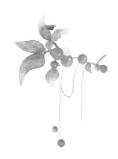

序二

　　原发性肝癌素有"癌中之王"的称号,经过多年发展,西医的治疗措施和手段越来越多样,疗效有所进步,但是并不能解决临床面临的治疗效果不理想、预后差等重要问题。我国有近七成肝癌患者初诊为中晚期,除强调关口前移,提高早诊、早治水平以外,也要重新认识、探索中晚期肝癌的治疗模式。中医药学经过几千年的沉淀和发展,经过与现代医学技术手段、循证研究方法等长期的交织融合,结合中国国情、纳入中国证据、体现中国特色的中医药诊治原发性肝癌治疗方案在调整肝癌患者免疫功能、延缓肝癌疾病进程、防癌、抗癌、抑癌方面的作用也逐步显现。

　　全国名中医赵文霞带领的河南中医药大学第一附属医院肝病诊疗中心团队,经三十多年临床实践,深耕细琢,在肝癌的诊疗方面积累了丰富的治疗经验,秉承"传承精华,守正创新"的时代主题,呕心沥血编写了本丛书,以冀探索出新时代中西医有机互补的治疗模式,同时推动名老中医经验传承工作和中医药防治肝癌方面的进步。

　　这套丛书共有5本,《肝癌古今医案选》是对古代医案典籍与现代文献中肝癌医案的总结整理,通过医案作者的临证思路和用药特色为临床医者提供治疗灵感思考;《肝癌本草专辑》系统整理了对肝癌有治疗作用的中草药并进行分门别类,以供肝癌临床工作者用药参考;《肝癌中药现代研究》阐述了中药抗肝癌的现代药理作用,为临床选用药提供依据,指导临床应用,解决中医药科学化的短板困局;《名中医赵文霞诊治肝胆病经验集》整理凝练了全国名中医赵文霞教授39年来诊治肝胆病的宝贵经验,从理论到实践,从用药到病案,从文献到概念,为初登岐黄之堂者奠基,为已登杏林之室者点拨,与已达青囊造诣者切磋;《综合介入联合中药治疗肝癌验案荟萃》总结了在肝癌中西医结合治疗模式下积累的丰富临床经验和大量优质病例,对基层医务工作者实用性强,为中西医结合诊治肝癌的医务工作者提供借鉴。

本丛书内容丰富全面、理验俱佳，为往圣医者、当代名医继绝学，为意在悬壶、后来医者点迷津，为囿于肝癌、疾苦众生保康健，可谓是中医药事业发展的一件幸事。"鹤发银丝映日月，丹心热血沃新花。"这套丛书也是临床治疗肝癌急需的参考资料，相信其付梓出版，一定能得到广大同行的青睐和追崇，为名老中医学术思想的传承、创新、发展提供保障，为提高肝癌治疗水平、拓展中医之理法方药奠定良好基础。

西安市中医医院　国医大师

杨震

2023 年 2 月

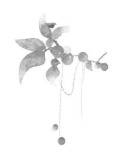

编写说明

　　原发性肝癌是我国发病率第 4 位、致死率第 2 位的恶性肿瘤,是严重危害人民健康的重大疾病。目前西医学治疗措施包括肝切除术、肝移植术、射频消融治疗、经导管动脉化疗栓塞、放射治疗、系统抗肿瘤治疗等,治疗方法和手段呈现多样化,临床疗效较前也有较大进步。然而仍有很多重要问题未能解决,如肝癌手术后复发率高、综合微创术后复发率高、晚期患者缺乏有效的治疗方法,所以治疗效果并不理想,预后较差。

　　中医学强调预防为主,既病防变,注重整体辨证施治,强调扶正与祛邪兼顾,在改善机体抵抗力、调整肝功能状态、抗癌防癌、提高生存质量等方面具有独特优势。全国名中医赵文霞带领的河南中医药大学第一附属医院肝病诊疗中心团队有包括全国名中医、循证医学、综合介入、中医内科、中医外治、肿瘤学在内的医学专家,在临床和科研方面均进行了深入的实践和研究。而我国古代医案和现代文献记录的中医药治疗肝癌药物、方剂、验案巨丰,全国名中医赵文霞教授在应用中医药防治肝癌方面有独到的学术思想和临床疗效。为改善肝癌防治现状和困局,丛书编委会的各位专家本着求真务实、臻于至善、精益求精的原则,字斟句酌、集思广益、几经修改,最终完成了"中医药诊治肝癌丛书"的编写。共有《肝癌古今医案选》《肝癌本草专辑》《肝癌中药现代研究》《名中医赵文霞诊治肝胆病经验集》《综合介入联合中药治疗肝癌验案荟萃》5 本专著。

　　《肝癌古今医案选》通过展示古今医案作者的临证思路和用药特点,为读者提供中医药治疗肝癌的借鉴和指导;《肝癌本草专辑》主要对肝癌有治疗作用的中草药进行了系统整理,为肝癌临床工作者临床应用中草药提供参考;《肝癌中药现代研究》系统阐述了常见中药抗肝癌的现代药理作用、临床应用以及治疗肝癌的常用中成药的临床应用,以现代先进的实验技术去诠释祖国医学的科学内涵;《名中医赵文霞诊治肝胆病经验集》立体化、全方位地展现了全国名中医赵文霞教授诊治肝胆病的学术思想和临证特色,旨在传承其优秀的学术经验,为各个阶段的医疗从业者提供指导和点拨;《综合介入联合中药治疗肝癌验案荟萃》通过列举临床上综合介入联合中药治疗的实际案例,开拓中医人才诊治肝癌的思维,特别对基层医务工作者有较大的参考价值。

希望本套丛书的出版能够更好地传播中医药诊疗肝癌的特色,传承全国名中医的毕生经验,全面展现其学术思想内涵,深入挖掘中医药治疗肝癌的精华,为立志传承岐黄的中医学者、解民疾苦的中西医结合学者提供宝贵的诊治经验。

在丛书编写的过程中承蒙国医大师张磊教授、杨震教授等老前辈的悉心指导和帮助,在此致以崇高的敬意和衷心的感谢!

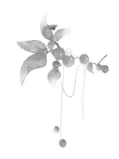

本书序

　　我国作为肝病大国，肝癌高发且死亡率在肿瘤致死性疾病中居高不下，一直严重威胁着广大人民的生命健康，也警醒着一批批学者不断奋斗。现代医学的发展，使得肝癌的治疗呈现多样化、精准化，虽很大程度上阻止了病情的发展，但是仍有些伴随问题亟待解决，需要汲取不同医学范畴的诊疗优势实现新的突破。

　　中医药是中国传统文化的瑰宝，为维护人民群众的生命健康做出了重要贡献。古代虽无肝癌的病名，但是有肝癌相关症状、病因病机的描述，其丰富的诊疗经验可供当今借鉴。现代以来，得益于党和国家的高度支持，特别是将中医药发展融入国家发展战略后，加之中西医的交汇融合，中医药在肝癌的防治中取得新进展。中药内服、外治法联合现代医学技术，能最大程度地发挥中医药的优势，有效控制瘤体、减少不良反应、延缓复发与转移、改善临床症状、提高生活质量、延长生存期。中医药疗效的发挥，与医家的辨证思维密切相关，故需从一线医家角度深入分析中医药的临证应用思路，以便能更灵活地服务于国家健康战略。

　　医案是中医药文化的载体，内涵丰富，是医家临证诊疗经验的真实写照。以往通过对名老中医经验的抢救性整理挖掘，中医药文化得以基本保留，而本书在本院肝病专家团队的带领下，本着"严谨务实，服务临床"的原则，收集整理并分析古今肝癌医案，力图原汁原味地展示医案作者的临证思路和用药特色，促进中医药的传承与发展。相信通过此书，能开拓中医人才诊治肝癌的思维，促进中医药临床专病、专科事业的发展。有感于此，欣然为之序。

河南中医药大学第一附属医院

肝病诊疗中心学科带头人

赵文霞

2023 年 1 月

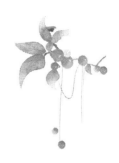

前　言

  中医药文化历史悠久,源远流长,千百年来守护着中华民族各族人民的生命健康。中医药文化,具有从实践中得来,在实践中发展的特色。在漫长的历史进程中,涌现出的医家数不胜数,多如繁星,正是他们的不断努力与接续创新,中医药文化才能不断焕发新的生命力,传承千年而不衰,时至今日仍旧肩负着守护广大人民生命健康的重任。而医案作为记录各代医家学术思想的重要载体,其中蕴藏着不可估量的重要价值,因此,将总结整理各代医家医案著作,使其能够发挥重要作用,是当代中医药学者义不容辞的重任。

  本书主要将古代医案典籍与现代文献中肝癌医案进行总结整理。全书共分3个章节,第一章概括了现代医学与传统中医对肝癌的基本认识;包括肝的藏象与生理、肝癌的病因病机、肝癌的治则治法、肝癌的用药特点、肝癌的预后与护理,简述了中医对肝癌发病全过程的理解与论述。第二章、第三章分别收录古今肝癌医案,古代医案每案后附以简短按语,阐述其症状机制、论治思路等;现代医案摘自已发表文献,结合原作者按语及编者理解编写按语。古、现代医案均依据统一标准整理归纳,具体如下。

  1. 医案收集与筛选　全书分为古代医案与现代医案两部分。古代无肝癌病名,编写人员根据现代肝癌有关的症状如黄疸、腹水、肿块、胁痛等,查询并汇总古代相关医案,并根据相应的古代病名将其分为鼓胀、黄疸、积聚、胁痛4个章节。第一步将每个章节的医案分为三部分,两两比较筛除重复文献;第二步根据现代临床表现排除明显不符合肝癌诊断的古代医案,保留符合临床表现医案,并以规范的标点方法对原医案进行标注、整理。第三步编写者根据编写要求各自完成按语编写后,两两比较审阅、完善按语。

  现代医案为电子计算机在线检索查找中国期刊全文数据库(CNKI)、万方、维普、中国生物医学数据库、PubMed 5 个医学期刊数据库;检索各数据库自建库开始至 2022 年 4 月 15 日已公开发表的中医药治疗原发性肝癌的医案文献(检索式及纳排标准附于文后),经筛选后将符合要求医案完整收录。为便于医案归纳和读者阅读,原发性肝癌现代医案的证型确立以《原发性肝癌诊疗规范(2019年版)》(简称2019年规范)和《原发性肝癌中西医结合诊疗专家共识(2021年版)》(简称2021年共识)两部权威文件所确立的证型为依据,共分为肝肾阴虚型、肝瘀脾虚型、肝郁脾虚型、脾虚湿困型、湿热毒结型、其他证型(肝热血瘀型、脾肾亏虚型、寒湿血瘀型、气阴两虚型、合并证型,合并证型指的是肝肾阴虚合并脾虚湿困)六大类。其中,肝肾阴虚型、肝瘀脾虚型、脾虚湿困型、湿热毒结型参考2021年共识;肝郁脾虚型、肝热血瘀型参考2019年规范。

2.古今文字处理规范　①古代医案中多有繁体字、异体字、俗体字,均改为规范简体字,如"臌胀"均改为"鼓胀",其他不予一一列举。②古代医案中字形属笔误或因刻写等情况所致错别字,若经查确为笔误予以改正,若未能查证均在书中进行标注。③因古代医案年份久远,其中难免有错漏、笔误或文字难以辨认等情况,以上情况均经查询各版本原书进行对比后,选取较合理版本收录书中。

3.古今药物处理规范　医案中凡出现不常用药物、常用药物别名、药名不一致等情况,经查证后均在相应医案下进行注解,便于读者理解。

4.医案完整性规范性　古代个别医案因语言晦涩或篇幅较长,故在不破坏医案本意的基础上重新分段,以便阅读。现代医案因语言结构等均已较为规范完整,在不影响读者阅读、理解的前提下,尽量最大程度保留原医案完整性,在参考原有按语的基础上,重新编写,以体现医家的诊疗特色。同时,为保障患者隐私,将医案中患者个人信息及医院信息等稍做修改。

5.医案出处信息说明　古今医案均在医案后注明出处,古代医案注明书名及作者,现代医案参考文献标注格式参照信息与文献《参考文献著录规则(GB/T 7714—2015)》,在文中标注引用医案出处。

6.各文献数据库检索式

(1)知网检索式:篇名肝癌或者摘要肝癌或者关键词肝癌并且全文中医治疗或含中药治疗不含主题实验研究或文献研究,检索时间:1979-01-01至2022-04-15。

(2)万方检索式:题名或关键词肝癌或摘要肝癌合并中药治疗,排除主题:综述和试验;检索时间:1900—2022。

(3)维普检索式:题名关键词肝癌或者文摘肝癌与任意字段中药非任意

字段综述非任意字段。检索时间:1989—2022。

（4）中国生物医学数据库检索式:中医药肝癌为主题词,限定条件如下。时间:2022 年;文献类型:讲座,译文;对象:人类。

（5）PubMed(Mesh)检索式:Liver Neoplasms AND Drugs,Chinese Herbal AND Humans 建库开始至 2022 年 4 月检索。

7. 现代医案纳入标准与排除标准

（1）纳入标准

1）医案中患者已确诊的原发性肝癌。

2）医案中患者的第一诊断须是原发性肝癌或者中医诊断可归属于肝癌。

3）医案记录有清晰、基本完整辨治过程（须含刻下症、药物、疗效）的文献。

4）医案重复发表及内容重复的医案（对比核实后保留资料最完整一项）的文献。

（2）排除标准

1）医案中以辨治肝癌术后综合征（如发热、腹泻、感染、呕吐等）为主且药物与肝癌无明显直接关联的文献。

2）医案中患者为其他肝脏疾病,未确诊肝癌的文献。

3）疗效不明确的医案。

本书内容为主要为肝癌古今临床案例的记载,内容翔实,期望通过总结整理古今肝癌医案,为从事肝癌临床工作与研究的学者与广大读者提供案例参考,但因作者水平有限及资料不足等因素影响,一些名医医案或有遗漏,恳请各位专家、同道及广大读者谅解,错漏之处敬请各位专家学者批评指正。

编者

2023 年 2 月

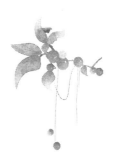

目　录

第一章　肝癌概述

现代医学理论中,肝癌指原发性肝癌,即原发于肝细胞和胆总管的恶性肿瘤,是临床常见的消化系统恶性肿瘤之一,在所有恶性肿瘤中发病率排第5,死亡率高居第2,是癌症的第二大死亡因素。而传统中医药理论体系中,并无"肝癌"病名的明确记载,多根据肝癌临床表现归纳为"黄疸""鼓胀""积聚""症积""肝积""肥气"等,如《灵枢·水胀》中记载:"鼓胀何如?岐伯曰,腹胀,身皆大,大与肤胀等也,色苍黄,腹筋起,此其候也。"

现代医学中,肝癌病因多为病毒性肝炎、酒精性肝病、非酒精性脂肪性肝病、食用黄曲霉素污染的食物以及血吸虫病等引起的肝硬化,进而发展为肝癌。而在传统中医药理论体系中,中医病因病机主要包括素体脏腑气血亏虚、七情内伤、情志抑郁;饮食损伤,如饮食不节;脾虚湿聚,湿蕴化热;邪毒入侵,邪凝毒结致瘀、毒、湿、热互结而成肝癌。且其病机演变复杂,以肝失疏泄为病机演变的中心环节,可引起一系列相关脏腑组织的病变。肝失疏泄使气血运行阻滞致气滞、血瘀,可出现胁痛、胁腹积块;肝失疏泄使脾失健运,可致气血生化乏源,而见纳差、乏力、消瘦等症;若致水失运化而湿聚,而见腹大胀满、水肿;湿蕴化热,湿热郁阻肝胆,肝失疏泄,胆汁不循常道,出现黄疸;若病程迁延日久,致肝病及脾、肾,肝不藏血、脾不统血可合并血证;若肝、脾、肾三脏受病则可发为鼓胀;若邪毒炽盛,蒙蔽心包可致昏迷等。

目前现代医学肝癌主要治疗手段包括手术治疗、肝移植、局部治疗、肝动脉化疗栓塞治疗、分子靶向治疗、生物和免疫治疗、全身化学治疗(简称化疗)及放射治疗(简称放疗)等。而中医药文化作为我国传统医学的宝贵财富,在肝癌的治疗方面有亟待发掘的重要价值。

中医药在肝癌的治疗上具有悠久的历史,现代临床的肝癌相关病症治疗过程中,中医药也仍旧发挥着不可替代的作用,如中药汤剂、中成药、中医外治法等中医药治疗方法,都在增强临床疗效、改善患者临床症状以及术后防止复发、改善患者生存质量、延长生存期等方面有显著效果。并且,在临床诊疗过程中,中医以整体观念、辨证论治为基本原则,严密监测患者各阶段病情进展演变,实施个体化的诊疗方案,力求达到最优治疗效果。

古今医案是中医药文化运用于临床实践而得的宝贵结晶。历代医家的诊治思路、用药方法等,都在其医案中得以体现。而古今医案中关于肝癌相关病症的记载也不在少数,如《景岳全书·杂证论》:"积聚之病,凡饮食、血气、风寒之属,皆能致之,但曰积曰聚,当详辨也。盖积者,积垒之谓,由渐而成者;聚者,聚散之谓,作止不常者也。由此言之,是坚硬不移者,本有形也,故曰有形者曰积;或聚或散,本无形也,故无形者曰聚。诸有形者,或以饮食积滞,或以脓血之留,凡汁沫凝滞,皆积之类,其病多在血分,血有形而静也",即是对积证病因病机的论述,再如《医门法律·胀病论》:"凡有症瘕、积块、痞块,即是胀病之根,日积月累,腹大如箕,腹大如瓮,是名单腹胀。"又言:"单腹胀不外水裹、气节、血凝。"本书集录古代医家治疗肝癌相关病症的医案,现代专家、教授、名老中医发表的治疗肝癌的经验总结、文章、著作等,以期为临床实践中运用医药治疗肝癌提供参考,推动中医药治疗肝癌的进展。

第一节 肝的藏象与生理

藏象,又写作"脏象",是指藏于体内及表现于外的生理病理征象及与自然界相通应的事物和现象。肝的藏象,即是指肝的形态结构、生理功能、病理变化及其与精、气、血、津液、神之间的相互关系,以及与肝其他脏腑经络、形体官窍及自然社会环境之间的相互关系。肝位于腹腔,横膈之下,右胁之内。肝的主要生理功能是主疏泄、主藏血。《素问·灵兰秘典论》言:"肝者,将军之官,谋虑出焉。"肝在体合脉,其华在爪,在窍为目,在志为怒,在液为泪。胆附于肝,足厥阴肝经与足少阳胆经相互属络与肝胆相为表里。肝五行属木,为阴中之阳,与自然界之春气相通应。

一、肝的生理特性

（一）肝为刚脏

肝为刚脏,是指肝气主升、主动,具有刚强燥急的生理特性而言。缪希雍《本草经疏》言:"扶苏条达,木之象也;升发开展,魂之用也。"其特性为主升、主动,喜条达而恶抑郁,故称之为"刚脏"。肝五行属木,木曰曲直,肝气具有木的冲和条达、伸展舒畅之能;肝具有主疏泄的生理功能,肝气喜条达而恶抑郁,肝内寄相火,主升、主动,皆反映了肝为刚脏的生理特性。肝病常表现为肝气升动太过的病理变化,如肝气上逆、肝火上炎、肝阳上亢和肝风内动等,临床多出现眩晕、面赤、烦躁、易怒、筋脉拘挛,甚则抽搐、角弓反张等症状,也反证了肝气的刚强躁急特性。治疗上多用镇肝补虚,以柔制刚,以合木之曲直的特性。另外,肝为刚脏与肺为娇脏相对而言,肝气主升、主动,肝气主左升,肺气主右降,左升与右降相反相成,刚脏与娇脏刚柔并济。若肝气升动太过,肺气肃降不及,则出现"左升太过,右降不及"的肝火犯肺的病理变化。

（二）肝气升发,与春气相通应

肝气升发,是指肝气的向上升动和向外发散以调畅气机的生理特性。《素问·四气调神大论》:"春三月,此谓发陈,天地俱生,万物以荣。"肝五行属木,通于春气,类比春天树木的生长伸展和生机勃发之性,肝气具有条达疏畅、升发生长和生机盎然的特性。肝气通于春,内藏主升之气,肝气升发,则诸脏之气生生有由,气血冲和,五脏安定,生机不息。清代医家林佩琴在《类证治裁》中说:"凡上升之气,皆从肝出",沈金鳌在《杂病源流犀烛》中说:"肝和则气生,发育万物,为诸腑生化。"可见肝主升发之气的生理特性。肝气升发,决定了肝之病变以升泄太过为多见,临床表现肝阳上亢、肝气上亢的病理变化,故前人有"肝气肝阳常有余"之说。

（三）与形、窍、志、液、时的关系

1. 在体合筋,其华在爪　筋是连接关节、肌肉,主司关节运动的组织。《素问·五藏生成》中说:"诸筋者,皆属于节。"由于筋的收缩、弛张,关节才能运动自如。因此,筋的内涵应包括具有收缩功能的肌肉与具有传导支配作用的条索样组织。肝血充足,筋脉得养,才能运动自如、灵活有力,并能很快解除疲劳,故肝被称为"罢极之本"。若肝血亏虚,筋脉失养,其运动功能就会减退,《景岳全书》中记载:"肝实者,两胁多有疼痛,且复多怒……肝虚者,目慌慌无所见,或阴缩筋挛而善恐",正是对肝藏血,濡养肝及筋目功能的描述。若肝血不足,筋脉失荣,就会出现手足震颤、肢体麻木、屈伸不利等征象,即为"血虚生风";若邪热过盛,燔灼筋脉,耗伤阴血,筋脉不得濡养,还会出现手足震颤、抽搐,甚至角弓反张等表现,即"热极生风"。

爪即爪甲,包括指甲和趾甲,"爪为筋之余",爪甲乃筋之延续。《素问·六节藏象论》中记载:"肝者,罢极之本……其华在爪。"指出了肝与爪的密切关系。肝血充足,则爪甲坚韧,红润光泽,若肝血不足则爪甲软薄,枯而色夭,甚则变形、脆裂。因此,肝血的盈亏影响爪甲的荣枯,而爪甲的荣枯也反映了肝血是否充足。

2. 在窍为目,在液为泪 "肝开窍于目"源于《素问·金匮真言论》,其中记载:"东方色青,入通于肝,开窍于目。"认为目是肝与外界相通的窍道,且通过足厥阴肝经相连。《灵枢·脉度》:"肝足厥阴之脉……连目系。肝气通于目,肝和则目能辨五色矣。"说明了目的视物功能,受到肝气的疏泻与肝血濡养的影响。《审视瑶函·目为至宝论》曰:"真血者,即肝中升运于目,轻清之血乃滋目经络之血也。此血非肌肉间混浊易行之血,因其轻清上升于高而难得,故谓之真",进一步阐述了两目受肝血濡养的机理。《灵枢·大惑论》:"五脏六腑之精气,皆上注于目而为之精,精之窠为眼,骨之精为瞳子,筋之精为黑眼,血之精为络,其窠气之精为白眼,肌肉之精为约束……"说明了目视物功能的发挥,不仅依赖于肝气的濡养,亦有赖于五脏六腑之精盛衰,同时,在此基础上形成了五轮学说,指导后世眼科疾病的辨证论治。

薛雪《医经原旨·疾病》中所言:"肝为泪,(泪出于目,肝之窍也)。"肝开窍于目,泪从目出,亦由肝之精血所化。泪具有濡润、保护眼睛的功能。若肝血不足,泪液分泌减少,常见两目干涩;《万世传真·修养宜知要知忌知伤》则道:"多泪伤血。血藏于肝,哭泣多则肝损目枯,故伤血。"说明了流泪过多亦会损及肝血;张振鋆在《厘正按摩要术·辨证》中也指出:"目属肝,肝气实则眵干硬,肝气虚则眵膠粘。"肝的功能会影响目眵的分泌及性状。

3. 在志为怒 怒是人情绪激动时的一种情志变化,中医认为其由肝血、肝气所化,一定限度内的"怒"作为情绪发泄对维持机体的生理平衡具有重要意义,但过度的情志变化,如大怒或郁怒,是对机体的不良刺激,可导致疾病的发生。清·高秉钧《医学真传》:"喜、怒、忧、悲、思、恐、惊,谓之七情。七情通于五脏:喜通心,怒通肝,忧通肺,悲、思通脾,恐通肾,惊通心与肝。

故七情太过,则伤五脏。七情内伤,则有所亏损,疗之不易也。"即是对其太过与内伤致病的论述。《素问·举痛论》:"怒则气逆,甚则呕血及飧泄",《素问·生气通天论》:"阳气者,大怒则形气绝,而血苑于上,使人薄厥",说明了大怒与郁怒导致肝气郁结、气机不畅,致精、血、津液运行失常,痰饮瘀血等病理产物内生积聚,或致肝气上逆,血随气逆的机制。

二、肝的生理功能

(一)肝主疏泄

肝主疏泄,是指肝气具有疏通、畅达全身气机,进而促进精、血、津液的运行输布、脾胃之气的升降、胆汁的分泌排泄以及情志的舒畅作用。元代医家朱震亨在《格致余论·阳有余而阴不足论》中首次提出肝主疏泄:"主闭藏者肾也,司疏泄者肝也。"

肝气的疏泄作用,指调畅全身气机,使脏腑经络之气运行通畅无阻。清代王孟英《王孟英医案》云:"七情之病,必从肝起。"脏腑、经络、形体、官窍的机能活动全赖于气的升降出入。肝气的疏泄功能正常则气机调畅,气血和调,经络通利,脏腑、形体、官窍等的功能活动稳定有序。肝的疏泄功能失常,称为肝失疏泄。根据其所致病证的不同表现,可分为两个方面:一为肝气郁结,疏泄失职。多因情志抑郁,郁怒伤肝所致,《金匮·钩玄》中描述为:"郁者,结聚而不得发越也。当升者不得升,当降者不得降,当变化者不得变化也。"二为肝气亢逆,疏泄太过。多因暴怒伤肝,或气郁日久化火,导致肝气亢逆,升发太过,《临证指南医案》中记载"肝为风脏,因精血衰耗,水不涵木,木少滋荣,故肝阳偏亢,内风时起……或风阳上僭,痰火阻窍,神识不清。"此外,《灵枢·本神》说:"肝气虚则恐",《素问·藏气法时论》言:"虚则目䀮䀮无所见,耳无所闻",讲的是若肝气虚弱,升发无力,疏泄不及,亦可引起机体功能失调。

肝气的疏泄功能,是维持肝脏本身及相关脏腑的功能协调有序的重要条件,反映了肝为刚脏,主升、主动的生理特点。肝气疏泄,调畅气机的作用主要表现在以下 4 个方面。

1. 促进血液与津液的运行输布 肝气疏泄,调畅气机,使全身脏腑经络之气的运行畅达有序。明代王伦《明医杂著医论》曰:"肝为心之母,肝气通,则心气和,肝气滞,则心气乏。"气能行血,气行则血行,血液的运行和津液的输布代谢有赖于气机的调畅。肝气的疏泄作用能够促进血液的运行,使之畅达而无瘀滞。唐容川《血证论·脏腑病机论》中所说:"肝属木,木气冲和条达,不致遏郁,则血脉得畅。"肝气郁结,则血行不畅,血液瘀滞而为瘀血,或为症积,或为肿块。气能行津,气行则津布,肝气的疏泄作用能够促进津液的输布代谢,肝失疏泄可导致津液输布代谢障碍,聚湿成水,生痰化饮。

2. 促进脾胃运化和胆汁的分泌排泄 脾气以升为健,胃气以降为和,脾胃的运化功能体现在脾胃之气的升降相因、平衡协调,这与肝气的疏泄功能有密切的关系。徐彦在《玉机微义》就有提到肝脾胃疾病之间的关系,肝失疏泄、肝气郁结必然影响脾胃的正常运化,如脾胃之升降失常、运化失司等病理变化,肝气疏泄,调畅气机,有助于脾之气的升降,从而促进脾胃的运化功能。另一方面,食物的消化和吸收需要借助于胆汁的分泌排泄,而胆汁为肝之余气所化,其分泌排泄受到肝气疏泄功能的影响,《东医宝鉴·内景篇》:"肝之余气,泄于胆,聚而成精",阐释胆汁来源于肝,胆汁生化排泄由肝控制,肝主疏泄维持胆汁排泄畅达,利于饮食物消化吸收。《千金方·胆腑脉论》云:"胆腑者,主肝也,肝合气于胆",强调肝的疏泄功能中肝胆关系的重要性。若肝气郁结或肝气上逆等致肝气疏泄功能失常,则可致胆汁淤积,影响饮食物的消化吸收,临床可见食欲减退、厌食油腻、腹胀、腹痛、口苦、黄疸等症。而正因肝气的疏泄与脾胃的运化和胆汁分泌排泄关系密切,所以肝病常影响脾胃及胆的功能。若肝病影响脾土,可致肝脾不调,脾失健运,谷食不化,或可致脾气不升;若肝病影响胃土,则可见肝气犯胃,可致胃失和降。

3. 调畅情志 情志活动,指人的情感、情绪变化,是精神活动的一部分。情志活动分属五脏,但由心所主。而心主神志的机能与心主血脉密切相关。而血的运行有赖于气机调畅,而肝主疏泄,调畅气机,因此肝具有调畅情志的机能。肝气疏泄功能正常,则气机调畅,气血和调,心情舒畅,情志活动正常。肝气疏泄功能失常,可引起情志活动的异常,如肝气疏泄失职,肝气郁结,可见心情抑郁不乐,悲忧善虑;若肝气郁而化火,或大怒伤肝,肝气上逆,常见烦躁易怒,亢奋激动。而强烈或持久的情志刺激,亦可影响肝气的疏泄,导致肝气郁结或肝气上逆的病理变化,如《素问·举痛论》中记载:"怒则气上,喜则气缓,悲则气消,恐则气下,惊则气乱"等。

4. 促进男子排精与女子排卵 男子排精,女子的排卵与月经来潮均与肝气的疏泻功能密切相关。有《格致余论·阳有余而阴不足》云:"主闭藏者肾也,司疏泄者肝也。"指出男子精液的贮藏是肝肾二脏的功能相互协调的结果。肝气疏泄正常,则精液排泄通畅有度;反之,则致排精不畅。"女子以肝为先天",高世柱《医学真传·气血》中说:"盖冲任之血,肝所主也",可见肝气疏泄功能对于女子排卵与月经来潮的重要作用。女子按时排卵也是肝主疏泄与肾主闭藏功能协调作用的结果。肝气疏泄功能正常,则气机调畅,女子月经周期正常,经行通畅;若肝失疏泄,气机失调,则可见月经周期紊乱,经行不畅或痛经,《傅青主女科》中记载:"妇人有经来断续,或前或后无定期,人以为气血之虚也,谁知是肝气之郁结乎。夫经水出诸肾,而肝为肾之子,肝郁在肾亦郁乎",说明了肝之疏泻与女子月经周期的密切关系。

(二)主藏血

肝藏血,指肝脏具有贮藏血液、调节血量和防止出血的机能。肝藏血的生理意义有以下几个方面。

1.涵养肝气,濡养肝及筋目 肝贮藏充足的血液,化生和涵养肝气,使之冲和畅达,发挥其正常的疏泄功能,防止疏泄太过而亢逆。同时,可濡养肝脏及其形体官窍,使其发挥正常的生理功能。《素问·五藏生成篇》:"肝受血而能视,足受血而能步,掌受血而能握,指受血而能摄",若肝阴血不足,不能濡养筋脉在,则筋脉拘急,肢体麻木,屈伸不利。《诸病源候论·五脏六腑病诸候》中认为肝病虚证的表现可见视物不明,两胁拘急,筋脉拘挛,爪甲枯悴,面色青,因肝胆相表里,故还可见胆怯、善悲恐、如人将捕之等症;清代沈金鳌:"筋也者,所以束节络骨,绊肉绷皮,为一身之关纽,利全身之运动者也。其主则属于肝,故曰:肝者,筋合之。按人身之筋,到处皆有,纵横无算",皆是对肝主筋脉的论述。

2.调节血量 肝贮藏充足的血液,可根据生理需要调节人体各部分血量的分配。正常情况下,人体各部分的血量相对恒定,但随着机体活动量的增减、情绪的变化、外界气候的变化等因素,人体各部位的血量也随之变化。这种变化正是通过肝的藏血和疏泄的功能实现的。《素问·五藏生成》说:"人卧则血归于肝",王冰注解:"肝藏血,心行之,人动则血运于诸经,人静则血归于肝脏。"说的正是机体活动或情绪激动时,肝脏就通过肝气的疏泄作用将贮藏的血液向外周输布,以供机体需要;当人体安静或情绪稳定时,机体外周对血液的需求相对减少,部分血液又归藏于肝脏。《诸病源候论·五脏六腑病诸候》中指出肝病实证的形成"为血有余",症状可见目赤,两胁下痛,牵引少腹开善怒;肝气上逆则见眩晕,耳聋,颊肿。

3. **防止出血** 元代罗天益《卫生宝鉴》云:"夫肝摄血者也。""肝藏血"之"藏"字还有约束、固摄之义。气能摄血,肝气充足,则可固摄肝血而不致出血;又因阴气凝滞,肝阴充足,肝阳被涵,阴阳协调,则能发挥凝血功能而防止出血。若肝气虚弱,收摄无力;抑或肝阴不足,肝阳偏亢,血不得凝;唐容川在《血证论》中也云:"有怒气伤肝,肝火横决,血因不藏。"又或肝火亢盛,灼伤脉络,迫血妄行,均可致出血。

肝主疏泄,其用属阳,又主藏血,其体属阴,故有"肝体阴而用阳"之说。肝的疏泄与藏血功能相辅相成,相互为用。疏泄关系到人体气机的调畅,而藏血关系到血液的贮藏与调节,故二者密切的关系体现为气血和调。疏泄功能正常,气机调畅,血运畅达,藏血才有保障;而藏血正常,则发挥血的濡养作用,不使肝气亢逆,才能保持全身气机疏通畅达。

第二节 肝癌的病因病机

中医的古典文献中,并没有肝癌这一病名,但是历来有"肥气""积气""症瘕""积聚""鼓胀""脾积""肝积"等类似肝癌相关症状的描述。有学者根据症状体征不完全统计,认为可能包含肿瘤的疾病名称有 20 余种,今以"肝积"命名者居多。肝癌的病因可分为内外,在内责之于情志失调、饮食失宜、久病伤正、年老体衰等,在外可责之于各种病邪。总之与正气不足、脏腑失调有关,受饮食情志、六淫邪毒影响,以正气亏虚为本,湿热痰瘀毒为标。

一、正气不足,脏腑失调

正气内虚,脏腑阴阳气血失调,是罹患癌病的主要病理基础。其中以正气、真气、元气、脏腑之气的虚损为主,涉及脾、胃、肾三脏。脾胃为后天之本,气血生化之源,若脾胃损伤则不能运化输布水谷精微至脏腑经络肢体,导致诸部虚损难以抵御外邪。肾为先天之本,若肾的功能损伤,则难以滋养后天,长此以往则如"釜底抽薪"之势导致诸脏腑的虚损。《灵枢·百病始生》中有"风雨寒热,不得虚邪,不能独伤人……"以及"正气存内,邪不可干;邪之所凑,其气必虚"均说明正气不足是疾病产生的根源。历代医家在积聚的论述中,均强调"虚",汉代《中藏经》曰:"积聚症瘕杂虫者,皆五脏六腑真气失而邪气并,遂乃生焉。"隋代巢元方《诸病源候论·虚劳积聚侯》中曰"虚劳之人,阴阳损伤,血气凝涩,不能宣通经络,故积聚于内也。"唐代孙思邈亦指出:"夫众病积聚,皆起于虚,虚生百病。"李东垣在《脾胃论》云"元气之充足,皆由脾胃之气无所伤,脾胃之气既伤,而元气亦不能充,而诸病之所由生也。"《卫生宝鉴》说"凡人脾胃虚弱,饮食不节或生冷过度,不能克化,致积聚结块。"此外体质之虚亦与积聚相关,《景岳全书》中:"壮人无积,虚人则有之"以及"凡脾肾不足及虚弱失调之人多有积聚之病,盖脾虚则中焦不运,肾虚则下焦不化,正气不行,则邪滞得以居之。"明代李中梓在《医宗必读·积聚》亦强调:"积之成也,正气不足,而后邪气踞之。"鼓胀一病在《杂病广要》中记载"鼓胀之病多不治者,何哉? 此脾虚之极,真脏病也,如翻胃、痨瘵亦然。"可见历代医家在因虚致病的观点上具有相似性。正气充盛,在御邪和祛邪方面强劲有力,而正气不足,易致病邪趁虚而入,甚至稽留体内,蕴结于肝,损肝之形,伤肝之功,导致肝的病变。

二、情志内伤,气机阻滞

肝为肝脏,体阴而用阳,喜条达而恶抑郁,生理功能为主藏血、主疏泄。主疏泄体现为疏泄气机和疏泄情志,若肝疏泄不及或疏泄太过,会影响正常的情志活动,而情绪异常反过来亦影响肝的疏泄功能。《素问·举痛论》言:"怒则气上,喜则气缓,悲则气消,恐则气下,惊则气乱,思则气结",七情皆能致病,但以忿怒、忧思为主。积聚一病在《灵枢经·百病始生》中言:"若伤于忧怒,则气上逆,气上逆则六输送不通,温气不行,凝血蕴里而不散,津液涩渗,著而不去,而积皆成矣。"《三因极一病证方论》言:"忧伤肺,肺以所胜传肝,遇长夏脾旺,传克不行,故成肝积。"张从正《儒门事亲》曰:"积之成也,或因暴怒喜悲思恐之气。"《济生方》曰:"有如忧思喜怒之气,人之所不能无者,过则伤乎五脏,逆于四时,传克不行,乃留结而为五积。"《外科正宗》云:"忧郁伤肝、思虑伤脾,积想在心,所愿不得志者,致经络痞涩,聚结成核。"《林氏活人录汇编》云:"肝之积为肥气,盖由郁怒伤肝,肝气不能条达,使生阳之气,抑而不升,郁滞于左右两胁之间,形如覆杯,积成肥厚之气。"《金匮翼·积聚统论》亦论述:"凡忧思忿怒,久不解者,多成此矣。"如胁痛一病在《金匮翼》中记载:"肝郁胁痛者,悲哀恼怒,郁伤肝气,两胁骨疼痛,筋脉拘急,腰脚重滞者是也。"在《内伤集要》中记载:"人有大怒,吐血色紫,气逆,两胁胀满作痛,此因怒伤肝也。"情志与肝病的关系在现代临床上也得以印证,临床上肝癌患者多见情绪低落,闷闷不乐,善太息、嗳气等表现。

三、六淫时邪

外感六淫之邪或单独或夹杂而入侵犯人体,使脏腑失于濡养,气血凝滞,或邪气滞留机体之,邪毒结聚,而形成积聚、症瘕之病,其中以寒邪、风邪最为重要。如《灵枢·百病始生》曰:"四时八风之客于经络之中,为瘤病者也"以及"积之始生,得寒乃生,厥乃成积也。"《儒门事亲》曰:"积之成也……或受风、暑、燥、寒、火、湿之邪。"《金匮悬解》中记载"五脏风寒积聚,虚邪之外感,本气之内伤者也。风雨之邪伤于上,清湿之邪伤于下,饮食喜怒之邪伤于中。表邪外袭,里邪内应,两虚相逢,留而不去,此积聚所由来也。"《金匮翼·积聚传统》曰:"积聚之病,非独攘,食,气血,即风寒外邪,亦能成之。"六淫邪毒从肌表口鼻而入侵入人体,久客则影响脏腑气血阴阳,导致气滞、血瘀、痰浊、热毒等病变,郁久凝于某处,发生积聚结块,若发生于肝,则为肝癌。

四、饮食失宜

早在古代,我国已经注重养生,尤其重视饮食调护、顾护脾胃。饮食偏嗜如烟酒、辛辣、腌炸烧烤等,容易损伤脾胃,聚湿生痰,阻滞气机,影响血运,导致机体病变。《金匮要略·禽兽鱼虫禁忌并治》曰:"秽饭、馁肉、臭鱼,食之皆伤人。"现代研究也证实发霉的粮食及其制品中的黄曲霉,对肝脏有极大的毒性,是肝癌产生的重要因素。隋代巢元方在《诸病源候论》曰:"人之积聚症瘕,皆由饮食不节,脏腑虚弱而生,久则成形"以及"瘕者……饮食不化,与脏气相搏结所生也。其病不动者,直名为症。"宋代严永和在《济生方》曰:"过食五味,鱼腥乳酪,强食生冷果菜停蓄胃脘……久则积结为症瘕。"元代罗天益在《卫生宝鉴》曰:"凡人脾胃虚弱或饮食过常或生冷过度,不能克化,致成积聚结块。"饮食失宜或直接伤肝,或产生病理产物,积聚流滞黏腻于肝而形成结块,导致肝的恶变。

明清时期,医家已经认识到鼓胀与嗜好烟酒关系密切,张景岳在《景岳全书·肿胀》言"少年纵酒无节,多成水鼓"。《张聿青医案》中记载"吸烟之体,湿痰必盛。况食百合,百合性寒黏腻,寒则伤脾,腻则助湿,脾土不运,湿滞不行,清浊升降,因而失司。浊气在上,则生膜胀,以致大腹胀满,绷急如鼓"。清代张璐在《张氏医通》亦云"嗜酒之人,病腹胀如斗,此得之湿热伤脾。胃虽受谷,脾不输运,故成痞胀"。现代临床也印证常年嗜酒的患者在酒精性肝硬化之后也易产生肝癌。

五、癌毒、瘀血、痰饮

肝癌的发病过程中,癌毒、瘀血、痰湿三者的夹杂贯穿疾病的始终,"多因相合,癌毒内生,暗结恶肉,积形成"是肝癌的致病关键。癌毒是肝癌严重阶段多种致病因素的复合产物,也是新的致病因素。《中藏经》云"夫痈疽疮肿之所作也,皆五脏六腑蓄毒不流则生矣,非独因荣卫壅塞而发也",认识到"脏腑蓄毒"是肿瘤新的病因病机。北宋《仁斋直指方》言:"癌者,上高下深,岩穴之状,颗颗累坠……毒根深藏,穿孔透里。"不仅说明了癌毒的形态,也提示具有极大破坏力。毒和瘀相互影响,《诸病源候论》说"血瘀在内,时时体热而黄,瘀久不消,则变成积聚症瘕也。"此处的积聚症瘕因瘀久不消,化而为瘀毒。《圣济总录》云:"毒热内壅,则变生为瘀血"。《医林改错》云:"温毒在内烧炼其血,血受烧炼,其血必凝"以及《温热逢源》中的"留瘀化火"理论亦指出瘀血凝结经络,久则脏腑功能不能正常代谢,内生为毒。癌毒非一般邪气所比,若正气虚弱,或与湿热、瘀血、痰浊、正虚交错积于肝脏,根于脏腑组织之中,胶着难消,导致肝脏癌变以及癌缠绵难愈。

瘀血同癌毒一样,既是病理产物也是新的病理因素。因气虚推动无力,或气机阻滞,或寒邪凝滞、热邪煎灼等,均会导致血行不畅,造成瘀血内留,久则导致积聚,瘀血聚肝既使肝失濡养,又影响肝的疏泄,最终以致癌变。《圣济总录》云:"瘤之为义,留置而不去也,气血流行不失其常,则形体平和,或余赘及郁结壅塞,则乘应投隙,瘤所以生。"肝藏血,血液的储存及运行与肝的关系紧密。李东垣在《医学发明》云"血者肝之所主,恶血必归于肝,不问何经之伤,必留于胁下,盖肝藏血故也。"阐明了病理之瘀血易留于肝。《医林绳墨·积聚》说:"积者……血之积也"以及《丹溪心法·积聚痞块》曰"块乃有形之物也……死血而成也"均认为有形之积块与血瘀关系密切。王清任的《医林改错》言:"无论何处,皆有气血,气无形不能结块,结块者,必有形之血也。血受寒则凝结成块,血受热则煎熬成块。"清代唐荣川在《血证论》中曰:"瘀血在脏腑经络之间,结为症瘕。"各种因素导致的瘀血内积,均会导致机体异常,因肝藏血的功能,对肝的影响最大。

痰是体内水液停聚凝结形成的一种病理产物,既阻滞气血运行,又可成为新的致病因素。朱丹溪认为"痰"是肿瘤的常见病因,在《丹溪心法》中曰:

"气不能作块成聚，块有形之物也，痰与食积死血而成也"以及"凡人身上、中、下有块者，多是痰"均有体现。《杂病源流犀烛》谓："痰之为物，流动不测，故其为害，上致巅顶，下至涌泉，随气升降，周身内外皆到，五脏六腑俱有"以及"痰为诸病之源，怪病皆由痰成也"说明了痰邪易流窜、致病广泛的特点。清代高秉钧在《疡科心得集》中即指出："癌瘤者，非阴阳正气所结肿，乃五脏瘀血，浊气痰滞而成"，论述了癌瘤的形成与五脏之瘀、痰有关。基于癌毒易流窜、破坏力巨大的特点，若伴随痰、瘀四处攻窜，则加重肝癌病情。故痰不仅是肝癌形成的基础，亦是肝癌复发和转移的关键因素。

纵观肝癌的产生与正气虚弱、饮食失宜、情志内伤、外邪侵袭、病理产物聚集、癌毒等有关，这些因素非一朝一夕直接导致肝的癌变，亦非一种原因单独伤肝，而是在一种因素的基础上夹杂其他因素综合作用的结果。《灵枢·刺节真邪》曰："已有所结，气归之，津液留之，邪气中之，凝结日以易甚，连以聚居，为昔瘤。"《诸病源候论》云："积聚痼结者，是五脏六腑之气已积聚于内，重因饮食不节，寒温不调，邪气重沓，牢痼盘结者也。若久即成症。"朱丹溪《格致余论·鼓胀论》述："今也七情内伤，六淫外侵，饮食不节，房劳致虚，遂生胀满，经曰鼓胀是也。"《证治汇补》曰："积之始生，因起居不时，忧患过度，饮食失节，脾胃亏损，邪正相搏，结于腹中，或因内伤外感气郁误补而致。"总之肝癌以正气亏虚为本，各种因素使脏腑功能失调，气、血、津液运行失常，产生气滞、血瘀、痰凝、湿浊、热毒等病理变化，蕴结于肝，相互搏结，日久积渐而成。

第三节　肝癌的治则治法

肝癌病机总属虚实错杂、本虚标实，以气血阴阳亏虚为本，气滞血瘀、痰浊、湿热、癌毒互结为标。病位主要在肝，涉及脾、肾两脏，故治疗以扶正祛邪、标本兼治为根本治法。扶正常用健脾益气、益气养阴、滋补肝肾等法，祛邪采用疏肝理气、活血化瘀、清热利湿、化痰散结、抗癌解毒等法。应注意肝主疏泄、肝藏血的生理特性，强调疏肝理气和养血柔肝在治疗中的应用，以助肝气得疏、肝体得养，恢复肝脏的生理功能。此外还应注意结合病程和患者身体状况，处理好扶正与攻邪的主次问题。在发病初期，人体正气尚足，邪实突出，治疗以祛邪为主，兼以扶正；在疾病中期，邪气不断积聚加强，正气逐渐受损,邪正相持,治疗以扶正祛邪并用之;疾病晚期,由于邪气的持续耗损,人体正气变得极为虚弱,正虚成为主要矛盾,此时治疗应以扶正为主,略加祛邪,甚则全投补剂。这种分期治疗的原则,符合肿瘤的发病规律。在辨证论治基础上还应加用已证实有抗癌作用的中药,实现对肝癌的靶向性治疗。除药物内服外,还可运用中医外治法配合治疗,包括针刺、灸法、穴位贴敷、耳针等疗法。在日常生活中,还注意规律生活起居、避免过度劳累、饮食清淡营养、避免忧思恼怒,增强疾病治疗的信心,可练习太极拳、五禽戏等活动。

在中医悠久的发展岁月中,形成了完整独特的理论体系和疗效明显的诊疗体系。受古代生产力发展的限制,传统中医理论中,并无肝癌一词,但根据肝癌的临床表现,可归于中医"胁痛""黄疸""鼓胀""积聚"的疾病范畴。这些疾病从先秦时就已开始论述,并随着历史的发展和历代医家的补充阐发,治则治法臻于成熟。探讨这些疾病的诊疗,对肝癌的治疗具有重要借鉴意义。现就古代医家对此类疾病的治疗概括如下。

一、胁痛的治则治法

《黄帝内经》认为寒邪是引起胁痛的主要病机,《素问·举痛论》提到"寒气客于厥阴之脉……则血泣脉急,故胁肋与少腹相引痛矣。"并提出以温热止痛为治则:"得炅则痛立止""热气至则痛止"。张仲景在《伤寒杂病论》认为胁痛的原因有少阳枢机不利、寒邪结于胁下、血虚寒凝。其治则治法包括和解少阳法、温下法和温补法,并列具体方药。如"设胸满胁痛者,与小柴胡汤""胁下偏痛发热,其脉紧弦,此寒也,以温药下之,宜大黄附子汤""寒疝,腹中痛及胁痛里急者,当归生姜羊肉汤主之。"

巢元方在《诸病源候论》中指出:"肝气之实也,则宜泻之;肝气之虚也,则宜补之。"孙思邈的《千金要方》将胁痛分为实热和虚寒,实热者清肝利胆,虚寒者温经散寒,并开始运用理气药物治疗胁痛,表明他认识到气滞为胁痛的病机之一。朱丹溪对胁痛论治比较详细,他在《丹溪心法》中将胁痛按病机分为火盛、气滞、死血、痰流注等,随后在《丹溪治法心要》补充阴虚。其治法强调随证论治,气滞者用行气药、火盛者用泻肝药、死血者加活血药、痰流注者加化痰药、阴虚者加养血药,尤注重行气治疗,遣方几乎不离行气药。治疗时也注重因人而异,考虑患者肥瘦、虚实之不同而对应治疗,这种分类辨治胁痛对后世产生重要影响。张景岳在《景岳全书》中将胁痛分为外感和内伤。外感引起者,病机为风邪侵袭少阳,治宜和解少阳;内伤引起者,进一步明辨虚实,实证疏肝行气活血、消食化痰;虚证补血养肝、健脾补肾,并创制了柴胡疏肝散、化肝煎、补肝煎、小营煎等诸多方药,至今仍用于临床的治疗。叶天士强调久病入络的学术思想,以通络法治疗胁痛,他在《临证指南医案》中治疗胁痛的方法包括辛润温通法、辛通滋阴法、温阳益阴法、温阳散寒法。魏之琇擅于从阴虚精亏辨治胁痛,他认为此类胁痛病机为阴虚肝郁兼瘀血阻络,并在《续名医类案》中记载一贯煎配伍用于治疗本病,该方成为肝阴虚证胁痛治疗的代表方。

二、黄疸的治则治法

张仲景对黄疸有较为详细的论述,他提出黄疸发病主要病机为"黄家所得,从湿得之"和"四肢苦烦,脾色必黄,瘀热以行",抓住了黄疸的核心病机湿热和血瘀。其治疗包括实证黄疸"利其小便""以汗解之""里热清之、下之""吐之""和之"和虚证萎黄补其正气。所用方药中,茵陈蒿汤、栀子大黄汤除清热利湿,还能活血逐瘀,尤其是大黄一味,荡涤肠腑、导瘀滞之热外出,同栀子一道使邪有出路。后世据此总结出黄疸的治疗,即"湿去黄自退""活血黄自退",同样也认识到下法在肝病黄疸治疗中的重要性。明代医家李梴在其《医学入门·脏腑相通篇》首次提出"肝与大肠相通,肝病宜疏通大肠。"现代医学发现肝肠循环是体内物质代谢的重要途径,经过肝脏代谢的胆汁酸、胆红素、药物和毒素等物质,由胆囊排泄入肠,部分经肠道排出体外,部分由肠道吸收后经门静脉再次入肝。当肝脏发生疾病时,肠道内大量的毒素、细菌无法被肝脏灭活清除,从而激活机体免疫系统,加快肝细胞凋亡、坏死、癌变。这时需要阻断肝肠循环,促进有毒物质经肠道排泄,这和中医所说的肝病宜疏通大肠异曲同工。

宋代医家将黄疸病机分为湿热疸和寒湿疸,分别对应阳黄和阴黄。对于阳黄,窦材在《扁鹊心书》指出治应清湿热利小便,朱肱在《南阳活人书》沿袭"治湿不利小便,非其治也"的思想,强调利湿治疗。朱丹溪强调根据湿热孰多孰少加减用药,同时注重调理气机。韩抵和在《伤寒微旨论》中提到寒湿阴黄,创温阳化湿之法,并立茵陈四逆汤、茵陈附子汤等方。窦材亦云:"阴黄则身色晦暗……重用温补则小便长而黄自退。"罗天益《卫生宝鉴》中创制茵陈附子干姜汤,切中阴黄之脾阳亏虚、寒湿阻滞的病机特点。这对黄疸的认识也较前完善,开创了黄疸治疗的新篇章。对于黄疸虚症,提倡治以补虚为主,辅以退邪。《丹溪心法》中指出:"诸疸口淡怔忡,耳鸣,脚软,微寒发热,小便白浊,此为虚证,不可过用凉剂强通小便,恐肾水枯竭",拟方四君子汤合八味丸扶正以退邪。李东垣在《医学原理》中也提到虚证黄疸,"治中气虚败,运动失常,不能分布水湿之气,以郁而成热,遂使浑身俱黄。"治疗以补脾胃为本,清湿热为标。

张景岳将阴黄和阳黄加以系统分类,指出"治疸者,当知阴阳之辨",并认为阳黄属实,治疗应清火邪,利小水;阴黄多由内伤不足,宜调补心脾肾之虚。王肯堂在《证治准绳》中认为黄疸治疗需"大法利小便。"徐春甫在《古今医统》也言:"黄疸多为脾湿不流并积热而成,必须利小水乃为捷径,小水一清,而黄即退。"可见清热利小便仍是主要治则。黄元御的《四圣心源》中将黄疸治法概括为用汗法祛经络之邪,用利尿法清膀胱之瘀,用涌吐法除胸膈之积腐,用下法排肠中之陈宿。陈士铎在《辨证录》中治疗黄疸,除清利小便外,注重调肝健脾。《济世神验良方》也认识到脾虚为黄疸发病原因,强调健运脾胃的重要性。程钟龄在《医学心悟》中创制的茵陈术附汤是治疗寒湿黄疸的代表方,功效温阳散寒、利湿退黄,至今用于阴黄治疗。唐容川强调瘀热在黄疸发病中的重要性,唐氏在《血证论》提到:"脾为太阴湿土,主统血,热陷血分,脾湿郁遏,乃发为黄。"并用四物汤加柴胡、黄芩、牡丹皮、红花等活血凉血药物治疗瘀热内郁之黄疸,这种学说继承了张仲景对黄疸瘀热病机的论述,对近现代中医影响较大,现代中医提出治黄必治血,血行黄自退的治则。张锡纯认为黄疸的发病与胆汁外溢于血有关,病机为肝郁脾虚、湿热血瘀。他在《医学衷中参西录》中提到:"盖人身之气化由中焦而升降,脾土受湿,升降不能自如以敷布其气化,而肝胆之气化遂因之郁瘀,胆囊所藏之汁亦因之郁瘀而蓄极妄行,不注于小肠以化食,转溢于血中而周身发黄。"治疗重在清肝胆热、调理脾胃。这种理论和现代中医对黄疸的认识相符合。

三、鼓胀的治则治法

《素问·汤液醪醴论》提到:"平治于权衡,去宛陈莝,微动四极,温衣,缪刺其处,以复其形。开鬼门,洁净府,精以时服,五阳已布,疏涤五脏。"平治于权衡是总的治疗原则,指调理阴阳偏颇虚损以恢复平衡。去宛陈莝、开鬼门、洁净府是具体治法,指除瘀血、消积水、发汗利小便,这对于鼓胀的治疗具有重要参考价值。

《金匮要略·水气病脉证并治》中有关于水气病的论述,其中肝水为:"其腹大不能自转侧,胁下腹痛,时时津液微生,小便续通。"类似于肝腹水表现,而肝腹水在肝硬化失代偿期、肝癌发病中经常出现。张仲景还提到"血不利则为水,名曰血分。"血行不利,渗出脉外,发为水证,这是血瘀化水的病机,为化瘀以利水的治疗奠定理论基础。对于水证的治疗,仲景曰:"腰以下肿,当利小便""病水腹大,小便不利,其脉沉绝者,有水,可下之。"书中所载很多利水逐饮的方剂如十枣汤、真武汤、五苓散等,后世常用于鼓胀的治疗。

李东垣认为脾胃内伤,百病由生,重视调理脾胃,补益元气。他在《脾胃论》一书中对《黄帝内经》的一些条文如"诸湿肿满,皆属于脾""脏寒生满病"等进行了发挥,认为胀满发病之初虽可见到热郁于内,但久则正气损伤,最终由热转寒,且寒胀多于热胀。治疗上遵《黄帝内经》:"中满者,泻之于内",他认为泻法包括用辛热之品散之,味苦之品泻之,甘淡之品渗利之,使湿气上下分消,并创制中满分消丸治疗热胀、中满分消汤治疗寒胀,这两个方药至今仍用于肝腹水的治疗。刘完素在《素问玄机原病式》中认为"阳热气甚,则腹胀也,"在鼓胀的治疗上,注重分层次治疗,先攻邪后扶正。朱丹溪认为鼓胀病机关键在于脾虚升降失常,"清浊相混,隧道壅塞,郁而为热,热留为湿,湿热相生。"治疗宜采用补脾之法,"大补中气行湿。"还应兼顾其他脏腑,补气同时注意理气。也要根据伴随情况、患者体质及致病病因之不同,灵活对症用药。朱丹溪指出鼓胀病起病缓,病根深,不可妄用攻伐,只宜缓图,不可速效。除药物治疗,他还提出生活宜忌,如拒盐、拒肥甘厚味、断妄想以清心寡欲,以免相火妄动,损伤阴精气血。

薛己在《内科摘要》中记载"肚腹肿胀,朝宽暮急,属阴虚;暮宽朝急,属阳虚;朝暮皆急,阴阳俱虚也"。治疗亦根据阴阳之偏虚,采用早晚服药补益阴阳,相关治疗方剂有六君子汤、肾气丸、四物汤、补中益气汤等。赵献可在《医贯》首次提出:鼓胀之阴虚证型,其症状表现为腹大脐肿,伴咳痰,面赤口渴,大便干燥。病机为阴虚火上,治疗以六味地黄加麦冬五味。张景岳首次指出过量饮酒会导致鼓胀的发生,并指出该病最为难治,治疗必当以血气为主,养阴利湿。此外张氏也指出鼓胀的辨治全在察其虚实,勿犯虚虚实实之戒。喻嘉言在《医门法律》中认为鼓胀病机是"水裹、气结、血凝"相互为病,且病有在气分、血分多少之不同,同时指出"症瘕积块痞块,即是胀病之根",这种认识符合当今中医对肝癌并发腹水的认识,治疗上喻氏强调补脾、补元气、升阳气,同时发汗利小便。傅青主在《傅青主男科》将鼓胀病分为水鼓、气鼓、血鼓、虫鼓4种证型,强调抓住主症分别治疗,并根据不同证型的轻重,采用分步治疗的方法,攻补有序。沈金鳌在《杂病源流犀烛》中治疗鼓胀总以健补脾胃为主,兼用消导之品。在生活禁忌上,沈氏继承了前人低盐低厚味、断妄想的观点,又补充了厚衣衾、禁忿怒的生活宜忌,并列导引法辅助治疗。

四、积聚的治则治法

《黄帝内经》提到了积聚的治疗原则,如《素问·至真要大论》曰:"寒者热之,热者寒之,微者逆之,甚者从之,坚者削之,客者除之,劳者温之,结者散之,留者攻之。"提示有形之积应削除、攻散,这成为中医治疗积聚等有形之邪的重要原则。《素问·六元正纪大论》还提到:"大积大聚,其可犯也,衰其大半而止,过者死。"说明对积聚治疗不能过度,应结合患者身体耐受情况,防止出现病情恶化。《素问·六元正纪大论》还提出"木郁达之、火郁发之、土郁夺之、金郁泄之、水郁折之"等五郁治法,这五郁代表五脏各自功能失衡,变生气滞、血瘀、水湿、痰浊、火热等邪实郁积体内,治疗当以祛邪解郁为要,这对积聚的治疗也有启发。

张仲景在《金匮要略》开篇提到"见肝之病,知肝传脾,当先实脾,四季脾旺不受邪,即勿补之。"肝脾两脏生理上密切相关,病理上相互影响,肝木易克脾土,导致肝失疏泄,脾虚失运,进而生湿生热,气滞血瘀,所以治肝不忘健脾,防止疾病进一步传变。对于积聚的治疗,张仲景也贡献了许多经典方药,如鳖甲煎丸、大黄䗪虫丸、桂枝茯苓丸等。这些方剂的共性在于都是丸药,而且前两个药中都有虫类药。症积发病是一个由气分发展到血分、由功能受损发展到组织受损的疾病,发病缓慢,病位深入,病程较久,适宜丸药缓消,且虫类药走窜之力较强,用于破瘀通滞,这也是《黄帝内经》坚者削之、结者散之治则的具体体现。

孙思邈继承《黄帝内经》和《难经》中寒气致积的理论,治积擅用温热药。同时强调积聚的治疗无问老幼,须泻则泻,突出祛邪为主的治疗思路。王涛在《外台秘要》列举了治疗积聚的内服药物、外用药物、灸法、导引等多种方法。

刘完素倡导火热致病论,他认为积聚疾病有火热邪气亢盛原因,治疗以攻、散、消、利、行为主,创制了如导气枳壳丸、消饮丸、枳实槟榔丸等方药,方中寒凉清热药物较多。在《宣明论方》中,刘氏提到治疗积聚要注重血、气、水的不同,治血重在破血活血,治气重在破气行气,治水重在逐水泻下。张从正主张病由邪生,倡导汗、吐、下攻邪,邪去正自安。对于积聚,张氏在《儒门事亲》言:"岂有病积之人,大邪不出,而可以补之乎。"他将积聚同《内经》五脏之郁联系起来,并引用王冰的论述:达谓吐,发谓汗,夺谓下,泄为利小便,折谓折其冲逆,将汗吐下三法作为积聚治疗的大法,且这三法不局限于汤药,也体现在外治法上面。朱丹溪倡导阳常有余,阴常不足,强调滋养阴液的重要性。他对积聚肿块的治疗,采用活血、补气、解郁、降火、化痰之法,并注重滋阴养津,避免伤津耗液药物的使用。此外朱氏认为积聚常为虚实夹杂,只补不攻或只攻不补皆非所宜,可先除其积,再补其虚,使扶正在治疗中占有一席之地。同时期张元素认为"壮人无积,虚人则有之,脾胃怯弱,气血两衰,四时有感,皆能成积",并提倡"养正积自除"。这种学术思想至今仍有重要价值,显然朱氏也受此影响。

张景岳将积聚治疗概括为攻、消、散、补四种方法,关键在于依据疾病之缓急,正确运用攻补之法。"治积之要,在知攻补之宜,而攻补之宜,当于孰缓孰急中辨之。"李中梓在《医宗必读》提出"初者疾病初起,正气尚强,邪气尚浅。则任受攻;中者受病渐久,邪气较深,正气较弱,任受且攻且补;末者病魔经久,邪气侵凌,正气削残,则任受补。"根据人体正气与邪气双方强弱而采取相应的治疗方法,这对于当今中医治疗肿瘤仍有深刻影响。沈金鳌认为气郁是积聚产生的根本,惟气郁而湿滞,湿郁而热生,热郁而痰结,痰郁而血凝,血郁而食郁,而积乃成,在治疗积聚时,沈氏根据疾病发生早晚确定治则治法,在疾病处于萌芽阶段时给予解郁,消除疾病产生之根源,到疾病已成熟时,以补养中焦之气为主,防止痰瘀的出现。程钟龄在《医学心悟》根据机体气血盛衰,以及病邪侵袭人体的时间长短将病程分为初、中、末三期,初期所积未坚,则先消之而后和;中期则是补消并用,补中有消,消中带补,二者相互为用;末期就是因肿块消除过半,则以补法为主,避免使用攻法,使得荣卫通畅而肿块消失。叶天士指出:"久发、频发之恙,必伤及络,络乃聚血之所,积伤入络,气血皆瘀,则流行失司,所谓痛则不通也。"在《临证指南医案》中列举了通络消症法,此法通络化瘀、泄肝消症,对于积块的治疗很有参考价值。

由上可知,古代中医对胁痛、黄疸、鼓胀、积聚等肝病的认识一脉传承,不断完善,这对于肝癌的诊疗提供了很多有益借鉴,我们要在吸取古人治验基础上,结合时代要求加以创新,以更好解决肝癌治疗的难题。

第四节 肝癌的用药特点

肝癌是最常见的恶性肿瘤之一,原发性肝癌发病隐匿,大多数患者在确诊时已为中晚期。单纯依赖西医治疗,术后综合征,放、化疗的毒副作用以及肿瘤的转移复发都是难以忽视的问题。故多学科的综合治疗是肝癌最佳治疗的模式,中医药在治疗肝癌中发挥着重要作用,中西医结合治疗肝癌已成为肝癌治疗的一种重要手段,中药复方联合经导管动脉栓塞化疗(TACE)、放疗、化疗、射频消融等方法,治疗早中期原发性肝癌,起到扶正固本和减毒抑瘤的作用,并能减轻放化疗不良反应,而对于晚期的原发性肝癌患者,中药治疗能改善症状,提高生活质量,延长生存时间,减轻疾病痛苦。中医认为肝癌的基本病机是正虚邪实,正虚包括阴阳气血亏虚,邪实包括气滞、瘀血、痰湿、癌毒,肝癌的基本治法是扶正祛邪,中药的运用也是在这个治疗原则指导下组合配伍。本章将介绍中医药治疗原发性肝癌的用药特点,包括中药的类别、中药的选择、中药的性味、中药的归经,中药的配伍、中药的剂型等方面的内容。

1. 中药的类别 常见的治疗原发性肝癌的中药功效分类如下。

(1)清热解毒类:如金银花、天花粉、黄芩、黄连、连翘等,可清热解毒,抗肿瘤。金银花有清热解毒的功效,能够降低癌细胞对血管内皮细胞的黏附力和侵袭性,抑制肝癌细胞生长和扩散,减轻肝脏负担,提高免疫力。天花粉有清热解毒、润肠通便、祛痰止咳等功效,能够增强机体免疫力、抑制癌细胞生长和扩散,对原发性肝癌具有一定的治疗作用。

(2)活血化瘀类:如当归、三七、丹参、赤芍等,可促进血液循环,化解瘀血,对肝癌的治疗也有一定的作用。当归具有活血化瘀、调经止痛的功效,能够促进肝脏血液循环,增加肝脏氧气供应,提高肝细胞的抗氧化能力,减轻肝脏损伤。

(3)疏肝理气类:如柴胡、枳壳、香附、陈皮等,可促进肝的疏泄。肝失疏泄影响气血运行,可致气滞、血瘀,导致胁痛;肝失疏泄,影响脾胃之气的升降,脾胃功能失常,气血生化乏源,导致纳差、乏力、消瘦,水湿失于运化而聚湿生痰,湿郁化热,而出现胁痛、肝大;肝失疏泄,影响及肺、脾、肾通调水道的功能,则水液代谢失常,出现腹胀大、水肿。故使用疏肝理气的药物,则气血运行流畅,湿热瘀毒之邪有出路,从而减轻和缓解病情。

(4)益气养阴类:如黄精、枸杞子、人参等,可增强机体免疫功能,提高患者的免疫力。肝阴虚日久,累及肾阴,而见阴虚症状突出者,可加生鳖甲、生龟板、女贞子、旱莲草等药滋肾阴,清虚热。补益脾气,调畅气机,可气行血行;滋养肝肾之阴,养血填精,可气盛血养。通则不痛,荣则不痛,益气养阴类中药可减轻患者癌痛的症状。

(5)健脾消食类:如党参、茯苓、山楂等,可调节患者的脾胃功能,增强机体对营养物质的吸收和利用能力。

(6)抗癌类:如青蒿素、三七等,具有抗肿瘤作用,可抑制肿瘤细胞的生长和扩散,增强患者的抗癌能力。有研究表明,在治疗肝癌的复方中,补虚药使用频次最高,其次是清热药、活血化瘀药、利水渗湿药、理气药。由此可见,肝癌的病机是以气血亏虚为本,气血湿热、瘀毒互结为标,应扶正祛邪,标本兼治。因此,在用药时处理好"正"与"邪"、"攻"与"补"的关系,攻补适宜,还应注意攻伐之药不宜太过,避免耗气伤正,否则易致正虚邪盛,加重病情。

2. 中药的选择 中药的选择是中医药治疗原发性肝癌的重要环节。中药的选择需要根据患者的病情、体质、年龄和病程等因素进行综合分析和评估。现代研究表明,常用的中药包括白术、茯苓、白花蛇舌草、鳖甲、甘草、白芍、半枝莲、黄芪、柴胡、鸡内金、薏苡仁、党参、莪术、山楂、陈皮、茵陈、郁金、当归、丹参、麦芽、太子参、山药、八月札、六神曲、赤芍、枸杞子、半夏、泽泻共计28味药。其中,白术、茯苓具有健脾祛湿的作用;白花蛇舌草具有抗癌解毒的作用;鳖甲具有软坚散结的作用;黄芪、半枝莲等具有清热解毒的作用;栀子、赤芍和茯苓等具有清热解毒、利胆排毒的作用;柴胡、山楂、川芎和桂枝等具有疏肝理气、活血化瘀、调气止痛的作用。黄芪是一种具有良好免疫调节和抗癌作用的中药,黄芪可以提高机体免疫功能,增强机体对肝癌细胞的免疫力,同时还可以促进机体对化疗药物的代谢,减轻化疗药物对机体的伤害。枸杞子具有良好的保肝作用,可以帮助修复受损的肝细胞,其中含有多种营养物质,如多糖、黄酮类化合物等,能够提高肝细胞的抗氧化能力,减轻肝脏的负担,促进肝细胞的修复。丹参具有良好的抗氧化和抗炎作用,可以保护肝细胞免受损伤,丹参中含有的丹参酮、丹参素等活性成分,能够促进肝细胞的修复和再生,提高肝细胞的代谢能力。茯苓是一种具有良好保肝作用的中药,可以帮助肝细胞排毒,减轻肝脏的负担,茯苓中含有的多种营养物质,如茯苓酸、茯苓醇等,能够促进肝细胞的修复和再生,增强肝脏的代谢能力。太子参是一种具有良好化疗辅助作用的中药,可以增强化疗药物的疗效,太子参中含有的多种活性成分,如皂苷、多糖等,能够增强机体的免疫力,减轻化疗药物对机体的伤害。根据患者不同的病情和体质,可以选择不同的中药组方。

3. 中药的性味　治疗原发性肝癌常见的性味有辛凉、苦寒、甘平、甘温、苦温、酸涩。

(1)辛凉性味:辛凉性味的中药主要有白花蛇舌草、香附、石膏等。辛凉性味的中药具有发散风热、清热解毒、凉血止血等功效,对于治疗原发性肝癌的热毒瘀阻、血瘀等症状有着明显的疗效。例如,白花蛇舌草具有清热解毒、凉血止血的功效,能够减轻原发性肝癌患者的疼痛和不适感。

(2)苦寒性味:苦寒性味的中药主要有黄芩、栀子、苦参等。苦寒性味的中药具有清热解毒、利湿退黄、凉血止血等功效,对于治疗原发性肝癌的肝经热盛、黄疸等症状有着明显的疗效。例如,黄芩具有清热解毒、利湿退黄的功效,能够有效缓解原发性肝癌患者的黄疸症状。

(3)甘平性味:甘平性味的中药主要有人参、黄精、白术等。甘平性味的中药具有补气养血、健脾益肾、清热解毒等功效,对于治疗原发性肝癌的体质虚弱、肝脾不足等症状有着明显的疗效。例如,黄精具有健脾益气、养血润燥的功效,能够促进肝脏代谢功能,增加肝脏氧气供应,促进肝脏细胞再生,对原发性肝癌具有一定的治疗作用。

(4)甘温性味:甘温性味的中药主要有人参、黄芪、甘草等。甘温性味的中药具有补中益气、养血生津、和中调理等功效,对于治疗原发性肝癌的体质虚弱、肝气郁结等症状有着明显的疗效。例如,人参具有补气益阳、滋阴润燥的功效,能够提高患者的免疫力,促进肝脏代谢功能,对原发性肝癌具有一定的治疗作用。

(5)苦温性味:苦温性味的中药主要有苍术、枳实、黄连等。苦温性味的中药具有燥湿解毒、清热凉血、健胃消食等功效,对于治疗原发性肝癌的湿热黄疸、痰湿阻滞等症状有着明显的疗效。例如,苍术具有燥湿祛痰、和胃止呕的功效,能够促进消化系统的正常运作,对原发性肝癌具有一定的治疗作用。

(6)酸涩性味:酸涩性味的中药主要有柿蒂、五味子、丹参等。酸涩性味的中药具有活血化瘀、收敛止血、润肠通便等功效,对于治疗原发性肝癌的瘀血内阻、腹泻等症状有着明显的疗效。例如,柿蒂具有润肠通便、止泻收敛的功效,能够缓解患者的腹泻症状,对原发性肝癌具有一定的治疗作用。总的来说,治疗原发性肝癌的中药性味种类繁多,每种性味的中药都有其独特的治疗功效,需根据具体病情和体质选用合适的中药性味,达到最佳治疗效果。同时,在中药治疗过程中,需要注意患者的身体反应,及时调整中药的用量和配方,确保治疗的安全和有效。

4.中药的归经 原发性肝癌的治疗以肝经和脾经的药物最为常见。

(1)肝经:肝经是十二经之一,起于足大趾端,沿着腿内侧向上行至股内后方,经股阴部、上达少腹、过膈,上贯心肺,终于喉咙,其主要功能为疏泄气机,调节情绪,平衡阴阳,与肝相连的脏腑有胆、目、肋、颈等。肝经在治疗肝癌中的作用主要有疏肝理气、活血化瘀、养血滋阴。常用的中药有柴胡、丹参、赤芍、白芍等。①柴胡具有疏肝解郁、理气和胃、解热毒、抗过敏等作用,能够促进肝胆的正常代谢和胃肠蠕动,减少胃肠道和肝胆系统的负担,缓解肝胆道的疼痛、胃肠道的胀气和腹泻等症状,对肝癌的治疗也有一定的效果。②丹参具有活血化瘀、清热解毒等功效,对肝癌的治疗具有一定的辅助作用。丹参可以促进血液循环,改善肝脏的血液供应,减轻肝脏的负担,对于肝癌患者的身体状况有所改善,还能够抑制肿瘤细胞的生长,减轻癌症的恶性程度。③赤芍具有疏肝解郁、清热凉血、活血化瘀等功效,能够促进肝脏和胆管的排毒和排泄功能,清除体内有害物质,减轻肝脏和胆管的负担,对肝癌患者有一定的辅助治疗作用。

(2)脾经:脾经起于足厥阴经,经过腹股沟、胃、脾、心、肺,最后结束于手太阴经的尺泽穴。脾经主要调节人体的气血运行、水液代谢和消化功能,是中药治疗肝癌的重要经脉之一。中药治疗肝癌的脾经主要针对肝癌患者体内的气血失调、消化不良、免疫力下降等问题,选用具有益气健脾、调和气血、增强免疫力等功效的中药进行治疗,可以促进肝脏和胆管的代谢和排泄,增强免疫力,减轻肝癌的恶性程度。①黄芪为一种常见的中草药,被称为“百草之王”,具有益气、固表、抗肿瘤等功效,黄芪对于调节人体免疫系统有很好的作用,能够提高肝癌患者的免疫力,促进患者康复。②人参具有补气、益精、补血、健脾等功效。人参对于调节肝癌患者的消化系统有很好的作用,可以提高患者的食欲,增加胃肠道的蠕动,促进患者的营养吸收。③炙甘草为一种具有滋阴、和胃、行气等功效的中药,能够调节肝癌患者的气血失调问题,缓解患者的消化不良和乏力等症状,促进患者身体的康复。④白术为一种健脾益胃的中药,具有补中益气、健脾和胃、固表止汗等功效,能够促进肝脏和胆管的代谢和排泄,增强肝脏的免疫力,对于肝癌患者的消化不良和免疫调节有很好的作用。

5. 中药的配伍　有研究表明,治疗原发性肝癌的核心药物组合为黄芪-薏苡仁-莪术、莪术-半枝莲-白花蛇舌草-黄芪、甘草-丹参-黄芪、茯苓-当归-白芍-甘草、甘草-当归-白芍-茯苓、甘草-当归-柴胡-黄芪、黄芪-半枝莲-莪术、黄芪-莪术-白花蛇舌草、茯苓-党参-甘草-黄芪、茯苓-党参-甘草。这些药对主要是补气药、活血化瘀药、理气药、软坚散结药、解毒抗癌药的不同组合。肝郁气滞证患者,在方剂配伍中,可考虑增加"甘草-当归-柴胡-黄芪"的药对;脾气虚证可考虑增加"茯苓-党参-甘草-黄芪"的药对;气滞血瘀证可考虑增加"黄芪-莪术-白花蛇舌草"和"甘草-当归-柴胡-黄芪"的药对;湿热蕴结证应考虑增加"茯苓-当归-白芍-甘草"和"莪术-半枝莲-白花蛇舌草-黄芪"的药对。

6. 中药的剂型　中药的剂型包括汤剂、膏剂、丸剂、颗粒剂等多种形式。其中,汤剂是最常用的中药剂型,中药的煎汤需要注意时间、火候和用水等因素。在治疗原发性肝癌时,中药的用法需要根据患者的病情和反应进行调整,以达到最佳的治疗效果。临床上也常用一些疗效确切的中成药进行综合治疗,如西黄丸具有扶正固本、益气补血、活血化瘀、软坚散结之功效,临床实践证明:其抑瘤率高,服用后,可使人体产生大量的 T 细胞,而 T 细胞可吞噬癌细胞,抑制癌细胞的扩散;华蟾素片具有解毒,消肿,止痛之功效,适于湿热瘀毒证,用于肝癌及消化道肿瘤;金龙胶囊具有破瘀散结,解郁通络之功效,用于原发性肝癌血瘀郁结证;槐耳颗粒具有扶正固本,活血消症之功效,适用于正气虚弱,瘀血阻滞,原发性肝癌不宜手术和化疗者辅助治疗用药,有改善肝区疼痛、腹胀、乏力等症状的作用;鳖甲煎丸具有抗肝纤维化、免疫调节、活血化瘀、软坚散结之功效,用于胁下症块。

综上,中医药治疗肝癌的特点,是根据肝癌早、中、晚 3 个时期进行辨证论治。早期:以活血化瘀,软坚散结,疏肝行气为主,以祛除病邪为目的。肝癌中期:健脾和胃,行气化瘀散结并重,兼顾扶正祛邪。肝癌晚期:健脾补气为主,和胃,消胀,利水,退黄,顾护正气。正如《医宗必读·积聚》篇指出的:"初者,病邪初起,正气尚强,邪气尚浅,则任受攻;中者,受病渐久,邪气较深,正气较弱,任受且攻且补;末者,病魔经久,邪气侵凌,正气消残,则任受补。"根据肝癌的临床表现,遣方用药时应辨证与辨病相结合,融合八纲辨证、脏腑辨证、气血津液辨证的中医基础理论,对于不同的证候施以不同的药物,选择最合适的中药处方,方能发挥中医药最佳的治疗效果。

第五节 肝癌的预后及护理

原发性肝癌作为我国第4位常见恶性肿瘤,是目前我国第2位肿瘤致死病因,对我国广大人民群众的生命健康造成了严重威胁,给患者日常生活带来了沉重负担。现代医学在肝癌的治疗方面一直不断前进,为患者的生命健康不断创造新的希望。目前常用现代治疗方式包括手术、TACE、局部射频消融、系统治疗等方式。目前这些治疗方式均已被证明对于肝癌确有显著疗效,但伴随着治疗效果而来的,还有治疗后的毒副作用以及并发症等问题,尽管这些问题并非百分百会出现在治疗过程中,但其对患者的影响不容小觑,必须引起我们的关注。此外,治疗后患者日常生活及心理方面的调摄,在患者的整个治疗过程中,都有着不可忽视的重要作用。总而言之,肝癌作为一种慢性疾病,其治疗过程漫长,患者治疗后的预后与护理对患者的病情转归中,也扮演着重要的角色,我们应充分重视其作用。

一、避免患者接触危险因素

肝癌的病因及发病机制,目前为止尚未完全明确,但多年以来,已经确定的危险因素不在少数。

在肝癌的众多危险因素中,病毒性肝炎是原发性肝癌在诸多因素中的主要病因之一,研究表明乙型肝炎病毒(HBV)是一种强癌诱导剂,HBV慢性感染是导致肝癌发展的高风险因素,长期感染和高病毒载量是慢性乙型肝炎病毒感染患者发生肝细胞癌的危险因素,发现HBV病毒复制或对肝癌肿瘤生长有促进作用,其他类型肝炎对肝癌亦有一定影响,但不及HBV致癌风险程度高。其次,肝炎合并肝硬化在我国发病率较高,肝癌可在病毒性肝炎合并肝硬化的基础上发生,其他如黄曲霉素、化学物质、遗传易感性等都是肝癌发生的危险因素。而在中医理论体系中,病因分为内外两端,如虫毒侵袭、外邪侵袭、饮食所伤,再如他病所伤,素体禀赋不足等,都是肝癌发生发展的重要原因。

而避免接触致病因素有利于控制病情的进展。如发生于酒精性肝硬化基础之上的肝癌,肝癌患者治疗后应禁止酒精摄入,以防加重病情。《景岳全书·卷二十二心集·杂证谟·肿胀》记载饮酒与鼓胀的联系:"少年纵酒无节,多成水鼓。"因此,控制酒精摄入是此类患者防止复发的重要措施。同样的,发生于脂肪性肝硬化基础之上的肝癌,患者应严格控制饮食、严密观测体重;发生于病毒性肝炎基础之上肝癌患者,应坚持服用抗病毒药物。

二、治疗后预后护理

目前常用现代治疗方式包括手术、TACE、局部射频消融、系统治疗等方式,选择哪种治疗方式需根据患者病情综合判断。根治性切除术、局部射频消融及 TACE 均为局部治疗方式,均为有创操作,术后常有疼痛发生,中医认为"不通则痛,不荣则痛",术后局部组织坏死等因素,可使局部气血凝滞不畅,抑或出血等导致血液虚滞不行,则导致疼痛。对疼痛的关注也是术后护理的重点,患者疼痛的性质、程度、持续时间等会影响对患者病情转归的预判,需使患者明白术后疼痛性质变化所代表意义的鉴别,避免错过重要信息。且疼痛可使患者产生应激反应,影响患者术后恢复,必要的措施能够缓解患者的紧张情绪,帮助患者尽快恢复状态。

生命体征的监测是术后的必要措施,患者体温、血压、心率等基本生命体征的变化常是病情变化或并发症发生的重要信号,如 TACE 术后并发肝脓肿患者早期有发生明显高热的表现,亦有出现寒战现象的情况,血压的变化则常提示出血等情况的发生。其他术后伴随症状如发热、恶心、呕吐及消化道反应等,需及时给予饮食指导及护理干预,减轻患者临床症状。肝功能各项指标能反映患者术后肝功能水平,对于患者术后肝衰竭等严重情况有提示作用,不可忽视。可见,术前、术后患者的科学护理,对于控制病情的进展具有重要意义。手术前后积极与患者沟通,对于减轻患者焦虑不安等不良情绪,减轻患者应激反应有显著效果;术后为患者制订针对性康复计划,做好术后宣教,给予康复指导,包括床上翻身、深呼吸、有效咳嗽及床旁站立和活动等,有利于患者恢复正常的胃肠功能,补充营养,提高机体抵抗力,减少术后并发症的发生。

化疗药物、靶向药物、免疫抑制剂均为全身治疗的手段,治疗周期较长,并发症及不良反应相对手术治疗等较轻。患者并发症或不良反应亦主要为全身反应,如卡瑞利珠单克隆抗体联合 FOLFOX4 全身化疗最常见的不良反应为中性粒细胞、白细胞和血小板减少;纳武利尤单克隆抗体联合伊匹木单克隆抗体最常见的是皮疹、肝炎和肾上腺功能不全,大多数免疫治疗相关不良事件是可逆且可控的。而在中医上,以上不良反应可理解为驱邪而致伤正,《医宗必读·积聚》也说:"积之成也,正气不足,而后邪气踞之。"肝癌患者原本已有正虚的基础,治疗对其机体亦有损害,因此,治疗后的顾护正气是不可忽视的环节。全身治疗后亦须定期监测患者肝功能、其他器官功能以及血液、免疫等指标,以便调整治疗方案。如皮疹、恶心、呕吐等消化道症状等可理解为中医所说药毒,久则正气更伤,应及时采取措施,缓解患者临床症状,提高患者生活质量。

三、注重心理调护

肝癌给患者带来的不仅是身体上的折磨,长久的病痛,还有心理的沉重负担。而中医认为情志的变化能够影响肝脏疏泄功能,导致一身之气机阻滞,气滞血瘀,这也是肝癌形成的主要因素之一,清代江涵暾《笔花医镜》曰:"怒气泄,则肝血大伤;怒气郁,则肝血又暗损。怒者血之贼也。"说明了日常生活中要注意调控和驾驭好情绪,心胸豁达,知足常乐,这对养肝、护肝有重要影响。肝气疏泄有度,有利于肝脏生理功能的恢复,使中西医治疗更好地发挥作用,达到最有效果。《素问·上古天真论》指出:"恬淡虚无,真气从之,精神内守,病安从来,是以志闲而少欲,心安而不惧,形劳而不倦,气从以顺,各从其欲,皆得所愿",可见患者的心理调摄也是护理的重要内容。

《灵枢·百病始生》"喜怒不节则伤脏""若内伤于忧怒则气上逆,气上逆则六输不通……积皆成矣。"张从正《儒门事亲》中曰:"积之成也,或因暴怒喜悲思恐之气。"患者对治疗措施的未知、对病情发展的担忧,以及家庭生活、经济负担等诸多原因,均会使患者心理健康受到影响。有研究者对肝癌患者切除术后抑郁、焦虑情绪进行分析,研究结果证实150例患者中,患者焦虑发生率42%、抑郁发生率高达48.7%,可见患者心理健康在治疗过程中的重要性。大量的研究结果证实治疗过程中,对患者心理的调护,能够显著改善患者心理状态,提高患者治疗、护理依从性。同时,患者家属的心理引导,对患者的病情亦有着间接影响,患者家属在护理工作中对患者给予情感支持,能够帮助患者调节紧张、焦虑、不安等负性心理状态,帮助患者建立信心,激发患者求生欲望,为治疗与护理工作提供帮助。同时对陪护人员的宣教能使患者控制饮食、远离危险因素、增强体质。肝主疏泄,情志调畅,心理调摄在患者的治疗和康复过程中都有着常规疗法不可替代的作用。

四、改变不良生活习惯

不良生活习惯包括饮食、起居、运动等各个方面,生活习惯对肝癌患者疾病进展及预后的影响细微而持久,极易被患者忽视。唐代孙思邈《千金方·食治》谓:"安身之本必资于食。"即说明了饮食对人身体健康的重要性。现代研究发现,由于肝癌患者本身肝功能受损,加之手术、化疗等治疗方式不良反应的影响,导致其食欲减退、营养吸收障碍,患者广泛存在营养不良现象,通过对患者实施个体化饮食指导,强化饮食习惯和积极配合饮食计划的执行,患者营养不良状况明显得到改善。《素问·生气通天论篇》谓:"阴之所生,本在五味;阴之五宫,伤在五味……是故谨和五味,骨正筋柔,气血以流,腠理以密,如是则骨气以精。谨道如法,长有天命。"明代吴正伦《养生类要》谓:"人知饮食,所以养生不知饮食失调亦能害生。"《吕氏春秋》:"食能以时,身必无灾。"强调了良好饮食习惯对人体健康的影响。因此,肝癌患者应密切注意饮食宜忌、食饮有节。其次,肝癌患者应避免劳累,肝藏血,"人卧则血归于肝",休息可以增加肝脏的血流量,有利肝细胞的修复,重病患者应卧床休息。同时,适度的体力劳动和运动锻炼会使血液流通,关节流利,经络疏通,气机调畅,有利于疾病的防治和身体健康。《素问·上古天真论》谓:"其知道者,法于阴阳,和于术数,饮食有节,起居有常,不妄作劳,故能形与神俱,而尽终其天年,度百岁乃去。"拒绝不良生活习惯,保持健康的生活方式,对于肝癌患者的预后有着重要的作用。

肝癌治疗过程漫长而艰巨,在此过程中,为患者的生命健康与生活质量,医护人员、患者本人及家属都要付出巨大的努力,但治疗并非一劳永逸,治疗后的预后与护理对患者病情的进展、转归预后有着重要的意义。治疗后,对患者进行科学合理的护理,能够显著的改善患者的临床症状、降低并发症发生率、降低复发率。本篇简要的讲述肝癌患者治疗过程中,各种治疗方式护理时须重点关注的症状表现等,以便能够准确识别治疗后患者病情变化,及时采取措施,避免延误病情。同时,患者的心理健康亦对患者病情影响巨大,医护人员及家属、陪护人员的心理支持,能够激发患者求生欲望、提高信心、增加患者治疗的依从性,以及养成良好生活习惯的重要性。总而言之,患者的护理与预后在患者的病程发展中,亦是重要一环,望广大学者重视。

第二章 古代肝癌医案选辑

第一节 鼓胀

鼓胀是指以腹部胀大如鼓,皮色苍黄,脉络暴露为特征的一类病证。又名"单腹胀""臌""蜘蛛蛊"。根据本病的临床特点,与西医学所指的肝癌导致的腹水密切相关,可参照本节辨证论治。鼓胀主要由酒食不节、虫毒感染、他病继发、情志刺激等因素诱发,致肝脾肾俱损或功能失调,气血搏结,水湿内停;其病理性质总属本虚标实,故治疗上应当攻补兼施,祛邪不伤正,扶正不留邪。凡符合鼓胀临床表现特点的医案,均纳入本节,纳入医案按原著作成书年代排序。

案例1:高年胃弱肝强,左胁癖胀痛,食减吐逆,脉弦硬,形瘦,便泄,虑其瘅胀。

金铃子、延胡、制半夏、茯苓、小青皮、鸡内金、白芍、炒枳实、左金丸。

呕逆虽止,痛泄不已,脉沉伏,寒热尚重。舌黄枯燥,渴饮频多,津液元气被劫,最虑风动厥逆之变。

小川连、吴茱萸、炙甘草、白芍、法半夏、炒枳实、木瓜、白扁豆、赤苓、青葛、苦桔梗、钩藤。

南宋·徐养恬《徐养恬方案》

按语:本则医案患者胃弱肝强,症见左胁胀痛,纳差呕吐,形瘦,大便泄泻,脉弦硬,发为鼓胀。徐养恬认为,此为肝火犯胃,予以左金丸清肝泻火、降逆止呕,以治疗左胁胀痛,呕吐之症;金铃子、小青皮、枳实行气止痛,配伍延胡增活血行气止痛之效,配白芍酸敛肝阴,养血柔肝止痛;茯苓味甘,善入脾经,能健脾渗湿止泻;制半夏燥湿,益脾胃之气,配鸡内金以宽中健脾。复诊,患者呕吐已止,但左胁胀痛、泄泻不止,寒热错杂,脉沉浮,舌苔黄燥,口渴欲饮。徐养恬认为此为津液元气被劫,风动厥逆之证,较前方去鸡内金、延胡,加木瓜、白扁豆以和胃补气健脾化湿,治疗泄泻;青葛、钩藤以祛风止痉治疗风动厥逆。

【注解】青葛为桑科植物大麻的幼嫩果穗。植物形态详"火麻仁"条。药材属性:果实/种子类。功能主治:祛风,止痛,镇痉。治痛风,痹证,癫狂,失眠,咳喘。①《本经》:"主五劳七伤,利五脏,下血寒气。"②《别录》:"破积,止痹,散脓。"③《本经逢原》:"治身中伏风;同优钵罗花为麻药,砭痈肿不知痛。"④《医林纂要》:"和胃,润命门,祛风,利大肠,破瘀,通乳,下胎。"

案例2: 汪氏妇,年仅三八,经不行者半载,腹大如斗,坚如石,或时作痛,里医尽技以治,月余弗瘳,乃举歙友为翼,又治月余,腹胀转急,小水涓滴不通。乃仿余治,孙仲门法,而用温补下元之剂,则胀急欲裂,自经求尽,文学南瀛怜之,荐余。诊其脉,两关洪数鼓指下,按之不下,乃有余之候也。症虽重,机可生,询其致病之源,由乃姑治家严而过俭,其母极事姑息,常令女童袖熟牛舌之类私授之。因魃食冷物,积而成鼓胀。乃用积块方三下之,而胀消积去,后以丹溪保和丸,调养一月而愈。

积块丸方:京三棱、莪术(各用醋煨)、自然铜、含石(各烧红,醋淬七次)各二钱、雄黄、蜈蚣(全用,焙燥)各一钱二分、辰砂八分、木香一钱半、铁华粉(用糯米醋炒)一钱、芦荟、天竺黄、阿魏、全蝎(洗全用,焙干)各四钱、沉香八分、冰片五分。为极细末,用雄猪胆汁炼为丸,黑狗胆尤妙,丸如梧桐子大,或服七八分,重者一钱,五更酒送下,块消即止,不必尽剂。

明·孙一奎《孙一奎医案》

按语: 脾主运化,患者过食冷物伤及脾阳,水液运化不及而发本病。经治效果不佳,现腹大如斗,坚如石,或时作痛,小水涓滴不通,两关洪数鼓指下,按之不下。孙氏辨为有余之候,辨病为鼓胀。先以积块方攻下,方中京三棱、莪术消症破瘀;阿魏,《新修本草》:"……破症积,下恶气";自然铜,《开宝》:折伤,散血止痛,破积聚;全蝎、蜈蚣虫类性善走窜,《日华子本草》载蜈蚣:治症癖。蛇毒。阿魏、自然铜、全蝎、蜈蚣用之攻毒散结,通络止痛,配雄黄、天竺黄增强消症散结之力。辰砂、铁华粉镇惊安神,铁华粉兼能疗痃癖症瘕;木香、沉香理气,《本草经疏》:沉香治冷气,逆气,气结,殊为要药,又能防止诸矿类药质重沉降害胃之弊端。冰片辛香走窜、能通诸窍而止痛,入筋骨而通利止痛;诸药以猪胆汁炼为丸,李时珍曾指出:猪胆汁寒能泻热,滑能润肠,苦人心,去肝胆之火。全方既有虫类善行窜药物、也有矿物质重沉降药物,重在于攻邪,制方完备,取丸剂重药缓攻,防止脾胃重伤,五更酒送服增强化瘀消症之功。胀消积去后,邪去正虚,以丹溪保和丸调养脾胃。

【注解】含石,未查到,或为寒水石,《本经》:治腹中积聚,咸能软坚也,身热皮中如火烧,咸能降火也。《神农本草经》:主身热,腹中积聚邪气,皮中如火烧,烦满,水饮之。

铁华粉,味咸,性平。归心、肝、肾经。功效:养血安神,平肝镇惊,解毒消肿。可治疗疬癣症瘕。《本草图经》:"以铁拍做段片,置醋糟中,积久衣生,刮取之,为铁华粉。诸铁无正入丸散者,惟煮汁用之,华粉则研治极细,合和诸药。"

糈米醋,糈米指经过挑选的米,精米,用于祭神。《离骚》:糈,精米,所以享神也。糈米醋,指用精米酿制的醋。

案例3:江笔南治一富妇,因夫久外不归,胸膈作胀,饮食难化,腹大如娠,青筋露,年五十四,天癸未绝,大便常去红,六脉俱沉小而迟,两寸无力。二术、人参、陈皮、山楂、薏苡仁、厚朴、木香,煎服七剂。

明·江瓘《名医类案》

按语:患者因夫久外不归,过度思虑担忧,《素问·举痛论》:"思则气结……思则心有所存,神有所归,正气留而不行,故气结矣。"脾主运化,忧思过度,则脾气郁结,运化失常,导致饮食难化,进而导致气血生化无源,气虚更甚,乃至便血;中焦气机郁滞则胸膈作胀,腹大满;气不通则血运化失常,则青筋暴露;思虑过度暗耗心血,则脉象见沉小而迟,两寸无力。方中白术、人参补益后天气血生化之源,防止伤脾太过;脾喜燥而恶湿,脾气郁滞易生湿,湿浊不化则脾郁更甚,故以苍术、陈皮、薏苡仁健脾除湿,以杜生痰之源;厚朴、木香行气除满。木香,《日华子》:"治心腹一切气……健脾消食,疗羸劣……"此处用之甚妙,配山楂消食化积。方中补中有消,消补兼施,既顾病久正虚之本,又解脾气郁滞之象。

案例4:一人嗜酒,病疟半年,患胀满,脉弦而涩,重取则大,手足瘦,腹状如蜘蛛。参、术为君,当归、芍药、川芎为臣,黄连、陈皮、茯苓、厚朴为佐,生甘草些少,日三次饮之,严守戒忌,一月后汗而疟愈,又半月小便长而胀退。

明·江瓘《名医类案》

按语:本案为朱丹溪治疗鼓胀医案,患者症见腹胀满,形如蜘蛛,脉弦涩,手足瘦。言明患者平素嗜酒,嗜酒过度必酿湿生热,蕴阻中焦,壅阻气机,湿浊内聚,脾土壅滞致肝之疏泻失常,又已病疟半年之久,更损肝脾,致肝脾失调,发为鼓胀。中焦运化无力,肌肉不充,则见手足瘦,脉弦涩显其肝气郁滞。《丹溪心法》中论:"鼓胀又名单鼓,宜大补中气,行湿,此乃脾虚之甚。"此案中前方用药亦体现其治疗思想,参、术为君补中益气,当归、芍药、川芎为臣顾护肝气,柔肝缓急,君臣相合紧扣病机,黄连、陈皮、茯苓、厚朴为佐行湿,腹中水湿可散,少使甘草调和诸药,加之使患者严守戒忌,药简而效宏。

案例5:积劳内伤,吐瘀腹胀;两尺沉微,虚鼓之候也。子焦、白术、炒白芍、炒怀膝、泽泻、车前、炮姜炭、炒熟地、五味子、茯苓皮、腹皮。

复诊:证本营虚腹胀,用温补而胀势渐松,舍此又奚策耶?制附子、炒熟地、萸肉、枸杞、炒怀膝、苓皮、炒白术、炒白芍、菟丝、炒山药、车前子、陈皮、建泽泻、炮姜炭、大腹皮,向有结痞,复兼劳伤吐血,吐后腹胀,服舟车丸而得松。现在又有腹胀之象,脉形细数。劳伤与鼓胀兼病,不易治。炒川连、炙鳖甲、川郁金、砂仁、茯苓皮、车前、炒川朴、焦白芍、炒枳壳、薏苡仁、大腹皮。每朝服资生丸、金匮肾气丸各钱半,合服十朝。

复诊:投温通疏滞法,腹胀大松,脉形稍觉有力,可投补剂。焦于术、炒白芍、牡丹皮、带皮苓、陈砂仁、安南桂、山萸肉、建泽泻、大腹皮,作前资生丸、肾气丸每朝仍各用一钱,合服。泄痢脾伤,腹鼓肢肿;六脉沉微。难治之候也。制附子炮姜、法半夏、宣木瓜、陈皮、苓皮、焦冬术、焦茅术、炒怀膝、川椒目、腹皮、车前。

复诊:投温通燥湿之剂,腹胀稍松,足肿渐退。然脉象仍带沉弦,湿邪犹未尽也。炒黄连、炒枳实、生薏苡仁、川郁金、赤茯苓、车前、生茅术、法半夏、炒怀膝、腹皮、冬瓜皮,火衰脾困,而致腹胀成鼓,不易治也。姑与真武法加味。制附子、炒白术、菟丝子、陈皮、大腹皮、焦白芍、炮姜、法半夏、苓皮,脾虚积湿,兼以内热阴亏,神倦面黄,脉来七至。终恐延为鼓胀,难愈也。生白

31

术、炒黄连、生薏苡仁、法半夏、建泽泻、制附子、炒黄柏、汉防己、白茯苓、冬瓜皮

复诊：照前方去附子、泽泻、半夏，加生鳖甲、秦艽、肉川、草薢、木通，脾虚湿热为患，面黄浮肿，脉来虚数，将有肿满之虞，不可忽视。生茅术、炒黄柏、法半夏、陈皮、建泽泻、生白术、生薏苡仁、五加皮、苓皮、制附子；时疾后，太阴蕴热未清，积久成鼓，半由用药不合所致。现在喘咳鼻干，腹热如灼。舍清泻一法，其何以为计耶？炒川连、炒黄芩、光杏仁、通草、新会皮、苓皮、地骨、牡丹皮、大腹皮、姜皮、薏苡仁、泽泻。

明·何书田《葊山草堂医案》

按语：本案患者已有积劳内伤，故其脏腑之气必有损伤，首诊时患者脉象两尺沉微，肾阳衰微。从首诊至终诊，详细记载了患者鼓胀的发展过程，治疗过程中，水为阴邪，得阳则化，故其使用温阳利水药物，鼓胀较易消退，故治疗中，"温"法贯穿始终，一诊予温阳与利水药为主，至二诊时，患者有好转，可见肾阳虚确为其关键所在，因此不改其策，仍予温补，且加大温阳之力，原方上加制附子、山萸肉、枸杞子、炒山药均为补肾之用，此外还有肾气丸更增其功，三诊又有减轻，予"温通疏滞"，四诊温通燥湿，虽均为温法，但结合患者当时情况，或利水、或补益或清泻，法随证立，方随法出，作者对病机的把握亦可见一斑。

【注解】冬术，出自《中国药学大辞典》，即《本草经集注》记载的白术的别名。甘、苦，温；入脾、胃经。功效：健脾，益气，燥湿，消痰，利水，止汗。

案例6：某，停饮吐水，水湿由脾而至胃，胃下降则便溲不行，水由内腑泛溢肌肤，腹鼓足肿，脐突青筋。决水之后，消而复肿，又加喘急，谷少神疲，小便不利，症势极重。东洋参、半夏、黑丑、琥珀、茯苓、炒干姜、赤小豆、陈皮、泽泻、椒目、镑沉香、冬瓜皮。

二诊：胸腹内胀较松，已能纳谷，小溲稍利，喘痰亦平，似有转机。宗前法进治，不再反复乃佳。东洋参、茯苓、半夏、泽泻、陈皮、川草薢、西琥珀、沉香、牛膝、赤小豆、椒目、冬瓜皮、子生姜皮、黑丑。

三诊：胸腹腰胁胀势稍松，少腹依然膨硬，胁痛足酸，二便不畅，幸内腑胀松，饮食渐增，还宜分消主治，归须、冬葵子、黑丑、郁李仁、防己、赤小豆、青皮、牛膝、延胡索、大腹皮、桃仁、江枳壳、陈瓢子。

清·马文植《马培之医案》

按语：本案患者为内有停饮，水湿泛溢而致肌肤肿胀，腹鼓足肿，《儒门事亲·湿痹七十七》记载："戴人曰：病水之人，其势如长川泛溢，欲以杯勺取之，难矣！必以神禹决水之法，斯愈矣！"可知决水之法或为通调水道，利水之法，而患者水消而复肿，再加喘急，水饮已有上凌心肺之象，小便仍不利，故方中由利水、渗湿之品为主，意在运化水液，二诊胀势稍松，水液得减，小便得利，故能纳食，喘息亦平，可见此法虽服后有复，仍可用之，故仍予前法，据其况稍做调整方药，变动不大，至三诊时，再见好转，仍有少腹膨硬、肋痛足酸、二便不畅，故三诊以分消为法，以使水湿快速消退，防己、赤小豆、大腹皮等续前利水之功，黑丑既可逐水，与郁李仁同用又有通便之功，延胡索止痛、青皮行气、牛膝引药入经，以治胁痛，桃仁、当归或虑其少腹膨硬为下焦蓄血之象。

案例7：高若舟偶患腹胀，医投温运，渐至有形如瘩，时欲冲逆，吐酸，益信为虚寒之疾，温补之药备尝，饮食日减，其瘩日增，肌肉渐消，卧榻半载。甲辰春，迓孟英诊。脉沉软而弦滑，大解不畅，小溲浑短，苔色黄腻。乃肝郁气结，郁则生热，补则凝痰。与楝、萸、连、元胡、乌药、旋、枳、鸡内金、鳖甲、苑、橘、茯、苈、夏等药。

服之证虽递减，时发寒热，四肢酸痛，或疑为疟，孟英曰：此气机宣达，郁热外泄，病之出路，岂可截手？参以秦艽、柴胡、豆卷、羚羊角（山羊角代）、蚕沙、桑枝之类，迎而导之。

人皆疑久病元虚，药过凉散，而若舟坚信不疑，孟英识定不惑，寒热渐息，攻冲亦止，按其腹尚坚硬，时以龙荟、滚痰丸缓导之，饮食递加，渐次向愈。

清·王孟英《回春录》

按语：患者腹胀因投温运之剂，助邪生长，病情迁延加重，现腹胀有形，时欲冲逆，吐酸，饮食减少，肌肉消瘦，脉沉软而弦滑，大解不畅，小溲浑短，苔色黄腻。辨证为肝郁气结，湿热痰凝。肝气横逆犯胃，故而时欲冲逆，吐酸；肝郁气机不畅，影响脾胃运化，故饮食减少，气血生化乏源日久，四肢不充，故肌肉消瘦。治方谨守病机，予旋、枳、楝行气，川楝子配吴茱萸疏肝解郁，配元胡行气止痛；橘、茯、苈、夏和胃化痰，以杜生痰之源，恢复运化之功；鳖甲软坚散结，兼滋阴配沙苑子补肾助阳，二者相合阴阳并补，顾护元气；鸡内金健胃消食,以助药力。服药后时发寒热,四肢酸痛乃气机宣达,郁热外泄,病之出路。以秦艽、柴胡、豆卷、羚羊角(山羊角代)、蚕沙、桑枝祛风除湿退热,导邪外出。腹尚坚硬,予龙荟泄热通便,滚痰丸泻火逐痰。

案例8: 某,痞块由大疟日久而结,多因水饮痰涎与气相搏而成。久则块散腹满,变为鼓胀,所谓癖散成鼓也。脉细如丝,重按至骨乃见弦象,是肝木乘脾也;口干,小便短少,是湿热不运也。匝月腹日加大,急宜疏通水道、泄木和中。

五苓散、川朴(姜汁炒)、川连、青皮、大腹皮、陈皮、车前子、通草、木香,另服古方厚朴散。

厚朴散:青皮(醋炒)三钱、木香(晒干,研)二钱、川朴(姜汁炒)三钱、干姜(炒黄)三钱、陈皮(盐水炒)三钱、甘遂(面包煨)三钱、大戟(水浸,晒干,炒)三钱、枳壳三钱、巴豆七粒(合枳壳炒黄,去巴豆)。

清·王旭高《王旭高医案》

按语: 患者因水饮痰涎与气搏结而致大疟日久,痞块消散。现腹部日渐增大,脉细如丝,重按至骨乃见弦象,口干,小便短少。王氏辨证为肝木乘脾,湿热不运,辨病为鼓胀。治宜疏通水道、泄木和中,予五苓散合厚朴散加减。方中五苓散化气利水、健脾祛湿;古方厚朴散行气逐饮,治疗单腹鼓胀,方中大戟、甘遂、巴豆攻下逐水,配理气药增强行气利水功效;川朴(姜汁炒)、青皮、陈皮、木香、大腹皮行气破气,宽中除胀;大腹皮配车前子、通草利水消肿,引水饮从小便而出。全方行气利水为主,病证较急,治标为主。

案例9: 陆,经停一载有余,肝气不时横逆,胸脘胁肋疼痛,呕吐酸水,大腹日满,青筋绽露,此属血鼓。盖由肝气错乱于中,脾土受困,血海凝瘀,日积月大,状如怀子,而实非也。川楝子、丹参、归尾、香附、盐水炒延胡索、五灵脂、醋炒陈皮、砂仁、红花、淡吴萸。

清·王旭高《王旭高临证医案》

按语: 本案患者为肝气横逆、脾土受困而致的鼓胀,经停、胁肋疼痛俱为肝气不舒之象,肝气犯胃则呕吐酸水;气能行津,气行则津布,肝气的疏泻功能失常,则见津液代谢输布障碍,聚湿成水,《素问·至真要大论》:"诸湿肿满,皆属于脾,"脾土受困,则脾气运化水液功能失常,导致水液在体内停聚而产生水湿痰饮等病理产物,青筋显露为水湿气阻,气血运行不畅,而成肝脾血瘀。方中川楝子、香附、陈皮为行气之品,调畅肝气,使肝疏泄有度,丹参、归尾、延胡索、五灵脂、红花有活血之功,专司血海凝滞,砂仁辛散温通,古人喻之为"醒脾调胃要药",与陈皮等同用,以解其湿阻气滞之脾胃不和,吴茱萸引药入肝经,兼以疏肝解郁之功,并治呕吐吞酸。本案中,肝为病之关键,肝气调畅,脾亦不受其累,胃亦能安,因此疏肝为其方要旨。

案例10:皖城玉山王学师子舍,产后早服参、芪,致恶露不尽,兼因过于恚怒,变为鼓胀,青筋环腹,神阙穴出。延予商治,左手脉皆弦劲,重按则涩,右手洪滑,此下焦积瘀,怒气伤肝,以致是证。夫蓄血之候,小腹必硬而手按畏痛,且水道清长;脾虚之证,大腹柔软而重按之不痛,必水道涩滞,以此辨之,则属虚、属实,判然明矣。王翁曰:是证为积瘀不行无疑矣,前治皆模糊脉理,涸投药石,所以益增胀痛,吟聆详辨,洞如观火。

归梢、赤芍、香附、青皮、泽兰、厚朴、枳实、肉桂、元胡等,加生姜,间投花椒。

清·李用粹《旧德堂医案》

按语:本则医案患者产后误治,模糊脉理,服用参、芪,导致恶露不尽,又因情志刺激,伤及肝脾,肝失疏泄,因而形成鼓胀。症见腹皮青筋显露,肚脐凸起,小腹疼痛拒按,大腹部柔软按之不痛,左手脉弦、重按则涩,右手脉洪滑。李用粹认为产后正气耗伤,胞脉空虚,血被寒凝,瘀阻胞宫,为下焦积瘀,又因肝气犯脾,脾失健运,水湿内停,此为本虚标实。方中当归甘温质润,补血调经,活血止痛,与赤芍相伍以活血化瘀,调经止痛;泽兰辛散苦泄温通,行而不峻,化瘀利水;元胡辛散温通,活血行气止痛;香附辛行苦泄,疏肝理气,调经止痛,配伍青皮、枳实理气之品,疏肝理气,正如《本草纲目》言:"香附,妇人崩漏带下,月后不调,胎前产后百病。乃气病之总司,女科之主帅也。"厚朴苦燥辛散,与理气药相伍以运脾化湿利水;肝脾日虚,病延及肾,肾火虚衰,伍以肉桂温补肾阳,配伍花椒、生姜温热之品以温中散寒止痛。全方标本同治,攻补兼施,活血配伍理气,令气畅而血行,祛瘀配伍养血,使活血而不伤血。

案例11:左,鼓胀筋露胳平,囊茎皆肿,积水不化,治以分导。桂枝、大腹、泽泻、川楝、白芍、连皮苓、防己、车前、橼皮、会皮、川椒目八分、黑白丑磨冲、沉香一分、地栗干、陈麦柴三钱。

清·陈秉君《陈莲舫先生医案》

按语：本案患者症见鼓胀筋露脐平，囊茎皆肿，积水不化，鼓胀之势较重。治疗时以分导为法，大腹皮、泽泻、连皮苓（茯苓皮）、防己、车前、橼皮、黑白丑、陈麦柴均有利水之功，桂枝助阳化气、兼能利水，以缓腹部积水之状，川楝子、会皮、沉香均为行气之功，气行则水行，气滞则水停，以助水气之运化，地栗粉与鳖甲同用攻补兼施，健脾消积，此法陈莲舫先生常用。如此全方通利疏导，使患者鼓胀得消。

【注解】地栗干：《本草新编》记载，"地栗粉，即荸荠，又名乌芋。切片，晒干入药。最消痞积，与鳖甲同用最佳，又不耗人真气……与鳖甲、神曲、白术、茯苓、枳壳之类并投，乃能健脾去积，有补兼攻"。

陈麦柴：禾本科植物大麦成熟后枯黄的茎秆，性味甘、苦、温，如脾、肺二经，有消肿、利湿、理气之功。

案例12：右，肝脾内伤已成，鼓胀两便失利，上逆为咳，脉见细弦。治以和降。肉桂、川楝、陈橼、车前、白芍、怀膝、香附、杏仁、建曲、大腹、草薢、黑白丑、陈麦柴。

清·陈秉君《陈莲舫先生医案》

按语：本案患者为肝脾内伤而至鼓胀，症见鼓胀、两便失利、上逆为咳，脉细弦。肝脾内伤，肝失疏泄，脾失健运，两者互为相因，乃至气滞湿阻。此时患者已有水气上逆，方中川楝子、陈橼、香附疏理肝气，白芍养血柔肝配合牛膝补益肝肾，肉桂少助其阳，建曲健脾和胃，杏仁降气止咳平喘缓解水气上逆咳嗽，车前子、黑白丑、大腹皮、草薢、陈麦柴利水，虽言和降为法，其功不止和降。

【注解】陈麦柴：禾本科植物大麦成熟后枯黄的茎秆，性味甘、苦、温，如脾、肺二经，有消肿、利湿、理气之功。

案例13：左，肝郁气阻，烦火上炽。痞积作胀且痛，脉细不应指。肝脾交困，恐不离乎鼓疾也。少食为妙。

焦冬术钱半、香附炭三钱、炒山栀钱半、茯苓三钱、炒小茴香五分、炮黑姜四分、炒归尾钱半、炒延胡索二钱、炒丹皮钱半、木香五分、炒青皮钱半、泡吴萸四分、姜汁炒竹茹钱半、肉桂五分,擘碎同煎。

清·何长治《何鸿舫医案》

按语:本则医案患者肝郁气滞,郁而化火,现症见胁下痞块,胀痛,脉细不应指。何长治认为,此为肝脾不和之鼓胀,应少食。故予以炒青皮、木香、炒小茴香健脾理气和胃;茯苓利水渗湿;焦冬术益气健脾;香附炭疏肝解郁,理气调中止痛;炒山栀、炒延胡索、炒归尾清热活血止痛,配伍肉桂以通经脉活血;炒小茴香、炮黑姜、吴茱萸、竹茹理气和胃。

【注解】冬术,出自《中国药学大辞典》,即《本草经集注》记载的白术的别名。甘、苦,温;入脾、胃经。功效:健脾,益气,燥湿,消痰,利水,止汗。

案例14:锦荣,庚辰九月初八日中刻。力伤食冷,腹胀足肿,脉弦细不应指。肝脾交困,鼓疾之重候也。焦冬术钱半、煨益智钱半、炒枳实钱半、大腹绒钱半、洗香附炭三钱、广木香四分、制附片五分、炮黑姜五分、炒青皮钱半、茯苓三钱、炒小茴香七分、加砂仁末四分。

复诊,庚辰九月十一日午刻复。腹胀足肿略减,咳呛气逆多痰,脉细数无神。炒党参钱半、焦冬术钱半、炒苏子钱半、茯苓三钱、广木香四分、山楂炭三钱、煅瓦楞壳四钱、杵炮黑姜四分、炒小茴香六分、大腹绒钱半、洗香附炭三钱、炒青皮钱半、加姜汁炒竹茹钱半、官桂四分。

清·何长治《何鸿舫医案》

按语:本案患者原有力伤食冷,脾胃为仓廪之官,主受纳及运化水谷,久食生冷则中阳不足,中焦虚寒,失其温养而至水湿不运,故见腹胀足肿,加之力伤致禀赋不足,日久则延及肝脏,致肝脾交困,故见弦细。方中多予温暖中焦之品,益智仁、炮姜、小茴香、附子均能温阳,白术健脾益气,脾阳振则运化有常,水液得化,木香、青皮、枳实、香附等疏肝理气使肝气条达,肝疏泻之职可复。茯苓、砂仁健脾渗湿,二化湿和胃,中焦水湿停聚所致脾胃运化失常可有改善,服后果见其效;复诊患者已腹胀足肿已有减轻,却见咳呛气逆多痰,脉细数无神提示其气血仍有不足,故二诊方中在前方基础上略作调整,党参、白术、茯苓为四君子汤去甘草,具健脾益气之力,行补益之功,山楂助饮食水谷运化,茴香、黑姜添温暖中焦之力,木香、香附、青皮续前疏肝之力,煅瓦楞子调和肝胃,苏子、竹茹、降气化痰,大腹绒、官桂利水消肿,全方共奏其效，则肝脾之止可复，诸症可除。

案例15：向有结痞，复兼劳伤吐血，吐后腹胀，服舟车丸而得松。现在又有腹胀之象，脉形细数。劳伤与鼓胀兼病，不易治。

炒川连、炙鳖甲、川郁金、砂仁、茯苓皮、车前、炒川朴、焦白芍、炒枳壳、薏苡仁、大腹皮。

二诊：投温通疏滞法，腹胀大松，脉形稍觉有力。可投补剂。

焦于术、炒白芍、牡丹皮、带皮苓、陈皮、砂仁、安南桂、山萸肉、福泽泻、大腹皮车前资生丸、肾气丸每朝仍各用一钱，合服。

清·何书田《簳山草堂医案》

按语：本则医案患者心下痞结，又因劳力过度，络脉损伤而致吐血后发为鼓胀，服用舟车丸后症状减轻，现又出现腹部胀满之症，脉细数。何书田认为此为劳伤与鼓胀兼病，肝肾阴虚，津液失布，水湿内停。首诊给予鳖甲滋阴潜阳，补肝肾之阴；茯苓、车前子、薏苡仁相配伍以奏利水渗湿之效；砂仁、厚朴、枳壳、大腹皮以行气宽中，消除胀满；黄连、郁金以降气止血；白芍以养血敛阴。诸药合用，养阴利水，滋阴之品与甘寒淡渗制品合用，滋阴生津而不黏腻助湿。二诊行温通疏滞之法，患者腹胀减轻，脉有力，给予大腹皮、车前资生丸、肾气丸以温阳化气利水。肉桂甘热助阳以补虚，山茱萸性温而不燥，补而不峻，助阳益精，配白芍以补肾益精；泽泻、茯苓利水渗湿，配以白术以增健脾利水之功，牡丹皮活血散瘀，三药合用，寓泻于补，俾邪去而补药得力，配伍砂仁化湿之品以防滋腻助湿；陈皮、大腹皮以行气消胀宽中。水为阴邪，得阳则化，诸药配伍，温阳利水，疏通导滞。

案例16：常熟西弄少府魏葆钦先生之媳，因丧夫悒郁，腹大如鼓，腰平背满脐突，四肢瘦削，卧则不易转侧，余于壬午秋抵琴川，季君梅太史介绍余至魏府诊之。面色青而脉弦涩。余曰：弦属木强，涩为气滞，面色青黯，肢瘦腹大，此乃木乘土位，中阳不运，故腹胀硬而肢不胀也，中虚单腹胀证。虽诸医束手，证尚可挽。以枳、朴、槟榔等味，治木强脾弱中虚之证，如诛罚无罪，岂不愤事？恐正气难支，急宜理气疏肝，温中扶土抑木，进以香砂六君汤，加干姜、附子、刺蒺藜、桂枝、白芍、红枣、檀香等。

服五六剂，仍然。然终以此方为主加减出入，加杜仲、益智、陈皮等。服四五十剂,腹胀渐松,肢肉渐复,服药百余剂而愈。

再服禹余粮丸九十余两,金匮肾气丸三四十两,腹中坚硬俱消,其病乃瘥。

清·余听鸿《余听鸿医案·虚胀》

按语:本案中患者因抑郁忧思日久,而至肝气不舒,肝郁乘脾,而见脾虚。其腹大如鼓,腰平背满脐突,卧则不易转侧,脉弦涩,提示腹中水液积聚,肝主青色,如医家所言:"弦属木强,涩为气滞",肝气郁滞之象明显,脾主肌肉四肢,四肢瘦削当为脾虚之象,可辨为鼓胀,证属肝郁脾虚。因此治疗时主"急宜理气疏肝,温中扶土抑木",不可与枳、朴、槟榔之类,首诊给予香砂六君子汤加红枣温中补虚,干姜、附子、桂枝俱可助阳化气,使腹水得消,刺蒺藜、檀香行气解郁、白芍柔肝养血、缓急止痛;患者服后仍不见好转,因此酌加杜仲补肝肾、陈皮理肝气、益智仁温肾暖脾,更添其力,服四五十剂,腹胀渐松,肢肉渐复,提示肝气得疏,脾阳得运,水液得以运化,至服药百余剂而愈。《备急千金要方》《重订严氏济生方》《太平圣惠方》均有禹余粮丸记载,其功效各有不同,根据患者症状,推测或选用《太平圣惠方》禹余粮丸治其肢体消瘦,抑或选用《重订严氏济生方》禹余粮丸方温胃散寒,助中焦运化。《景岳全书·肿胀》"盖水为至阴,故其本在肾;水化于气,其标在肺;水惟畏土,其制在脾",健脾亦有使其腹水得消之用,加用金匮肾气丸或在此考量。

案例17:阙左,烟体痰浊素盛,痰湿下注,发为泻痢,痢止而痰湿不行,升降开合之机,皆为之阻,以致右胁作痛,痛势甚剧,按之坚硬有形,中脘板滞,不时呃式,气坠欲便,而登圈又不果行。苔白罩霉,脉形濡细,此痰湿气三者互聚,脾肺之道路阻隔不通,以致流行之气欲升不能,欲降不得,所以痛甚不止矣。气浊既阻,中阳安能旋运,挟浊上逆,此呃之所由来也。在法当控逐痰涎,使之宣畅。然脉见濡细,正气已虚,病实正虚,深恐呃甚发厥,而致汗脱。拟疏通痰气,旋运中阳,以希万一。即请明哲商进。

生香附二钱、真猩绛七分、公丁香三分、橘红一钱、橘络一钱五分、

磨刀豆子四分、姜汁拌炒竹茹一钱五分、炒枳壳一钱、旋覆花一钱、包磨郁金七分、冲青葱管。

改方:服一剂后痛势大减,去郁金。加苏子三钱,炒白芥子一钱,乳没各二分,黑白丑各三分,六味研极细末,米饮为丸如绿豆大,烘干,开水先服。其内香附、旋覆花用一钱五分。

清·张聿青《张聿青医案》

按语：首诊患者因痰浊素盛影响气机升降,气机阻滞发为本病。现右胁作痛,痛势甚剧,按之坚硬有形,中脘板滞,不时呃逆,气坠欲便,而登圊又不果行,苔白罩霉,脉形濡细。张氏认为痰湿气互聚,阻塞脾肺之道路,以致气机升降不利,所以痛甚不止。气浊既阻,影响中焦阳气运化,挟浊上逆,导致呃逆。但脉见濡细,邪盛正虚,拟治疏通痰气,健运中阳。方中香附、郁金疏肝解郁以复肝疏泄气机之功;郁金兼入肝经活血止痛;橘红、橘络理气化痰;丁香、磨刀豆子、炒枳壳、旋覆花调中降逆,配姜汁拌炒竹茹增强降逆止呕的作用;青葱管辛温行散,以助药行气化痰。真猩绛待考证。一剂后痛大减,通则不痛,气机通畅,故去解郁之郁金;加苏子、白芥子、二丑以增强化痰之力;加乳香、没药增强活血止痛之力;六味药物研磨制丸剂,峻药缓攻,驱逐余邪,防止陡然伤正;余药中香附、旋覆花减量,防止其辛香窜烈之性太过。

【注解】磨刀豆子,性温,味甘,无毒,归胃、肾经。功效:温中下气,利肠胃,止呃逆,益肾补元。《纲目》刀豆,《本草》失载,惟近时小书载其暖而补元阳也。又有人病后呃逆不止,声闻邻家,或令取刀豆子烧存性,白汤调服二钱,即止。此亦取其下气归元而逆自止也……温中下气,利肠胃,止呃逆,益肾补元。《滇南本草》:健脾。《中药材手册》:补肾,散寒,下气,利肠胃,止呕吐。治肾气虚损,肠胃不和,呕逆,腹胀,吐泻。《四川中药志》:治胸中痞满及腹痛,疗肾气不归元及痢疾。

青葱管,《本草纲目》葱初生曰葱针,叶曰葱青,衣曰葱袍,茎曰葱白,叶中涕曰葱苒。考证葱管疑为葱叶,辛温,功效祛风发汗,解毒消肿。

真猩绛:经查或为新绛,今多指茜草。

案例18:汤左,冬温之后,继以便血,旋即大腹胀大,二便涩少。此湿热内滞,流行不宣,鼓胀重证也。

上川朴二钱、木猪苓二钱、大腹皮二钱、西茵陈二钱、方通草一钱、陈皮一钱、杏仁三钱、范志曲二钱、桃仁三钱、建泽泻二钱、鸡内金四个(炙,研细末,调服)。

二诊:胀势大减,溲亦稍利,然大腹仍然胀大。虽见转机,尚不足恃也。

杏仁、范志曲、茯苓皮、连皮苓、瞿麦、猪苓、桃仁、西茵陈、新会皮、川椒目、通草、小温中丸。

三诊:胀势大退,脐突稍收,按之亦渐觉软。既得叠见转机,当仿效方进退。

制川朴一钱、木香五分、广藿香一钱、大腹皮一钱五分、上广皮一钱、木猪苓一钱五分、泽泻二钱、杏、桃仁各二钱、范志曲三钱、瞿麦三钱、白茯苓三钱砂仁七分（后下）、西茵陈一钱，小温中丸（开水送）。

清·张聿青《张聿青医案》

按语：患者冬温后而致本病，现便血，大腹胀大，二便涩少，张氏辨证为湿热内滞，辨病为鼓胀重证。给予相应方剂治疗，方中杏仁、川朴、陈皮宣通上中二焦之气，杏仁兼能润肠通便；木猪苓、大腹皮、西茵陈、方通草利水消肿，疏利下焦，兼清湿热；桃仁活血化瘀，兼通大便；范志曲、鸡内金消食和中，以助药力。二诊胀减，但病机未转，治法同前，以行气利水为主，加小温中丸健脾利湿，消肿退黄。三诊胀势大减，病机已转，仿二诊方加减。方中制川朴、木香、广藿香、上广皮行气利水；大腹皮、猪苓、泽泻、茵陈利水渗湿消肿，猪苓、泽泻、茵陈兼清湿热，配茯苓、砂仁健脾利湿，培土制水；杏仁、桃仁润肠通便；范志曲、瞿麦顾护脾胃，助运药力；加小温中丸健脾利湿，消肿退黄。诊疗以行气利水为主，三焦通治，通利水道。

【注解】木猪苓，未查到具体药物，或为猪苓。

新会皮，即广陈皮，李时珍曰："柑皮纹粗，黄而厚，内多白膜，其味辛甘……今天以广中（新会）采者为胜他药贵新，唯此贵陈。"苦、辛，温。归肺、脾经。功效：理气健脾，燥湿化痰。《本草纲目》："疗呕哕反胃嘈杂，时吐清水，痰痞咳疟，大便闭塞，妇人乳痈。入食料，解鱼腥毒""其治百病，总取其理气燥湿之功。同补药则补，同泻药则泻，同升药则升，同降药则降"。

椒目，即花椒目、川椒目。味苦、辛，性温，小毒。归脾、膀胱经。功效：利水消肿，祛痰平喘。主治水肿胀满，哮喘。《唐本草》：主水，腹胀满，利小便。《本草衍义》：治盗汗。又治水蛊。《本草蒙筌》：定痰喘。《本草备要》：治胀，定喘，及肾虚耳鸣。

案例19：石顽治病者顾若雨，鼓胀喘满，昼夜不得寝食者二十余日，吾吴某医，用大黄三下不除，技穷辞去。更一医，先与发散，次用消克破气，二十余剂，少腹至心下递坚满如石，腰胁与肋中背疼痛如折，亦无措指而退。彼戚王墨公遂余往诊，脉得弦大而革，按之渐小，举指复大；询其二便，则大便八九日不通，小便虽少而清白如常。此因克削太过，中气受伤，浊阴乘虚僭据清阳之位而然。

以其浊气上逆,不便行益气之剂,先与生料六味丸加肉桂三钱,沉三分,下黑锡丹二钱,导其浊阴。

是夜即胀减六七,胸中觉饥,侵晨便进糜粥;但腰胯疼软,如失两肾之状。再剂,胸腹全宽,少腹反觉微硬,不时攻动,此大便欲行,津液耗竭,不能即去故也。诊其脉,仅存一丝。

改用独参汤加当归、枳壳,大便略去结块,腰痛稍可,少腹遂和。又与六味地黄,仍加肉桂、沉香,调理而安。

清·张璐《张氏医通》

按语: 患者因鼓胀喘满,昼夜不得寝食,经治后现少腹至心下遂坚满如石,腰胁与肋中背疼痛如折,脉得弦大而革,按之渐小,举指复大,大便八九日不通,小便少清白。张氏认为前者克削太过,中气受伤,浊气上逆而致本病。治以导除浊阴,予生料六味丸加减合黑锡丹,方中生料六味丸滋补肾阴,肉桂补火助阳,引火归元,沉香纳气平喘,黑锡丹升降阴阳,坠痰定喘。肾主纳气,故全方以补肾为主。药后胸腹全宽,少腹反觉微硬,脉象微弱,张氏认为此乃便欲行,津液耗竭,不能即去故也,用独参汤加减,方中人参大补元气,当归活血补血,两者合用气血双补,枳壳理气宽中。药后大便略去结块,腰痛稍可,少腹遂和,再予六味地黄加减,方中六味地黄丸滋阴补肾,肉桂补肾助阳,沉香纳气平喘,巩固疗效。

案例20: 淮安陈君柏堂之室,患肚腹胀大,脐凸偏左,气觉下坠,头眩溲数。诊脉细弱而弦,肝阳夹瘀,耗气灼阴,气虚不摄,横逆作胀。非补气健脾、清肝化痰不为功。

人参须一钱、炙黄芪五钱、甘草八分、当归二钱、白芍钱半、苁蓉三钱、枸杞三钱、钩藤钱半、橘红一钱、制半夏钱半、竹茹钱半、红枣五枚。进二剂,气坠头眩已止。照前方加白术一钱,连服三十剂而愈。

清·费绳甫《孟河费氏医案》

按语: 患者肚腹胀大,脐凸偏左,气觉下坠,头眩溲数,脉细弱而弦。辨证为肝阳夹瘀,耗气灼阴,气虚不摄,治以补气健脾、清肝化痰。方中人参须、炙黄芪、甘草、当归、大枣补气健脾;苁蓉、枸杞补益肝肾,白芍柔肝敛阴,合钩藤平肝潜阳;百病多由痰作祟,故以橘红、半夏、竹茹理气燥湿,清热化痰。二剂后气坠头眩已止,方药对症,原方加白术以增强健脾补气之功。

案例21：安徽金君惠臣之室，胸腹胀大，作痛结块，腿足浮肿，内热口干，神倦力乏，势成鼓胀，遍治无功。余诊脉沉细而滑，气液皆虚，肝阳上升，夹湿热阻气灼阴，流灌失职。治必培养气液，兼清肝化湿，方能获效。

人参须八分、西洋参钱半、麦冬三钱、连皮苓四钱、冬瓜子皮各三钱、地肤子三钱、酒炒黄连一分、吴茱萸一分、川石斛三钱、炙内金三钱、生熟谷芽各四钱、鲜竹茹一钱、薄橘红一钱、大白芍钱半、川楝肉钱半。

清·费绳甫《孟河费氏医案》

按语：患者因气液皆虚，肝阳上升，夹湿热阻气灼阴，现胸腹胀大，作痛结块，腿足浮肿，内热口干，神倦力乏，脉沉细而滑。辨为鼓胀，治以培养气液，兼清肝化湿。给予相应方剂治疗，方中人参、西洋参、麦冬、川石斛补气养阴，配白芍增强滋阴作用，白芍兼柔肝敛阴；连皮苓、冬瓜子皮、地肤子利水消胀，薄橘红理气宽中，诸药相伍增强消胀之功；吴茱萸、川楝肉疏肝泄肝；酒炒黄连清热化湿，配鲜竹茹效果更著；炙内金、生熟谷芽助脾胃运化，防止滋腻碍胃。

案例22：肝脾不和，湿痰内困，脐右及右胁有形，少腹鼓胀，脘中吞酸嘈杂。丰温饮不解。脉象弦细。起于戒烟后，气血不能运行湿痰故也。久延有土败木贼之虞。

云茯苓三钱、鸡谷袋五具、制于术七分、宣木瓜一钱五分、干蟾皮一钱五分、制半夏钱、汉防己一钱、砂仁壳一钱五分、福橘皮八分、大腹皮一钱五分。水洗白蔻衣一钱五分、冬瓜子三钱。

次方：野于术一钱、细枳实入分、橘皮七分、鸡谷袋五具、姜汁制半夏一钱五分省头草三钱、砂仁八分，研荷叶三钱。

膏方：太子参一两、干蟾皮七具、橘皮络各六钱、法半夏一两五钱、鸡谷袋二十具、野黄芝一两、于术一两，枳实水炒、附片四钱、省头草一周五钱、茯苓二两、防己一两五钱、干姜四钱、荷叶八钱。

复诊：加白蔻衣一钱五分。橘半枳术丸九一钱五分、琥珀外台丸二分五厘，合剂开水下。

清·赵海仙《寿石轩医案》

按语：本则医案患者因肝脾不和，肝失疏泄，脾失健运，水液停聚，痰湿内生，症见右腹部、右胁有形，少腹胀满，脘腹嘈杂吞酸，脉弦细。赵海仙认为,此为气血不运,湿痰停聚,久则土败木贼。故予以福橘皮、大腹皮、制于术理气健脾;云茯苓、宣木瓜、砂仁壳、汉防己、冬瓜子化湿行气,利水渗湿,配伍鸡谷袋清热利水;白蔻衣、制半夏降气止呕。次方野于术、橘皮、枳实理气健脾;砂仁化湿和胃,与姜汁制半夏相伍以温中降逆止呕,配伍省头草以化湿醒脾开胃。膏方以疏肝理气,健脾利湿。复诊加白蔻衣化湿行气,橘半枳术丸健胃消食化湿,琥珀外台丸以补心安神。

【注解】白蔻衣:即白豆蔻壳,《饮片新参》载其:"味微辛,理气,宽胸,止呕,力轻于蔻仁。"

省头草:佩兰别名(《唐瑶经验方》)。

鸡谷袋:未能查证,推测或为鸡内金。

案例23:月汀,痰嗽多年,兼之心多蕴结,余尝虑而向渠曰:"仲不病则已,病则令人莫测,其情,医药有难遽疗者。乃迩来家务琐屑,时间诟谇之声。谚云:'神仙难断家间事。'局中人其何以堪耶?"嗣是不逾月,忽然右胁大痛,牵连及腰,痰涎壅塞,嗽则更觉痛甚,且饮食稀少,肌肉黄瘦,坐卧无力,渐即于危矣。时师聚讼纷纷,曰虚、曰寒、曰痰饮。施治六七日,药无一效,乃邀余诊视,脉左关沉弦短数,右关沉弦滑大,且按久不衰,舌苔厚白而不干燥,口亦不渴。凝思良久,始得病情时张芝庭亦在同座,乃至诘曰:"月汀之病属内伤乎?属外感乎?"余曰:"外感脉当浮,身亦当热。今脉沉而身不热,其无外感可知。"然而右胁痛至于斯,其故何欤?余据理论之曰:"证因七情郁结,以致肝经气血滞而不行,所谓痛则不通也。病根起于左,而痛处见于右,所谓肝纵行乘脾也。舍金匮半夏厚朴汤合旋覆花汤,其无别法。"

芝庭曰:"论证极是,而用方之义,请明以告我。"余曰:"半夏厚朴汤后人名四七汤,以四味药能治七情气。旋覆花汤,《金匮》积聚证主以治肝著。二方药皆行气,独新绛入血分而活络,即协诸气药共济以奏功也。余移之治此证,以其由气滞,亦由血凝。而气为血帅,气行则血行。古云,止痛须理气,意在斯乎?"

芝庭又问:"此后将用何剂?"余曰:"证固非一法可以了事者,姑先服此方,自有好音。"乃接服一二剂,痛果大减,次日用温胆汤加木瓜、生谷芽。以肝与胆相表里,治肝兼治胆,医理当如是也。

时余经手证多,不能久留,嘱月汀权请竺葵庄先生参理,旋即返城。越二日余复至,询用何药?葵庄曰:"舌苔厚白如此,湿热无疑也。方以利湿清热为主,治似不错,奈药频进而痛如故,何也?"

余曰:"月汀久嗽多痰,脾胃之湿其素所蓄积者然也。今木郁不伸,胁乃作痛,在气在血自可分头施治。况脉弦而沉,身不发热,苔虽厚白,亦因痰湿内蕴所至致,而外感何有也?"

葵庄曰:"然!"乃用和胃二陈汤,祛寒除湿,加桂枝、白芍以和营止痛,再服半夏厚朴汤合旋覆花汤。一方如是,调治数日而胁痛十愈七八,脉亦渐平。葵庄别去,余独留渠家,不意胁痛甫愈,而少腹旋即疼痛,正一波甫平而一波又起者矣。治法仍上,昼服和胃二陈汤,加桂枝、白芍方一剂;入夜服二加龙骨汤一剂。而少腹疼止,喝五日后服天雄散四剂。

自是余亦脱手而还。不及十日,月汀能来寓就诊,仍以芪附、术附、参附三方合用,加茯苓、木瓜服十剂而全愈。

二加龙骨汤:桂枝一钱、酒芍二钱、炙草一钱、龙骨四钱、生牡蛎四钱、白薇一钱、附子。

天雄散方:天雄(即附子独棵者)、白术二钱、牡蛎三钱、桂枝一钱。

清·徐守愚《医案梦记》

按语:患者痰嗽多年,兼之心多蕴结,因家事烦琐,近日忽然右胁大痛,牵连及腰,痰涎壅塞,咳嗽痛甚,且饮食稀少,肌肉黄瘦,坐卧无力,脉左关沉弦短数,右关沉弦滑大,且按久不衰。徐氏认为患者因七情郁结,以致肝经气血不行,不通则痛,痛则不通而致本病。病根起于左,而痛处见于右,所谓肝纵行乘脾也。治疗以行气开郁为主,予金匮半夏厚朴汤合旋覆花汤。其中半夏厚朴汤能治七情气。旋覆花汤,主以治肝著。二方药皆行气,独新绛入血分而活络,即携诸气药共济以奏功也。

一二剂后患者疼痛大减,因肝着病,肝与胆相表里,治肝兼治胆,故选用温胆汤理气化痰,清胆和胃,加木瓜、生谷芽以醒脾和胃。

药后又脉弦而沉,身不发热,苔厚白,乃痰湿内蕴所致。故以和胃二陈汤燥湿化痰,驱寒除湿;加桂枝、白芍以和营止痛;再服半夏厚朴汤合旋覆花汤以行气化痰散结。

数日之后患者胁痛大减,脉象平稳,但又见少腹疼痛。徐氏治法同上,予昼服和胃二陈汤加减以燥湿化痰,和营止痛;患者痰湿日久化火,夜服二加龙骨汤。方中白薇配附子,龙骨配牡蛎为主,取附子、桂枝温导浮阳,守而不走;白薇从阴泄热,寒热互用,导火泄热,不治阴虚而阴自安;配龙骨、牡蛎镇潜摄纳,咸降益阴,合为用阳和阴之法。患者久病重病、失治误治,病延及肾,精气大虚,病情危重。故以天雄散补益精气,固本护元。

服上方后患者病情明显好转,已能自行来复诊,现邪去正虚,治本补虚为大法,故以芪附、术附、参附三方合用以温阳补虚,守正护元,加茯苓、木瓜健脾醒脾化湿,又能防止诸温补之品伤胃。全方谨守病机,既体现治病求本,又不失变通而随症治之。

案例24:肿胀自春至夏,日甚一日,不得起床者已月余矣。迩来更加午后潮热,一得饮食即饱闷莫容,按脉两手浮弱而涩,腹如抱瓮。此正喻氏所云,中州之地久窒四运之机,而清者不升,浊者不降,互相积聚,牢不可破"。固非寻常消肿宽胀之药所能愈,所以喻氏高出手眼,立治肿胀三法,三日解散,意在开天户,转地轴,使上下一气,复天地运行之常,而闭塞可通,愚揣目下病情,舍此无别法。淡附子一、桂枝三、麻黄二、细辛一、知母三、甘草一、生姜二、大枣四个。

次诊,三日中频服喻氏解散方四剂,而病减六七,是亦肿胀所最难得者。可知古人对证施治,一定之法,仿而用之,其效如神。初未可以己意与乎其间也。原方再进二剂,继服理中汤加木香,执中央以运四旁,亦即喻氏三法中培养一法之义耳。

清·徐守愚《医案梦记》

按语:本案患者病势迁延数月,已不得起床月余,久病必有脏腑之气衰弱,得饮食即觉饱闷,应为脾胃虚弱,难以运化饮食,腹如抱瓮,腹中大量水液停聚。喻嘉言《寓意草》中之单腹胀三法:"则有补养一法,补中益气之法是也;则有抬纳一法,升举阳气是也;则有解散一法,开鬼门洁净府是也。三法具不言写,而写在其中矣。"此案中即遵循解散一法,方中蕴仲景麻辛附子汤,温阳兼解表,加用桂枝更增益发汗温阳之用,意在开鬼门,知母治其午后潮热,甘草、生姜、大枣少予补益之意,并兼调和诸药,二诊时果见其效,故以原方再服二剂。理中汤中人参、炙甘草健脾益气,干姜温中散寒,白术健脾燥湿。脾阳得运,寒湿可去,中州升降调和,水液得化,着木香行气止痛,健脾消食,缓食后饱闷。

案例25:柴屿青治侍御蒿述斋夫人单腹胀,兼脾泻下血,食后愈胀,必鼓腹小安。众医咸主攻伐。诊之,知肝木乘脾,脾家受伤,不能统血,力排众议之非,并持薛案及医统正脉中论说与看,彼尚疑信参半。

先服加减逍遥汤二剂血止,即继以异功加腹皮一钱、厚朴八分,连进十余剂,其势渐杀,后重用参术,调理而愈。

清·魏之琇《续名医类案》

按语:患者肝木乘脾,脾失运化,导致津液停聚中焦,单腹胀大;且木乘土而致脾虚不能统血,以致便血。《景岳全书·杂证谟》:"单腹胀者,名为鼓胀,以外虽坚满而中空无物,其象如鼓,故名鼓胀。又或以血气结聚,不可解散,其毒如蛊,亦名蛊胀。且肢体无恙,胀惟在腹,故又名单腹胀。此实脾胃病也。"给予加减逍遥汤(具体药物不详)疏肝理气以制肝木亢盛之本,兼补益脾胃。因脾虚便血而更伤气血,故血止之后,又以异功散益气补中,健脾理气以补气血生化之源;方中加大腹皮、厚朴行气利水,宽中消胀,以治疗腹胀之标急。待腹胀满之势消退,即邪去正虚,则重以参术补益中焦,顾护脾胃损伤之本。

案例26:曾经抑郁伤肝,近乃脾虚气馁,饮食迟于运化,二便带血频仍。现在腹满脐平,胸胁俱胀,呕吐,恶闻食臭,大便十日不行,脉来弦数无神。鼓胀危病已著。至于或轻或重,乃剥复之象。所服诸方都是法程,病势良深,殊难奏效。勉拟附子理中加味,从乎中治。是否质诸明哲。

人参、制附子、冬白术、炙甘草、炮姜炭、当归身、陈橘红、小青皮。

总是命门真火阳和之气不足以腐熟胃中水谷之精微,驯致糟粕壅塞于中而不化,是以上为饮食难进,下为二便不爽,大腹如鼓,胁肋胀痛,时有太息、呻吟之状。弦数之脉如前,诚为剥极之候。

大熟地、怀山药、山萸肉、粉丹皮、建泽泻、赤茯苓、制附子、油肉桂、车前子、怀牛膝、人参、冬白术、炙甘草、炮姜炭

而事乃有大谬,不然时值飘风,溽暑流行,邪乘虚人,遂至身热,汗出发背,沾衣,正气由此更虚。乃见痰嗽气急,喉间水鸡声,痰中间带粉红之色,继有鲜红之血,肺胃络伤所致。

人参、冬白术、炙甘草、炮姜炭、大熟地、当归身。

清·蒋宝素《问斋医案》

按语:本则医案患者因情志刺激,郁怒伤及肝脾,脾气虚弱,运化失健,发为鼓胀。现症见腹部、胸胁胀满,呕吐,恶闻食臭,大便秘结,二便带血,脉

弦数无神。蒋宝素认为此为鼓胀的危重症,病势深,诸方皆难以奏效,首诊勉拟附子理中汤加味治之,方中以炙附子温补脾肾,人参补气益脾,白术健脾燥湿,甘草和中补土,炮姜温胃散寒,当归化瘀散结,青皮、橘红疏肝理气。二诊蒋宝素认为命门火衰,阳气不足以腐熟水谷精微,导致糟粕壅塞于中,出现难以进食,二便不爽,腹部胀满如鼓,胁肋胀痛,太息之症,脉弦数如前,较前方加熟地黄、山药以补益气血;肉桂补火助阳以治命门火衰,与山茱萸共奏补益肝肾之功;泽泻、茯苓、车前子利水渗湿;牡丹皮清透阴分伏热。三诊,患者受风邪与暑湿之气,身热汗出,咳嗽气急,喉间水鸡声,痰中带血夹杂粉红之色,人参、白术、炙甘草补益脾肺之气,炮姜温胃。全方以温补脾肾为主,脾实则气运,脾土健,水湿得以运化,胀满自愈。

案例27:某,形瘦色苍,木火体质,抑郁不遂,气阻血瘀,与湿热凝聚膜原,始则里热口干,继而大腹胀硬。夏季至秋,日益胀大,今已脐突,青筋显露,纳谷衰少,大便色黑,小溲短赤,舌灰黄,脉弦数。此血瘀之重症也。气为血之先导,血为气之依附,气滞则血凝,气通则血行,先拟行气去瘀,清热化湿。然恙根已深,非旦夕所能图功者也。

银州柴胡、生香附、连皮苓、紫丹参、粉丹皮、京赤芍、藏红花、当归尾、绛通草、黑山栀、泽兰叶、清宁丸。

近代·秦伯未《清代名医医案精华》

按语:患者因情志抑郁不遂,气阻血瘀,湿热凝聚膜原而致本病。现腹部胀大,脐突,青筋显露,纳谷衰少,大便色黑,小溲短赤,舌灰黄,脉弦数。丁氏辨为血瘀重症,治以行气去瘀,清热化湿。给予相应方剂治疗,方中银州柴胡、生香附疏肝解郁;连皮苓、紫丹参、粉丹皮、京赤芍、藏红花、当归尾、泽兰叶活血化瘀;绛通草、黑山栀清热利湿,配清宁丸增强清热作用。

【注解】连皮苓,即茯苓,性甘味平,无毒。功效:利水消肿,渗湿,健脾,宁心。《神农本草经》:主胸胁逆气,忧患惊邪恐悸,心下结痛,寒热,烦满,咳逆,口焦舌干,利小便。久服安魂、养神、不饥、延年。《世补斋医书》:茯苓一味,为治痰主药,痰之本,水也,茯苓可以行水。痰之动,湿也,茯苓又可行湿。茯苓皮主治水肿肤胀,利水道,开腠理。

紫丹参,即丹参,味苦,性微寒,归心、心包、肝经。功效:活血调经,祛瘀止痛,凉血消痈,除烦安神。因其根较《中华人民共和国药典》收载的丹参小,又主要产销云南,故称为紫丹参。丹参,始载于《神农本草经》,列为上品。谓:"丹参味苦微寒,主心腹邪气、肠鸣幽幽如走水、寒热积聚、破症除瘕、止烦满、益气。"

粉丹皮,味苦、辛,性微寒;归心、肝、肾经。功效:清热凉血,活血化瘀。《神农本草经》:主寒热,中风瘈疭、痉、惊痫邪气,除坚症瘀血留舍肠胃,安五脏,疗痈疮。牡丹皮分为原丹皮和刮丹皮,后者又称粉丹皮,见于《滇南本草》,表面稍粗糙,粉红色。其他均与原丹皮同。上述二种药材,以条粗长、皮厚、粉性足、香气浓、结晶状物多者为佳。

清宁丸,功效:清理胃肠,泻热润燥。主治:一切热病。饮食停滞,腹胁鼓胀,头晕口干,大便秘结。组成:大黄10斤(须锦纹者),切作小块如棋子大,用好酒10斤,先将泔水浸透大黄,以侧柏叶铺甑,入大黄蒸过晒干,以酒浸之,再蒸晒收干。另用桑叶1斤,桃叶1斤,槐叶1斤,大麦1斤,黑豆1斤,绿豆1斤,每味煎汁蒸收,每蒸1次,仍用侧柏叶铺甑,蒸过晒干,再蒸再晒。制后再用半夏1斤,厚朴1斤,陈皮1斤,白术1斤,香附1斤,车前1斤,每味煎汁蒸收如上法,蒸过晒干。

案例28:宁国李云门太守,患少腹大,肢体尽肿,两胁刺痛,吐痰多至盈碗。凡理气行水之药,均遍尝不效,群医以此病难治,皆相率辞去。其幕僚赵君与予善,因荐予往诊。余思昔贤论肿胀之因,有气血寒热痰湿虫积之不同。若肿胀腹大,而又胁痛吐痰者,其为血鼓无疑。

归尾、桃、红、乳、没、旋覆、郁金之属,以通络消瘀。服两帖,振止痛平。仍以前法增损,再服十余帖,而肿胀尽消。

近代·秦伯未《清代名医医案精华》

按语:患者患少腹大,肢体尽肿,两胁刺痛,吐痰多至盈碗,理气行水药均欠佳。魏氏辨病为血鼓,《傅青主男科重编考释》血鼓:"此症或因跌闪而瘀血不散,或因忧郁而结血不行,或因风邪而蓄血不散,留在腹中,致成血鼓。饮食入胃,不变精血,反去助邪,久则胀,胀则成鼓矣。倘以治水法逐之,而症非水,徒伤元气。倘以治气法治之,而症非气,徒增饱满"。故治疗血鼓以通络消瘀。方中当归、桃仁、红花活血化瘀,消症散结,乳香、没药化瘀止痛,旋覆花、郁金行气开郁,使得气行则血行。全方以行气活血化瘀为主,药简力专。后以此方加减,治法万变不离其宗,十余剂后肿胀尽消。

案例29：夏先生，吐血便血起见，中土已伤，脾不健运，肝木来侮，清气下陷，浊气凝聚，大腹胀满如鼓，腹疼便溏，如痢不爽，纳少泛恶。脉象左濡弦右虚缓，舌光而干，渴不欲饮。阴阳两伤，已可概见，脉证参合，已入不治之条，勉拟温运中州，而化浊湿。

炒党参二钱、炮姜炭六分、生白术三钱、连皮苓四钱、广陈皮一钱、带壳砂仁八分、苦桔梗一钱、炒怀药三钱、范志曲三钱、陈葫芦瓢四钱、炒谷芽四钱、炒薏苡仁四钱。

二诊：吐血便血之后，大腹胀满如鼓，腹痛便溏似痢，纳少泛恶，脉象虚弦，舌光无苔，渴不欲饮。此乃脾肾阴阳两亏，肝木克土，清气下陷，浊气凝聚，证势甚重，再宜温运中都而化湿浊。

炒党参三钱、炮姜炭六分、生白术二钱、广陈皮一钱、连皮苓四钱、炒怀药三钱、大腹皮二钱、冬瓜子三钱、范志曲三钱、带壳砂仁八分、炒谷芽三钱、炒薏苡仁三钱、陈葫芦瓢四钱。

近代·丁甘仁《丁甘仁医案续编》

按语：本则医案患者吐血兼便血，症见腹部胀满如鼓，腹痛便溏，如痢下不爽，恶心纳差，脉左濡弦右虚缓，舌光而干，口渴不欲饮。丁泽周认为脾胃损伤，脾失健运，肝木来侮，清气下陷，浊气凝聚，此为阴阳两伤，已是不治之症，勉拟温运中州，而化浊湿之法。予以广陈皮理气健脾；炒党参、生白术以补气健脾，治疗清气下陷之便溏，配伍桔梗，以开宣肺气；连皮苓、炒薏苡仁利水渗湿；带壳砂仁化湿开胃，配伍炒谷芽以增健脾和中开胃之效；炒怀药补脾益气，滋养脾阴肾阴；炮姜炭温脾止泻、止血，陈葫芦瓢治疗便血。二诊，患者腹部胀满如鼓，腹痛便溏似痢，纳少泛恶，脉象虚弦，舌光无苔，渴不欲饮，丁泽周认为，此为脾肾阴阳两亏，较前方加大腹皮行气健脾，加冬瓜子以增利水渗湿之效。诸药合用，利水渗湿与理气健脾温阳并进，温运中都而化湿浊。

【注解】陈葫芦瓢，来源：为葫芦科植物瓢瓜或苦葫芦的陈旧的老热果皮。植物形态详"壶卢""苦壶卢"条。性味：苦，平。①《本草纲目》："苦，平，无毒。"②《饮片新参》："淡，平。"功能主治：水肿，鼓胀，痔漏下血，血崩，带下。①《本草纲目》："消胀杀虫，治痔漏下血，崩中，带下赤白。"②《饮片新参》："利水，消皮肤肿胀。"

案例30：胡左，呃逆已止，而腹胀如鼓，青筋显露，纳少形瘦，小溲短赤。脉虚弦无力，舌苔干腻微黄。脾肾阴阳两亏，肝木来侮，湿浊凝聚募原之间也。惹势尚在重途，未敢轻许无妨。宜健运分消，泄肝化湿，尚希明正。

南沙参三钱、连皮苓四钱、生白术二钱、新会皮钱半、大腹皮二钱、生泽泻钱半、仙半夏二钱、猪苓三钱、春砂壳八分、冬瓜子三钱、炒谷麦芽各三钱、炒薏苡仁三钱、陈葫芦瓢四钱、济生肾气丸八钱。

近代·丁甘仁《丁甘仁医案续编》

按语：本则医案患者腹部胀满如鼓，青筋显露，饮食减少，身体消瘦，小便短赤，脉虚弦无力，舌苔干腻微黄。丁泽周认为，此为脾肾阴阳两亏，肝木乘脾，导致水湿停聚不化，发为鼓胀，宜健运分消，泄肝化湿。故予以连皮苓、生泽泻、猪苓、炒薏苡仁清热利水渗湿；新会皮、大腹皮、生白术理气健脾；春砂壳、冬瓜子化湿利水；炒谷麦芽消食健胃；南沙参、仙半夏养阴清肺；济生肾气丸以补肾助阳，治疗肾阳不足。全方滋阴药与温阳药为伍治疗阴阳两虚，肝脾同治，疏肝理气，运脾化湿。

案例31：杨左，形瘦色苍，木火体质，抑郁不遂，气阻血瘀，与湿热凝聚，始则里热口干，继而大腹胀硬，自夏至秋，日益胀大，今已脐突红筋显露，纳谷衰少，大便色黑，小溲短赤，舌灰黄，脉弦数。此血鼓之重症也。银州柴胡一钱、生香附二钱、连皮苓四钱、紫丹参二钱、粉丹皮钱半、京赤芍二钱、藏红花八分、当归尾三钱、绛通草八分、黑山栀钱半、泽兰叶钱半、青宁丸三钱（包）。

原按语：气为血之先导，血为气之依附，气滞则血凝，气通则血行。故拟行气去瘀，清热化湿，然病根已深，非旦夕所能图功者也。

近代·丁甘仁《丁甘仁医案》

按语：本案患者因情志抑郁，致肝郁化火、气机不畅，血液运行受阻，加之湿热凝滞，郁热更甚。里热加之气机受阻、津液难以输布，即见患者形瘦色苍，口干，大腹胀硬，日益胀大至脐突红筋显露，二便、舌脉均显其热象。肝气不舒，极易乘侮脾胃，加之水液停聚于腹部，故见纳谷衰少。丁甘仁认为此为血鼓之重症，《血症论》中记载："血鼓之证，胁满小腹胀，满身上有血丝缕，烦躁漱水，小便赤，大便黑，腹上青筋是也。医书俱云是妇人之病，唯喻嘉言谓男子恒有之，面色萎黄，有蟹爪纹路，脉虽虚极，而步履如故，多怒善忘,口燥便秘,胁胀腹疼,迨胀之既成,腹大如箕,遂不可救。"《石室秘兰·内伤门》记载:"血鼓之症,其由来渐矣,或跌闪而瘀血不散,或忧郁而血结不行,或风邪而血蓄不发,遂至因循时日,留在腹中,致成血鼓。"本案患者即"忧郁而血结不行",故治疗时以疏肝行气及活血化瘀为主,方中银柴胡、丹参、牡丹皮、赤芍、红花、当归均具活血之效,且因里热积聚,大多为凉血活血之用,香附疏肝行气,泽兰利水消肿配合通草、连皮苓(即茯苓皮)利水之用使腹中停聚水液可从小便而去,青宁丸泻热通便。

【注解】青宁丸。功效:清理胃肠,泻热润燥。主治:一切热病。饮食停滞,腹胁鼓胀,头晕口干,大便秘结。组成:大黄10斤(须锦纹者),切作小块如棋子大,用好酒10斤,先将泔水浸透大黄,以侧柏叶铺甑,入大黄蒸过晒干,以酒浸之,再蒸晒收干。另用桑叶1斤,桃叶1斤,槐叶1斤,大麦1斤,黑豆1斤,绿豆1斤,每味煎汁蒸收,每蒸1次,仍用侧柏叶铺甑,蒸过晒干,再蒸再晒。制后再用半夏1斤,厚朴1斤,陈皮1斤,白术1斤,香附1斤,车前1斤,每味煎汁蒸收如上法,蒸过晒干。

案例32:陈左,大腹鼓胀,鼓之如鼓,脐突青筋显露,形瘦色萎,脉沉细,舌无苔。良由脾肾之阳大伤,虚气散递,阳气不到之处,即浊阴凝聚之所。炒潞党参三钱、熟附块一钱、淡干姜六分、清炙草六分、陈葫芦瓢三钱、广陈皮一钱、胡芦巴钱半、金液丹一钱、连皮苓四钱、炒补骨脂钱半,每早空心吞服。

原按语:阅前方均用理气消胀之剂,胀势有增无减。病延一载,虚胀无疑。姑仿经旨塞因塞用之法。冀望应手为幸!

近代·丁甘仁《丁甘仁医案》

按语:本案患者主要表现为腹大如鼓、脐突青筋显露,形瘦色萎,脉沉细,舌无苔。案中已明确说明其病机为脾肾阳气大伤,并且认为其大腹为脾肾所巨之处,水湿为阴邪,阳气不到之处,则浊阴凝聚于此。故方中以熟附子、干姜、补骨脂、葫芦巴俱为温暖下焦,温肾助阳之品,《太平惠民和剂局方》记载金液丹,以硫黄(净拣去砂石,十两,研细飞过,用瓷盒子盛,以水和赤石脂封口,以盐泥固济,晒干,地内先埋一小罐子,盛水令满,安盒子在上,用泥固济讫,慢火养七日七夜,候足,加顶火一斤煅,候冷取出,研为细末)上药末一两,用蒸饼一两,汤浸,握去水,搜为圆,如梧桐子大。有固真气,暖丹田,坚筋骨,壮阳道,除久寒痼冷,补劳伤虚损之功效,阳盛则阴邪自除,甘草补脾益气,灸后更助其补益之功,《饮片新参》载陈葫芦瓢"利水,消皮肤肿胀",与连皮苓(茯苓皮)利水消肿,仅予陈皮理气燥湿,助阳气运行输布。鼓胀治疗多以利水、理气为主,而本案谨守病机,温肾暖脾,可为借鉴。

【注解】连皮苓,即茯苓,性甘味平,无毒。功效:利水消肿,渗湿,健脾,宁心。

陈葫芦瓢,性味苦,平。功效:利水;消肿。主治疗:水肿;彭胀。《本草纲目》:消胀杀虫,治痔漏下血,崩中,带下赤白。《饮片新参》:利水,消皮肤肿胀。

案例33:孙某,女,成年。初诊:腹胀如鼓,脐突腰平,转侧困难,卧床已久,大便不行,外疡久溃不敛,气阳大虚,湿浊凝聚不化,腑阳不通,单腹胀之重症也。黄厚附片一钱(先煎)、焦白芍一钱半、淡干姜五分、云茯苓三钱、姜川连三分、青陈皮一钱、枳实炭一钱。

二诊:大便已通,腹胀如鼓,四肢消瘦,脉象细,苔腻。久病阳伤,浊阴凝聚不化,乃单腹胀之重症。前进通阳化浊,尚觉合度,再从原方加减之。黄厚附片二钱(先煎)、焦白芍一钱半、淡干姜六分、姜川连三分、云茯苓三钱、枳实炭一钱、青陈皮(各)一钱、带壳砂仁八分(研)、炙内金一钱半、焦六曲三钱、炒薏苡仁四钱、炒谷麦芽(各)三钱、陈香橼皮一钱半。

三诊:腹鼓稍松,胸脘作痛,口苦,不思纳谷,舌苔厚腻,脉象细弦。由于寒凉太过,肝胃气机为之不和。拟和肝胃,理气机,以治其标。紫苏梗一钱半、焦白芍一钱半、广陈皮一钱半、云茯苓三钱、春砂壳八分、左金丸五分(吞)、煅瓦楞四钱、佛手柑一钱半、沉香曲一钱半(包煎)、淮小麦四钱、熟谷芽四钱。

四诊:单腹胀渐见轻减。食入腹胀,胸闷苔腻,夜寐不安。再拟运化和中治标。制半夏一钱半、北秫米一钱半(包煎)、辰茯神三钱、广陈皮一钱半、大腹皮一钱半、白蔻壳八分、炙内金一钱半、炒木瓜一钱、绿萼梅八分、金橘饼三钱、带壳砂仁八分(研)。

近代·程门雪《程门雪医案》

按语:本案患者久病卧床,必有体虚,腹胀如鼓,脐突腰平,转侧困难,可知其有水湿停聚,却见大便不行,此为阳气不足,水液不能气化,加之卧床日久,气机不畅,以致不能输布全身,外疡久溃不敛,亦为气阳不足表现。程门雪辨其病机"气阳大虚,湿浊凝聚不化,腑阳不通",故首诊轻取附片、干姜温阳利水之功,青陈皮少量理气,枳实、川连均炮制后使其通便之力缓和,首诊顾忌患者久病,攻补皆不可大量。二诊觉"前进通阳化浊,尚觉合度",大便已通,仍腹胀如鼓,四肢消瘦,脉象细,苔腻。于是少加熟附片、干姜加大助阳之力,再加香橼皮加理气之力,助阳气输布。三诊和肝胃,理气机,以治其标,方中多为疏肝理气,健脾益胃之品,四诊时仍运化和中为主,故理气、健运中焦仍为主要目的,此时腹胀已减轻,且脾胃后天之本,气血化生之源,饮食入则气血可生,故以急治其标、健运中焦为要。本案体现了程门雪对于患者病情变化的把握,及对病机变化的把握,后人当知其意。

案例34:冯,男,三十岁。五月。杭州。起由饮食所伤,气机阻塞,血不畅行,水血相混,腹胀如鼓,青筋显露,并有寒热,纳食不佳,小溲短少,脉来弦涩。肝脾同病,治以理气行瘀。

鳖血炒柴胡 3 g,醋炙地鳖虫 12 g,生鳖甲 15 g,醋炒蓬术 6 g,五灵脂 9 g,山楂炭 6 g,晚蚕沙 12 g,炙青皮 5 g,大腹皮 6 g,炒桃仁 5 g,杵生赤芍 6 g,镇坎散 6 g

二诊:肝气乘脾,气滞血瘀,腹筒胀大,前用攻瘀之剂,腹胀略消,小溲增多,脉弦苍白。前方既效,循序而进,可望转机。

麸炒枳实 6 g,炒蓬术 5 g,炒江西术 3 g,泽泻 6 g,醋炒地鳖虫 12 g,炙陈皮 6 g,醋炙鳖甲 12 g,桃仁 6 g,梗通草 9 g,五灵脂 8 g,山楂肉 6 g,镇坎散 6 g(吞)。

近代·叶熙春《叶熙春专辑》

按语:本则医案患者因饮食所伤,酿湿生热,蕴聚中焦,清浊相混,壅阻气机,血不畅行,气、血、水壅结而成鼓胀。症见腹部胀满如鼓,青筋显露,饮食减少,小便短少,脉弦涩。叶熙春认为应肝脾同治,理气行瘀。故予以鳖血炒柴胡、炙青皮、大腹皮、醋炒蓬术疏肝理气健脾;五灵脂、炒桃仁、生赤芍、晚蚕沙清热活血化瘀;山楂炭消食健胃;醋炙地鳖虫、生鳖甲软坚散结;镇坎散利水消肿。复诊:患者肝气乘脾,气滞血瘀,腹部胀大,前用攻瘀之剂,腹胀略消,小便增多,脉弦苍白,前方既效,循序而进,可望转机,故加麸炒枳实、炒江西术、炙陈皮增疏肝理气健脾之效,加梗通草、泽泻利水渗湿。

【注解】晚蚕沙,性味:味甘、辛、性温。功效:主治风湿痹痛,风疹瘙痒,头风头痛,皮肤不仁,关节不遂,急剧吐泻转筋,腰脚冷痛,烂弦风眼。①《别录》:主肠鸣,热中,消渴,风痹,瘾疹。②《本草拾遗》:炒黄,袋盛浸酒,去风缓诸节不随,皮肤顽痹,腹内宿冷,冷血,瘀血,腰脚疼冷;炒令热,袋盛热熨之,主偏风筋骨瘫缓,手足不随,及腰脚软,皮肤顽痹。③《本草纲目》:治消渴,症结,及妇人血崩,头风,风赤眼,去风除湿。④《本草再新》:治风湿遏伏于脾家,筋骨疼痛,皮肤发肿,腰腿疼痛,血瘀血少,痘科浆靥不起,亦宜用之。

镇坎散,由西瓜、砂仁、大蒜(剥净)组成。具有利水消肿的功效。用于蓄水鼓胀,二便不通,浮肿气喘。

方剂组成:西瓜 1 只(约 5 kg),砂仁 190 g,大蒜(剥净) 380 g。制法:以上三味,取西瓜在瓜蒂下方开孔,挖去瓤肉,装入砂仁、大蒜,用原瓜蒂盖后再用竹钉固定,外用泥与黄酒搅匀封固,厚度 3~4 cm,置炭火中煅透存性放冷后,弃去泥及竹钉,粉碎成细粉,过筛,混匀,即得。功效主治:利水消肿。用于蓄水鼓胀,二便不通,浮肿气喘(出自《中华人民共和国药典》)。

案例35:叶懋吉次子,年弱冠,住堰桥叶巷。烈日中往校,伏热蕴结。甲戌秋,先患痛痹,由西医针治。至乙亥春,又患肺炎,咳嗽痰黑,仍由西医针治。季春倏转肝胀,胸右垒起,腹大如鼓,瘦赤而少。乡医循寒水例,用湿燥药十余剂,不减。邀余往诊。脉弦数,舌尖红,按腹坚大如覆釜,灼热。决其肝热而胀,宗王梦隐、张伯龙二贤治法。

用金铃子、黑山栀、知母、蛤壳、石决明、连翘、海金沙、通草、炙干蟾。小温中九三钱、苦参子四十粒去壳去碎,用冰糖汤分二次送。

近代·周镇《周小农医案》

按语:本则医案患者年弱冠,烈日中住校,热邪伏于体内。甲戌秋,身患痛痹,由西医针治,至乙亥春,又患肺炎,咳嗽痰黑,仍由西医针治。季春发为肝胀,右胸凸起,腹大如鼓,身体消瘦。乡医用湿燥药十余剂,病情不减。症见患者腹大坚满,脘腹胀急,灼热,故予以金铃子行气止痛;蛤壳、连翘、知母清热散结,配伍石决明增清泻肝火之功;海金沙、通草、炙干蟾利尿通淋;小温中丸、苦参子运脾化湿。诸药合用,清热利湿,消除胀满。

【注解】干蟾,性味辛,凉,有毒。归肝、脾、肺经。具有破结行水,解毒杀虫,止痛的功能。生干蟾多外用,用于疮肿,痈疽,瘰疬等疾,如蟾蜍膏(《圣济总录》)。砂炒后质地变疏松,有效成分易于煎出,同时还可矫臭矫味,便于服用,用于小儿疳积,阴疽瘰疬,水肿,恶疮。

案例36：丁巳四月诊：凛寒身热匝月，大腹胀满如鼓，体瘦殊甚，脉细数，舌黄质红。枢机阻塞，邪湿不化。

初拟豆豉、山栀、郁金、通草、滑石、竹茹、枳实、薏苡、连翘、大腹皮、佩兰、野蔷薇花及玉枢丹。

二剂，寒热大退，惟腹胀如鼓，青筋绽露。知厥气横逆，木火入络。无如瘦弱不能攻导，只能清通。

金铃子、玄胡、莪术、香附、乌药、大腹皮、连皮苓、香橼、橘叶、橘核、枫果、青皮、泽泻、车前子，另小温中丸。

近代·周镇《周小农医案》

按语：患者凛寒身热匝月，大腹胀满如鼓，体瘦殊甚，脉细数，舌黄质红。周氏辨证为枢机阻塞，邪湿不化。周氏予相应方剂治疗，方中豆豉、山栀、佩兰、野蔷薇花轻清之品，清暑和胃；郁金、通草、滑石、大腹皮清热利水渗湿，疏通下焦；枳实、薏苡仁理气化湿，畅通中焦；竹茹、连翘解热，《别录》载竹茹"主呕哕，温气寒热，吐血崩中，溢筋"，《神农本草经》载连翘"主寒热、鼠瘘、瘰疬、痈肿、恶疮、瘿瘤、结热、蛊毒"；玉枢丹辟秽解毒增强疗效。二剂后寒热大退，惟腹胀如鼓，青筋绽露，乃厥气横逆，木火入络，瘦弱不能攻导，治以清通。方中金铃子、玄胡、莪术、香附、乌药、香橼、青皮、橘叶、橘核疏肝行气以治木亢；大腹皮、连皮苓、泽泻、枫果、车前子利水消肿，宽中除胀，其中枫果即路路通，能搜逐伏水；合小温中丸以燥湿健脾，有培土制水之妙。

【注解】蔷薇花，蔷薇花又名刺花、白残花，性寒凉，味苦涩，有清暑和胃、利湿祛风、和血解毒之功效。《医林纂要》："干之可疊金疮，去瘀生肌。"《本草纲目拾遗》："治疟，妇人郁结吐血。"

枫果，即路路通，味苦，性平，归肝、肾经。功效：祛风活络，利水，通经。《本草纲目拾遗》："辟瘴却瘟，明目除湿，舒筋络拘挛，周身痹痛，手脚及腰痛，焚之嗅其烟气皆愈""其性大能通十二经穴，故《救生苦海》治水肿胀满用之，以其能搜逐伏水也"。

案例37：邑北十二里寨，贾世道年三十余，腊月患水鼓证，将近两月。迎余治疗，但见周身壅肿，肾囊肿如斗，腹皮欲裂，小便极涩，饮食减少，脾胃二脉虚细，肾脉劲弦。按病状脉象合论，则俱在不治之例。余辞欲去，伊妻跪下涕拉告余曰："吾家上有七旬老母,下有三子,长者十二岁,次者八岁,小者在抱。家无隔宿之粮,栖于土室之中。倘吾夫去世,合家零落矣。"余闻此言,忽动恻隐之心,谓供曰："此是水鼓证,极难调理,至少服药需数十帖,或可望愈。"伊妻恩其堂兄,其堂兄慨然允诺："请先生费心调治,至于药资,鄙人担任。"余用仲景十枣汤。甘遂10 g,大戟6 g,芫花1.5 g,红枣10 个,早晨服下,至午水下倾盆。后用金匮肾气汤少为加减,服三十八帖而瘥。

近代·瞿竹亭《湖岳村叟医案》

按语:患者青年男性,水鼓近两月。现症见周身壅肿,肾囊肿如斗,腹皮欲裂,小便极涩,饮食减少,脾胃二脉虚细,肾脉劲弦。瞿竹亭按病状脉象合论,则俱在不治之例,后动恻隐之心,急则治其标,遂先以攻逐水饮为治法,选用仲景十枣汤。方中芫花善消胸胁伏饮痰癖,甘遂善逐经隧水湿,大戟善泄脏腑水湿,葶苈子泄肺逐水,四者相合,峻下逐水之功甚著;大枣既能缓和峻烈药性剂毒性,使下不伤正,又补益中气,培土制水,并能减轻药后反应。水饮攻除之后,遵"衰其大半而止"的原则,转投固本护元,以金匮肾气汤加减,温补肾阳、化气行水,以滋先天之本。

案例38:邑南十二里杨大庄,李清河之妻,年三十九岁,患水鼓证,业已三月。迎余往诊,肺脉沉滑,胃脉沉滞,肝脉弦急。腹肿如抱瓮,腿肿似冬瓜。按之如泥,窝而不起。此证得之郁怒伤肝,木旺克土,土伤肺弱,因此肺气不能下降为膀胱。经云:"膀胱者,州都之官,津液藏焉,气化则能出矣。"今气不能化水,留于腹中而鼓证成矣。治宜平肝补脾,渗湿攻水。

方用白术10 g,茯苓18 g,茯苓皮12 g,冬瓜皮10 g,葶苈子10 g,甘遂6 g,醋炒芫花4.5 g,大戟4.5 g,扁豆15 g,薏薏苡仁15 g,芡实12 g。

近代·瞿竹亭《湖岳村叟医案》

按语:患者因郁怒伤肝,致使脾肺虚弱,气不化水而致本病,已三月余。瞿竹亭以平肝补脾,渗湿攻水为治法。白术、茯苓、薏苡仁、芡实、扁豆补益中焦脾胃,化气利水,培土制水;茯苓皮、冬瓜皮宽中利水;芫花善消胸胁伏饮痰癖,甘遂善逐经隧水湿,大戟善泄脏腑水湿,葶苈子泄肺逐水,四者相合,峻下逐水之功甚著。诸药同用攻补兼施,标本同治,共奏良效。

案例39:巴痒生王楚才之侄,年五十,患水鼓证,家贫甚,就诊于余。肺脾肾三部脉,皆虚细无力,此因饥饱劳役亏损而成,非先攻后补不可。先用十枣汤攻水后,用肾气汤补虚,服二十剂渐获平复。逾年前证又发,复迎余治,病势脉伏更不如前,辞不治。楚才苦求勉为之治,余想一方,十枣汤合肾气汤煮红枣令食,每日数次,泻水甚多,共食枣一斤余,诸症如失。

近代·瞿竹亭《湖岳村叟医案》

按语:本案患者为水鼓证,因其家贫,素有饥饱劳役亏损,症见肺、脾、肾三部脉皆虚细无力,此为正气不足、脏腑虚损的表现,因此治疗不可妄用攻利逐水之法,此时以虚证为主,当攻补兼施,治疗上,先予十枣汤攻下逐水,《医方集解》载十枣汤:"芫花、大戟性辛苦以逐水饮,甘遂苦寒,能直达水气所结之处,以攻决为用;三药过峻,故用大枣之甘以缓也,益土所以胜水,故使邪从二便而出也。"《杂病证治新义》中记载加减肾气汤为:熟地黄、山萸、山药、茯苓、牡丹皮、泽泻、肉桂、熟附片、杜仲、破故纸、胡桃肉。《凌临灵方》记载加减肾气汤为:大熟地黄(缩砂仁四分拌)、牡丹皮、怀牛膝、怀山药、带皮苓、车前子、陈萸肉、泽泻、地骷髅。因此肾气汤当是以《金匮要略》记载八味肾气丸为基础,其功在补肾助阳,患者服后获效。后再复发,病势更进,脉不如前,患者脏腑虚损更进,因此治疗时予原方再加红枣,和中补虚,后再显效。鼓胀为本虚标实之证,治疗时常须医者根据患者情况调整攻补之功,攻补有度。

案例40:某,湿浊阻滞于中,脾阳受困,气机不利,以致肚腹硬,食入不舒,便溺不利,方成胀满。莱菔子、腹皮、青皮、车前、枳壳、茯苓、厚朴、乌药、槟榔、神曲、泽泻、椒目、姜。

二诊:腹胀已消三四,惟脘中未畅,食入未舒。仍以前方加鸡内金、郁金。

三诊:大腹鼓胀已减三四,惟食入艰运,脾阳未振,湿困中。用温脾饮主之。干姜、川朴、黑丑、青皮、车前子、茯苓、山楂、鸡内金、莱菔子、福曲、木香、生姜。

四诊:腹胀稍松,饮食较增,痞块未消,神尚困倦。前方去黑丑、木香、车前子、莱菔子、鸡内金,加熟附片、焦白术、薏苡仁、泽泻。

五诊:腹胀已消大半,跗肿亦松。惟食入难于运化,浊阴不尽,脾阳不能升举。当温运和中,以化浊阴。熟附子七分、干姜五分、焦白术一钱、三棱一钱五分、福曲三钱、薏苡仁五钱、郁李仁三钱、砂仁八分、川朴八分、茯苓三钱、青皮一钱、香橼皮五分。

六诊:腹胀已退八九,惟食入难化,腹痛,大便作薄,头眩乏力,脾土受亏。当健运和中。白术、木香、川朴、谷芽、当归、薏苡仁、砂仁、青皮、神曲、佛手焦楂、煨姜。

七诊:经治以来,胀消,食入已适,惟下部乏力,脾肾气弱,余湿未清。当养营调脾,佐以淡渗。当归、黑料豆、白术、巴戟、苍术、陈皮、茯苓、薏苡仁、木香、怀牛膝、砂仁、煨姜丸方,加党参、附子。

佚名·《医案医话集》

按语:本案患者为水湿困脾之鼓胀,脾阳不振,气机不利,不能运化输布水液,故见腹部坚满,脾、肾先后天之本,脾阳受困,肾阳亦受其累,故见小便不利。脾胃运化水谷功能失常,则见食入不舒。因此,首诊予青皮、乌药、槟榔、枳壳以调畅气机,予茯苓、泽泻、厚朴健脾渗湿配合腹皮、椒目利水消胀,以莱菔子、神曲、姜健运脾胃,使其食入得舒。二诊时仅食入不舒,而腹胀已减,可见药对其症,因此仅加鸡内金消食和胃,郁金行气解郁,梳理气机。三诊仍食入艰运,予温脾饮温中健脾,行气利水,四诊腹胀、饮食皆有好转,却又讲痞块未消,神尚困倦,因此着减利水、行气之品,而加健脾温阳之类,仍求振复脾阳,五诊、六诊腹胀渐次好转,仍有食入不舒,均以健运和中为法,多予健脾和胃之品,七诊时患者饮食、胀满均消,唯下部乏力,案中言其为脾肾气弱,余湿未清。故以调营健脾、淡渗利水为法,方中即有振复脾阳,亦有温助肾阳之品,兼之利水之功,或能向愈。鼓胀病属肝、脾、肾,病变脏腑常先于肝脾,久则及肾。因肝主疏泻,为藏血之官,肝病疏泻失职,气滞血瘀,进而横逆犯脾;脾主运化,脾病运化失司,水湿内聚,进而土壅木郁,以致肝脾俱病,疾病日久,累及于肾,肾主水而司开阖,水湿不化,则胀满愈甚。本案患者即为水湿困脾,脾阳不振,久而累及肝脾,故治疗时,行气之品贯穿始终,以使肝能疏泻,后又有温肾助阳药加入,即是此番考量。

第二节　黄疸

黄疸是以目黄、身黄、小便黄为主症的一种病证,其中尤以目睛黄染为主要特征。本病证与西医所述黄疸意义相同,可涉及西医学中肝细胞性黄疸、阻塞性黄疸和溶血性黄疸,以黄疸为主要表现的肝癌及其他消化道疾病,可参照本节辨证论治。黄疸主要病理因素包括湿邪、热邪、寒邪、疫毒、气滞、血瘀6种,但病机关键是湿,由于湿邪壅阻中焦,脾胃失健,肝气郁滞,疏泄不利,导致胆汁疏泻失常,外溢肌肤,下注膀胱,而发为黄疸。其病位主要在脾胃肝胆,治疗以速退为顺,其治法主要为化湿邪、利小便,再根据疫毒、寒湿、湿热及气血的情况灵活施治,治疗过程中应辨别病症虚实、湿热偏重。凡符合黄疸临床特点的医案均纳入本节,纳入医案按原著作成书年代排序。

案例1:噫酸恶食、黄疸鼓胀,痞块,脉气口紧盛,宜用苍术、香附、山楂子、神曲、针砂、醋炒。

明·许浚《东医宝鉴校释》

按语:本案患者症见噫酸恶食,黄疸、鼓胀、痞块,脉气口紧盛,其病机复杂,噫酸恶食,或为脾胃运化失常,饮食阻滞而知,痞块、鼓胀均可见于情志抑郁、酒食所伤、感染虫毒等致气滞血瘀的相同病机,其病变部位俱在肝脾,黄疸则或为痞块、鼓胀为病,致瘀血阻滞,湿热留恋,日久损肝伤脾,湿遏瘀阻,胆汁泛溢皮肤,产生黄疸。治疗仅用苍术、香附、山楂、神曲、针砂为方,总体意在调理肝脾,苍术健脾燥湿,加之山楂、神曲助脾胃运化;香附疏肝解郁,《本经逢原》记载针砂:"治湿热脾劳黄病,消脾胃坚积黄肿";《本草纲目》记载:"清积聚、肿满、黄疸,平肝气,散瘿",其效甚合患者病症。本案中药味精简,且未详细记载患者情况及疗效,读者可据其病情及用药参其机制,以作参考。

案例2:张,黄疸积年不愈,近成单胀,腹坚满,食减便泻,乃气不化水。然神脉颓弱,难挽之疴。

姑用牡蛎、薏苡仁、茯苓、车前子、茵陈、砂仁壳、益智仁、牛膝、桂心。腹软溺利。伊兄复请,终以沉疴辞之。

清·林佩琴《类证治裁》

按语:本则医案患者黄疸久病不愈,气血瘀滞,伤及肝脾,发为鼓胀,症见脘腹坚满,纳差,大便泄泻,精神萎靡,脉微弱,林佩琴认为此为脾肾阳虚,阳不化水之难以挽回的重病。《金匮要略》所说:"诸病黄家,但利其小便。"薏苡仁、茯苓、车前子利水渗湿,配伍茵陈以利湿退黄,牛膝性善下行,活血化瘀、利小便,诸药合用使湿从小便中去;砂仁辛散温通,化湿温中止泻;肉桂温肾暖阳,配益智仁共奏补肾助阳之效;牡蛎咸寒质重,收敛固涩,软坚散结;全方以化湿利水之法退黄,温阳化水之法使寒水得行,使患者腹部坚满之症得转。

案例3:麦左,嗜酒生湿,湿郁生热,热在阳明,湿在太阴,熏蒸郁遏,如盦酱然,面目发黄,黄甚则黑,心中嘈杂,虽分甘香,如啖酸辣,小溲短赤,口干而渴,此酒疸也。

粉葛根二钱、肥知母一钱五分、赤茯苓三钱、西茵陈三钱、黑山栀二钱、陈皮一钱、车前子三钱、天花粉三钱、枳椇子三钱、生薏苡仁(煎汤代水)一两。

清 · 巢崇山《孟河四家医案医话集》

按语:患者嗜酒,久积生湿困脾,湿郁日久而化热伤胃,湿热熏蒸,清扬不升,则面目发黄,甚则黑;"胃喜润而恶燥,脾喜燥而恶湿",中焦湿热困阻则心中嘈杂,饮食有酸辣之感;湿热困遏,津液不能上承下达,则小便短赤,口干而渴。辨证为湿热郁遏阳明太阴,辨病为酒疸。予葛根、知母、天花粉生津止渴以滋胃阴,葛根合枳椇子解酒毒,知母、天花粉合黑山栀清热泻火;生薏苡仁、赤茯苓健脾渗湿,以杜生痰之源恢复太阴脾土运化之功;茵陈、车前子、枳椇子清热利湿退黄。全方清热利湿,滋阴养胃,兼解酒毒。

【注解】枳椇子,味甘、酸,性平;归脾经。功效:利水消肿,解酒毒。《本草拾遗》:止渴除烦,去膈上热,润五脏,利大小便,功用如蜜。《滇南本草》:治一切左瘫右痪,风湿麻木,能解酒毒;或泡酒服之,亦能舒筋络,久服轻身延年。化小儿疳虫,健胃养脾。

案例4:金君操烦郁虑,心脾两伤,火用不宣,脾阳困锁,胃中所入水谷,不生精微,而化为湿浊,着于募原,溢于肌肤,以致一身尽黄,色灰而暗,纳少神疲,便溏如白浆之状,起自仲夏,至中秋后,脐腹鼓胀,腿足木肿,步履艰难。乃土德日衰,肝木来侮,浊阴凝聚,水湿下注,阳气不到之处,即水湿凝聚之所。

熟附块一钱五分,连皮苓四钱,西茵陈一钱五分,淡干姜,广陈皮一钱,葫芦巴一钱五分,米炒于术二钱,大腹皮二钱,大砂仁(研)八分,清炙草五分,炒补骨脂一钱五分,陈葫芦瓢四钱,金液丹(吞服)二钱。

清·巢崇山《孟河四家医案医话集》

按语:本则医案患者烦躁郁怒,心脾两伤,火用不宣,脾阳被困,脾胃受损,胃不能腐熟水谷化生水谷精微,湿浊内生,着于募原,胆汁外溢于肌肤而发为黄疸。现症见身目俱黄,黄色晦暗发灰,纳谷减少,神疲乏力,便溏如白浆,自仲夏中秋后,脐腹膨隆胀满,腿足水肿,步履艰难。丁甘仁认为,此为湿困中州,遏阻阳气,脾阳不舒,肝木乘之,浊阴凝聚,水湿下注。故予以熟附块、淡干姜、葫芦巴、炒补骨脂、砂仁、金液丹温补脾阳化湿;连皮苓、西茵陈、葫芦巴利湿退黄;广陈皮、大腹皮理气助脾运化;米炒于术补脾益胃、燥湿和中。诸药合用,健脾温阳与利水渗湿并用,健脾温化达到退黄目的。

【注解】葫芦巴,性味:苦,温。归经:归肾经。功效:温肾助阳,散寒止痛。主治:用于肾脏虚冷,小腹冷痛,小肠疝气,寒湿脚气。《嘉祐本草》:主元脏虚冷气。得附子、硫黄,治肾虚冷,腹胁胀满,面色青黑;得茴香子、桃仁,治膀胱气。《本草纲目》:治冷气疝瘕,寒湿脚气;益右肾,暖丹田。米炒于术,本品为菊科植物白术的干燥根茎。治脾胃气弱,不思饮食,倦怠少气,虚胀,泄泻,痰饮,水肿,黄疸,湿痹,小便不利,头晕,自汗,胎气不安。归经:入脾经、胃经。主治:补脾,益胃,燥湿,和中,安胎。治脾胃气弱,不思饮食,倦怠少气,虚胀,泄泻,痰饮,水肿,黄疸,湿痹,小便不利,头晕,自汗,胎气不安。①《本经》:主风寒湿痹,死肌,痉,疸,止汗,除热消食。②《别录》:主大风在身面,风眩头痛,目泪出,消痰水,逐皮间风水结肿,除心下急满,及霍乱吐下不止,利腰脐间血,益津液,暖胃,消谷嗜食。③《药性论》:主大风顽痹,多年气痢,心腹胀痛,破消宿食,开胃,去痰涎,除寒热,止下泄,主面光悦,驻颜去,治水肿胀满,止呕逆,腹内冷痛,吐泻不住及胃气虚冷痢。

案例5:古市巷蒋延诊。遍体发黄,腹膨而硬,溲如豆汁,寒热无汗。

黄疸重症,在里之湿宜渗利,而半表半里之邪又宜和解。仿柴胡茵陈五苓散,去术,加大腹皮、淡豆豉、枳壳、连翘。

清·巢崇山《孟河四家医案医话集》

按语:本则医案患者身目俱黄,腹部膨满而硬,小便混浊如豆汁,恶寒发热无汗,此为黄疸重症,在里之邪宜淡渗利湿,半表半里之邪宜和解少阳,表里双解。故予以柴胡茵陈五苓散加减利水渗湿,温阳化气,方中泽泻,以其甘淡,直达肾与膀胱,利水渗湿;茯苓、猪苓之淡渗,增强其利水渗湿之力;大腹皮、枳壳行气宽中,利水消肿;淡豆豉辛散轻浮,疏散表邪。

第三节　积聚

积聚是腹内结块,或胀或痛的病症。积属有形,结块固定不移,痛有定处;聚属无形,痛无定处。病因多为情志失调、饮食所伤、寒邪内犯及他病累及,病机主要为气机阻滞、瘀血内结。肝癌与嗜酒关系密切,肝癌晚期之肝大、质地坚硬、凹凸不平,或合并肝硬化之脾大,或转移至邻近腹膜及脏器组织后的局部肿块,都与古代之积聚有类似之处。初期邪实,应于消散;中期邪实正虚,应攻补兼施;后期正虚,应于养正除积。故将积聚中有饮酒史、消化道症状以及肝癌相似体征的病案纳入本节,纳入医案按原著作成书年代排序。

案例1:襄阳郡守于鉴如,在白下时,每酒后腹痛,渐至坚硬,得食辄痛。余诊之曰"脉浮大而长,脾有大积矣。然两尺按之软,不可峻攻。"令服四君子汤七日,授以自制攻积丸三钱,但微下;更以四钱服之,下积十余次,皆黑而韧者。察其形不倦,又进四钱,于是腹大痛而所下甚多。服四君子汤十日,又进丸药四钱,去积三次;又进二钱,而积下递至六七碗许,脉大而虚,按之关部,豁如矣。乃以补中益气调补,一月痊愈。

明·许浚《东医宝鉴校释·积聚》

按语:本案患者素有饮酒,每酒后腹痛,即酒食不节,日久损伤脾胃,渐至坚硬,为津液不布,湿浊内停,凝结成痰,痰阻气滞,血脉壅塞,痰浊与气血相搏,气滞血瘀,脉络阻滞,而成积证。《如太平圣惠方·治食症诸方》:"夫人饮食不节,生冷过度,脾胃虚弱,不能消化,与脏气相搏,结聚成块,日渐生长,盘牢不移",其脉浮大而长,言其脾有积,《难经·五十六难》:"五脏之积……肝之积,名曰肥气……心之积,名曰伏梁……脾之积,名曰痞气……",两尺按之软,为正气不足,不可用峻攻之法,方中即以攻补兼施为法,四君子汤出自《太平惠民和剂局方》,其功在益气健脾,方中人参甘温,大补脾胃之气,白术健脾燥湿,与人参相须为用,益气健脾之功更效,茯苓合白术增强健脾燥湿之功,炙甘草益气和中,兼之调和诸药,全方重在补气健脾

63

兼司运化之职,渗利酒湿,配予自制攻积丸(具体未能查证),则肠腑得通。后据其病情切攻且补,则疗效显著。积聚为病,系日积月累,其消亦缓,切不可急功近利,如《医宗必读·积聚》言"屡攻屡补,以平为期",即是此意。

案例2:亲家,工部王汉梁,郁怒成痞,形坚而甚痛,攻下太多,遂泄泻不止,一昼夜计下一百余次。一月之间,肌体骨立,神气昏乱舌不能言,已治终事,待毙而已。枯矾、龙骨、粟壳、椿根之类以固其肠;一面用人参二两、熟附五钱以救其气。三日之间,服参半斤,进附二两,泻遂减半,舌转之能言;更以补中益气加生附子、干姜,并五帖为一剂,一日饮尽。如是者一百日,精旺食进,泻减十九。然每日夜犹下四五行,两足瘘废,用仙茅、巴戟、丁、附等为丸,参附汤并进。

明·许浚《东医宝鉴校释·积聚》

按语:本案患者情志不舒为因,郁怒成痞,金代张子和《儒门事亲·五积六聚治同郁断》云:"积之成也,或因暴怒、喜、悲、思、恐之气。"情志不畅,肝郁气滞,气滞而血滞,瘀血内停,脉络受阻,结而成块者,则成积证。其形坚而甚痛,气血凝滞,不通而痛,攻下太多,则伤正气,脾胃受损而见泄泻,日久而见消瘦、神昏、脏腑之气衰微,待毙而已。因此治疗当先救其急,枯矾、龙骨、粟壳、椿根之类以固其肠,为防止其泄泻不止,津液更伤;"三日之间,服参半斤,进附二两,泻遂减半,舌转之能言",大量人参、附子回阳救逆,益气固脱之效明显;后继续以补为要,补中益气汤补中益气、升阳举陷,补益中焦脾胃之气,升提泄泻日久下陷之气,附子、干姜助其救逆之功,百日后患者饮食得复,泄泻亦大减,又以仙茅、巴戟天、丁香温肾助阳之品与参附汤共行补益之功,以治其两足瘘废。作者不惧患者症重难治,精准把握其病情演变要害,最终逆转病势,后人当为楷模。

案例3:王,腹中癖块,渐大如盘,经事不来,腰酸带下。此属营虚气滞,瘀积内停。近日水泻,伤于暑湿。当先治其新病。平胃散去甘草加芍药、香附、吴茱萸、焦六曲。

又腹块如复盘,上攻则痛,下伏则安。足跗浮肿,时时泛酸。从肝脾胃三经主治。川楝子、延胡索、吴茱萸、川椒、木香、蓬莪术、制香附、陈皮、茯苓、川连(姜汁炒)。

又腹中结块，内热微寒，四肢无力，口沃酸水。肝脾气郁，营卫两亏，劳损之象。党参、香附、当归、丹参、川楝子、川椒、延胡索、冬术、干姜、青蒿梗、神曲、大枣。

原按语：内热微寒，乃肝脾郁结，肺金治节不行，营卫不调也。宜参逍遥、左金法。

清·王旭高《王旭高临证医案》

按语：患者素有痞块，近日因伤于暑湿而水泄，王氏先治其新病，予平胃散加减。方中苍术、厚朴、香附、吴茱萸健脾行气，配焦六曲以消食，因甘草助湿生满故去之。又腹块如复盘，足跗浮肿，时时泛酸，王氏从肝脾肾三经论治。予川楝子、延胡索、吴茱萸、川椒、木香、蓬莪术、制香附、陈皮、茯苓、川连行气散结；吴茱萸、川连取左金丸之意，以舒肝和胃；茯苓、陈皮健脾化痰，以杜生痰之源。后期肝脾气郁，营卫两亏，王氏以香附、川楝子、川椒、延胡索疏肝行气；党参、当归、丹参、冬术、干姜、神曲、大枣以补益中焦气血；青蒿梗调和营卫，补益劳损。《食疗本草》载青蒿能益气，补中。《滇南本草》载青蒿能消痰，退五种劳热，《医林纂要》载青蒿能治疗郁火不舒之证。方中行气补气同用，攻除余邪，补益正气，标本同治。

【注解】蓬莪术，苦辛，温，入肝、脾经。功效：行气，破血，消积，止痛。①《药性论》："治女子血气心痛，破痃癖冷气，以酒醋摩服。"②《日华子本草》："治一切气，开胃消食，通月经，消瘀血，止扑损痛，下血及内损恶血等。"③王好古："通肝经聚血。"④《品汇精要》：破积聚。⑤《医学入门》：能逐水，治心痹病，破气痞。⑥《本草通玄》：专走肝家，破积聚恶血，疏痰食作痛。⑦《会约医镜》：治气滞鼓胀，气肿，水肿。⑧《汤液本草》：蓬莪茂色黑，浓气中之血，虽为泄剂，亦能益气，故孙用和治气短不能接续。所以大小七香丸，集香丸散及汤内多用此也。

冬术，出自《中国药学大辞典》，即《本草经集注》记载的白术的别名。甘、苦，温；入脾、胃经。功效：健脾，益气，燥湿，消痰，利水，止汗。

案例4：周食填太阴，肝气欲升而不得，胃气欲降而不能，气塞于中，与食相并，脘胁疼痛，气攻有块，汤饮辄呕，上不得纳，下不得出，法当疏运其中。

半夏、橘红、青皮、莱菔子、川朴（姜汁炒）、吴茱萸、赤苓、白蔻仁（研冲），另苏梗、枳壳、槟榔，三味磨冲。

清·王旭高《王旭高临证医案》

按语:患者因食碍脾,影响肝升胃降,气机不通,现脘胁疼痛,气攻有块,汤入则呕,上不得纳,下不得出。王氏治以输运气机,方中橘红、青皮、吴茱萸疏肝破气,气机运行畅达,气行、则血行,气血调和,积块消散,胁痛自止;配半夏、厚朴燥湿化痰,以助消积;莱菔子、白蔻仁醒脾消食化积,以助药力;苏梗,《本草崇原》:"主宽中行气,消饮食,化痰涎"《药品化义》载:"凡顺气诸品惟此纯良。其性微温,比枳壳尤缓。病之虚者,宽胸利膈,疏气而不寻下";枳壳,《开宝本草》:"……散留结,胸膈痰滞,逐水,消胀满……";槟榔,《名医别录》:"主消谷,逐水,除痰癖……",三者研磨冲服加强理气散滞之功,加强行气散结之力。全方重在疏理肝胃气机,恢复肝升胃降之功,从而使气行则血行。

案例5:洪,结癖累累,久踞腹中。年逾六旬,元气下虚,中气已弱,肝气肆横,腹渐胀满。脉沉弦细,细而沉为虚、为寒,沉而弦为气、为郁。病关情志,非湿热积滞可比,攻消克伐难施,拟商通补。

六君子汤加苏梗、肉桂、香附、川朴(姜汁炒)、白芍、生姜。

清·王旭高《王旭高临证医案》

按语:患者因年老,元气渐虚,中气已弱,而肝气亢盛,横犯中土,现腹渐胀满,结癖累累,久踞腹中,脉沉弦细。细而沉为虚、为寒,沉而弦为气、为郁,气郁滞加之中焦失运则有碍机体津液输布,继而聚生痰癖,王氏考虑病关情志,难以攻伐,取通补之法。考虑患者年老体虚,应当顾体虚后天之本,故与六君子汤补气健脾,燥湿化痰,又杜生痰之源。患者脉象虚寒,故予肉桂、生姜温通并宣导百药以消症,《日华子本草》载肉桂:"治一切风气,补五劳七伤……暖腰膝,破痃癖症痕,消瘀血。"苏梗、香附、川朴行气化痰以助药力,使气行则湿运,香附兼能疏肝行气,配白芍以柔肝以制木亢。

案例6:丁,血虚木横,两胁气撑痛,腹中有块,心荡而寒热。病根日久,损及奇经。黄芪、党参、茯神、白薇、枸杞子、沙苑子、白芍、当归、陈皮、香附、紫石英。

又和营卫而调摄奇经,病势皆减。惟腹中之块未平。仍从前法增损。前方去枸杞子加砂仁、冬术。

清·王旭高《王旭高临证医案》

按语：患者血虚木横，现两胁气撑痛，腹中有块，心荡而寒热，病根已久，损伤奇经，辨证为血虚木横，辨病为胁痛。《金匮要略》云："夫治未病者，见肝之病，知肝传脾，当先实脾。"因血虚，阴不敛阳值肝木亢盛，王氏予黄芪、党参、茯神、当归补益气血，既顾本虚，又兼培土以防木乘之渐。枸杞子、沙苑子、紫石英补益肝肾，以养先天之本，而《本草便读》载紫石英："温营血而润养，可通奇脉，镇冲气之上升。"香附、陈皮理气化痰，香附兼能疏肝，配白芍敛肝制木之亢。白薇，《本经》："主暴中风，身热肢满，忽忽不知人，狂惑邪气，寒热酸疼，温疟洗洗，发作有时。"用之可治胸中寒热。经治病势皆减，唯腹中之块未平，方药对症，效不更方，前方去枸杞子加砂仁、冬术（白术）。白术配砂仁以温中行气化湿。全方以补虚为主，少以行气，随症加减，收效良好。

【注解】冬术，出自《中国药学大辞典》，即《本草经集注》记载的白术的别名。甘、苦、温；入脾、胃经。功效：健脾，益气，燥湿，消痰，利水，止汗。

案例7：孔病由肝气横逆，营血不调。腹中结瘕，脘胁攻痛，渐致食减内热，咳嗽痰多，当脐动跳，心悸少寐，口干肠燥，而显虚劳血痹之象。极难医治，始仿仲景法。党参、茯苓、枣仁、乳香、没药、桃仁、当归、川贝、香附、白蜜、地鳖虫酒炙。

又前方养营化瘀，下得血块两枚。腹满稍软，内热咳嗽未减。今且和营启胃，退热止咳，再望转机。西党参、茯苓、丹参、广皮、血余炭、川贝母、杏仁、当归、阿胶、地鳖虫。

又气滞血瘀，腹满有块攻痛，内热已减，咳嗽未平。拟两和气血方法。党参香附、郁金、茯苓、山楂肉、延胡索、当归、杏仁、阿胶、桃仁、沉香、血余炭。

又咳嗽不止，腹仍满痛。肝肺同病，久延不已，终成劳损。桃杏仁、车前子、川贝、当归、丹皮、阿胶、蒲黄、炒旋覆花、苏子、茯苓、新绛。

清·王旭高《王旭高临证医案》

按语：患者由于肝气横逆犯脾，脾失运化津液，致腹中结瘕，脘胁攻痛，渐致食减；肝气犯肺则咳嗽痰多；营血虚弱不能上养心神则心悸少寐，津液运化失常不能上承下达则口干肠燥，皆是虚劳血痹之象。仿仲景法，方中党参、茯苓、枣仁、当归、白蜜补气养血，养阴安神；乳香、没药、桃仁活血化瘀消症,配地鳖虫既加强消症之效,又引药入肝经。《本草经疏》载地鳖虫:"……乃厥阴经药也。咸能入血,故主心腹血积症瘕血闭诸证……又治疟母为必用之药。"川贝、香附理气化痰,白蜜缓和峻烈之性,又能和中补虚。药后下血腹满稍减,内热咳嗽未减,治以和营启胃,退热止咳,方药稍做加减,加杏仁肃肺止咳,加阿胶滋阴补血,以消内热。又气滞血瘀,不通则痛,以致腹满有块攻痛,咳嗽未平,拟两和气血方法。方中香附、郁金、延胡索、沉香行气疏肝,使气行则血行;当归、阿胶、桃仁、血余炭补血活血,诸药共用调和气血,气血通畅则疼痛作止。又咳嗽不止,腹仍满痛,属于肝肺同病,容易形成劳损。方中杏仁、川贝、炒旋覆花、苏子降肺止咳;桃仁、当归、牡丹皮、蒲黄、新绛活血止痛;患病日久,气血虚弱,予少许阿胶滋阴养血,配车前子既能补虚又镇咳祛痰;车前子,《本草经集注》:"主虚劳。"《科学的民间草药》:"镇咳,祛痰,利尿。"全方谨守病机,随证治之,治法得当。

案例8:络病瘀痹,左胁板实,前年用虫蚁,通血升降法已效,但胸脘似是有形,按之微痛。

前药太峻,兹用两调气血,以缓法图之。醋炒延胡、姜黄、阿魏、桃仁、生香附、麝香、归须。为末,蜜丸,每服二钱。

清·尤怡《静香楼医案·瘕癖门》

按语:本则医案患者脉络痹阻,左胁有结块,固定不移,前年用虫蚁攻坚破积、活血祛瘀,此法有效,但胸脘部似是有形,按之微痛。正如叶天士在《临证指南医案》中指出"风湿客于经络,且数十年之久,岂区区汤散可效""邪留经络,须以搜剔动药""借虫蚁搜剔以攻通邪结"。同时提出了"宿邪宜缓攻"的指导思想,对用虫类药治疗久病入络的患者,采取的是"欲其缓化,则用丸药,取丸以缓之"之意。其言"攻法必用丸以缓之,非比骤攻暴邪之治,当用稳法",于攻法中求稳求缓,以丸剂制约虫类药的峻利之性。虫类药攻冲走窜,通畅经遂,药性峻烈,故改用缓法治之,气血双调。故予以延胡索、姜黄、桃仁、生香附、归须、麝香活血行气止痛,配伍阿魏增化瘀消积之效。诸药合用,活血配伍理气,令气畅而血行,祛瘀配伍养血使活血而不伤血。

【注解】阿魏,性味:苦、辛、温。归经:归脾、胃经。功效:消积,化癥,散痞,杀虫。主治:用于肉食积滞,瘀血癥瘕,腹中痞块,虫积腹痛。①《本草纲目》:同炮蒜丸服,并主盘肠痛惊。②《唐本草》:杀诸小虫,去臭气,破症积,下恶气,除邪鬼蛊毒。

案例9：脉弦色黄，左胁有块，渐及中宫，食入艰运，倦怠不清。病在肝而逆在脾，其来由渐，其去亦未易也。

白术，厚朴，青皮，陈皮，香附，茯苓，神曲，川芎。

清·半读斋主人《养性轩临证医案》

按语：本则医案患者左胁有结块，渐及中宫，脾胃受损，运化失健，身体倦怠。此为肝气横犯脾胃。故予以青皮、陈皮行气散结；白术健脾扶正；厚朴下气除满，配伍神曲以消食健胃；川芎活血行气止痛；香附疏肝解郁，理气调中。《本草正义》云："香附，辛味甚烈，香气颇浓，皆以气用事，故专治气结为病。"诸药合用，疏肝解郁，调和肝脾。

案例10：王三七，骠骑驰骋，寒暑劳形，皆令阳气受伤。三年来，右胸胁形高微突，初病胀痛无形，久则形坚似梗，是初为气结在经，久则血伤入络。盖经络系于脏腑外廓，犹堪勉强支撑，但气钝血滞，日渐瘀痹，而延症瘕，怒劳劳力，气血交乱，病必旋发。故寒温消克，理气逐血，总之未能讲究络病功夫，考仲景于劳伤血痹诸法，其通络方法，每取虫蚁迅速飞走诸灵，俾飞者升，走者降，血无凝者，气可宣通，与攻积除坚，徒入脏腑者有间，录法备参末议。蜣螂虫、䗪虫、当归须、桃仁、川郁金、川生香附、煨木香、生牡蛎、夏枯草，用大黄酒末二两，加水稀糊丸，无灰酒送三钱。

清·叶桂《临证指南医案·积聚》

按语：《难经·五十五难》："病有积有聚，何以别之？然，积者阴气也，聚者阳气也。故阴沉而伏，阳浮而动。气之所积名为积，气之所聚名为聚。"可知气之所通在积聚病中的重要性。本案患者症见"右胸胁形高微突，初病胀痛无形，久则形坚似梗"，叶天士认为患者初起在经，气血运行不畅日久，久入血络，而成症瘕积聚，若再有怒劳劳力为因而致气血交乱，必见再发，参照张仲景治疗劳伤血痹，以通络为法，多用虫类药物，且其认为虫类药物，"飞者升，走者降，血无凝者，气可宣通，攻积除坚"，即应用虫类药物使气机升降有序，气血运行通利，积聚可消。方中蜣螂虫、䗪虫即为所说虫类药物，能软坚消症，牡蛎、夏枯草均具消肿散结之用，当归须、桃仁、川郁金、川生香附、煨木香共为行气活血之用，大黄逐瘀痛经，酒制添其消散之功，气行血散，积聚症瘕可除。

案例11：陈，十八。湿胜脾胃，食物不化，向有聚积，肠腑不通，热气固郁。

黄芩、枳实、广皮、莱菔子、白芍、白术、苍术、鸡肫皮。水泛丸。

清·叶桂《临证指南医案·积聚》

按语：本则医案患者湿困脾胃，因脾主运化，湿困脾土，气机受阻，运化失司，则食物不化，该患者素有积聚，肠腑不通。故予以苍术、白术辛苦温燥，辛散其湿，苦散其湿，香烈以化其浊，燥湿运脾，行气和胃；陈皮、枳实行气化滞，燥湿醒脾，助苍术、白术燥湿运脾；白芍调理肝脾、柔肝止痛，莱菔子、鸡肫皮味辛行散，消食化积。诸药合用，使湿浊得化，脾胃复健，气机调畅。

案例12：左胁下坚硬，大如覆碗，按之则痛，弹之有声，不时寒热，乃肝积肥气，同于疟母。

京三棱、蓬莪术、醋煮常山、九肋鳖甲、夜明砂、枳实、海南槟榔、威灵仙、银州柴胡、人参、当归身。

清·蒋宝素《问斋医案》

按语：本则医案患者左胁下坚硬胀满，大如覆碗，按之则痛，弹之有声，时而寒热，此乃肝积肥气。《灵枢·邪气藏府病形》："肝脉……微急为肥气，在胁下，若复杯。"《难经·五十六难》："肝之积，名曰肥气。在左胁下，如覆杯，有头足。久不愈，令人发咳逆，疟，连岁不已。"故予以京三棱、蓬莪术破血行气，消积止痛，以治疗胁下积块，《药品化义》："蓬术味辛性烈，专攻气中之血，主破积消坚，去积聚痃块，与三棱功用颇同。"配伍鳖甲、常山、槟榔以截疟，治疗疟母；威灵仙通络止痛，治疗痃积，配伍枳实共奏破气消积之效；柴胡疏肝理气止痛，当归活血行气止痛；人参健脾扶正。诸药合用，攻补兼施。

案例13：脾胃伤，气分结痃，脉弦大，面色黄滞，腹大青筋皆露，纯是脾胃受伤，积聚内起，气分受病，邪结血分，瘕聚成形，病久正气已怯，宗东垣缓攻法。生于术、鸡肫皮(鸡内金)、川连、厚朴、广皮、姜汁水泛丸。

清·陈璞《医法青篇》

按语：患者因脾胃损伤，气郁痰凝，积聚生痃。脾胃损伤则气血生化乏源,面色黄滞,痞块结聚则腹大青筋皆露,脉弦大。医者辨证为血分瘀滞,正气虚弱,辨病为瘕聚,治以缓攻之法。方中生于术、鸡内金健脾补气消食,顾护中焦虚弱之候;《滇南本草》载鸡内金:"宽中健脾,消食磨胃。治小儿乳食结滞,肚大筋青,痞积疳积"。川连、厚朴、广皮燥湿化痰,行气除满;姜汁水泛丸既能温中增强顾护脾胃之功,丸剂缓攻使驱邪不伤正气。全方从中焦出发治本为主,制丸缓图其功。

【注解】鸡肶皮即鸡内金,味甘,性平,无毒,入肝脾大肠膀胱经。《本草纲目》载:"肶胵里黄皮,肶胵,鸡肶也。近人讳之,呼肶内黄皮为鸡内金。男用雌,女用雄。"《滇南本草》中记载,鸡内金"宽中健脾,消食磨胃。治小儿乳食结滞、肚大筋青、痞积疳积"。

案例14:痰凝脉络,右胁有形高突,按之无痛,此属瘕痞。蛤粉、白芥子、瓜蒌皮、黑栀皮、半夏、郁金、橘红、姜皮。

清·陈璞《医法青篇》

按语:本案患者表现为右胁有形高突,按之无痛,案中未详细记载其他症状表现,言明其属痰凝经络,痰凝于腹内,阻滞经络,日久气滞血瘀,结为痞块,此为积证。方中药物总以化痰为主,《本草衍义补遗》:"蛤粉治痰气,能降、能消、能软、能燥",白芥子、瓜蒌皮、半夏、橘红等均为化痰之用,郁金有活血止痛、行气解郁之功,其余或为对症而使,痰去经络得通,气血得行,则病可除。

案中言此为瘕痞,《冯氏锦囊秘录》记载:"瘕者,是因伤血得之,其状胸膈烦闷,痛引少腹,时或攻筑,上抢心胸,虽不阻食,渐成瘕结,又曰血结,然此与总以荣卫俱虚,风寒袭于外,饮食滞于中,久而不化则邪并于阴,邪并于阳则为瘕,瘕者假物象形,动而不息,去来无常或两胁间有块如石,按之则痛,不按则轻,久而不已,面黄肌瘦,肚硬而胀,腹现青筋,昼凉夜热。食减餐泥,成为疳积,治宜调脾养胃,磨积清疳,非一日一夕可愈也。痞者,是因伤气得之,其候心腹鼓胀,肚大胁满,痛引腹胁,面黄肌瘦,倦怠无力,久而不治,渐成痞块,痞者塞也,结者实也,凡热气蕴于胸膈之间,停饮聚于腹胁之内,于是荣卫不得流行,脏腑不得宣通,而乃成结也,不可迅下,否则邪反坚结",说明了瘕痞的病因与表现,此案未详细记载患者情况,故以此为补充,可做参考。

案例15：佚名，肝气上升，克脾犯胃，脾失健运之常，胃少冲和之气，湿痰瘀血凝结成痞，胸腹作胀，甚则吐血，便血，脉来沉细而弦，久延成蛊。治宜平肝和胃，消痰祛瘀。

高丽参一钱、紫丹参二钱、全当归二钱、大白芍一钱五分、延胡索一钱、净红花五分、金铃子一钱五分、瓦楞子三钱、上肉桂二分、炮姜炭五分、川厚朴一钱、连皮苓四钱、广陈皮一钱、制半夏一钱五分、冬瓜子四钱、生薏苡仁三钱。

清·巢崇山《孟河四家医案医话集》

按语：患者肝气上升，克脾犯胃，脾失健运，津液输布失常，痰湿瘀血凝聚形成痞块，影响中焦气机畅达，则胸腹作胀；肝气冲逆损伤胃络，则吐血，伤及肠络则便血。治宜平肝和胃，消痰祛瘀。方中丹参、当归、红花活血化瘀，散结止痛；延胡索、金铃子疏肝行气，通络止痛，配白芍养血柔肝共制肝木亢盛之象；瓦楞子，《本草拾遗》："治一切血气，冷气，症癖。"方中用之消痰软坚，化瘀散结；患者脉象沉细为虚象，予高丽参补中益气，配肉桂、炮姜炭温中补虚，调和胃腑，借辛散之性助药力直达病所；脾喜燥而恶湿，方中半夏、厚朴、陈皮燥湿化痰，配冬瓜子、生薏苡仁利水渗湿，共杜生痰之源。

案例16：周右。肝气挟湿交阻中焦，脾胃运化失常，胸腹不舒，食入饱胀，少腹有瘕，腑行燥结，脉左弦细、右濡迟，苔薄腻。

全当归二钱、连皮苓三钱、制香附钱半、全瓜蒌四钱、熟附片八分、广陈皮一钱、春砂壳八分、大麻仁三钱、生白术钱半、大腹皮二钱、炒谷麦芽各三钱、佩兰钱半、半硫丸（吞服）五分。瘕上贴达仁堂狗皮膏。

近代·丁甘仁《丁甘仁医案续编·症瘕》

按语：本则医案患者因肝气挟湿，阻于中焦，致脾胃运化功能失常，症见胸腹部不适，食入饱胀，少腹有结块，便秘，脉左弦细、右濡迟，苔薄腻。故予以制香附、广陈皮、大腹皮、生白术疏肝理气健脾，配伍春砂、佩兰以化湿健脾；全瓜蒌、大麻仁、全当归、半硫丸润肠通便；炒谷麦芽消食和中，健脾开胃；熟附片温补脾阳。诸药合用，疏肝与补脾合法，使得肝气调畅，湿浊得化。

案例17：张，二十七岁，甲子三月十三日，脐右有积气，以故右脉沉细弦沉伏,阳微之极,浊阴太甚克之也。溯其初原从左胁注痛而起,其为肝着之咳无疑。此症不必治咳,但宣通肝之阴络,久病在络故也。使浊阴得有出路,病可自已,所谓治病必求其本者也。如不识纲领而妄冀速愈,必致剥削阳气殆尽而亡。

桂枝尖三钱、小茴香三钱、降香末二钱、桃仁三钱、川楝子二钱、青皮络二钱、炒广皮一钱、归须三钱、乌药三钱、苏子霜三钱、旋覆花三钱,新练纱包,十九日服通络药,已见小效,脉气大为回转,但右胁着席则咳甚,胁下支饮故也,议于前方内去桃仁、川楝、小茴香,加生香附三钱、半夏六钱、杏仁三钱、肉桂八分。

现代·宋恩峰、黄廷荣《吴鞠通经典医案赏析》

按语:本则医案患者右脐有积气,右脉沉细弦沉伏,此为阳气衰微,浊阴太甚。究其溯源,患者先是左胁疼痛,肝经之咳,吴鞠通认为,此症不用治咳,宣通肝气,使浊阴有出路,则病可痊愈。故予以小茴香、桂枝温中理气和胃,降香末、青皮、炒广皮、乌药、川楝子理气止痛,配伍桃仁活血行气;苏子霜、旋覆花止咳降气化痰。十九日服通络药后,脉气大为回转,但右胁着席则咳甚,胁下支饮,较前方去桃仁、川楝子、小茴香,加生香附以疏肝、理气调中止痛;加半夏燥湿化痰降逆;杏仁止咳平喘;肉桂温通经脉,散寒止痛。

案例18:马(左)少腹偏左聚形,食入胀满,色夺形衰。脉迟苔白。此情志抑郁,木不条达也。致气湿瘀滞,酒积不行,名曰积聚。恐元气耗损而入损门。

上官桂、制香附、金铃子、楂炭、延胡索、砂仁末、广陈皮、连皮苓、泽泻、猪苓。

现代·范恒《张聿青经典医案赏析》

按语:本则医案患者左少腹结块有形,食入则胀满不适,脉迟。张聿青认为,此为情志抑郁,肝气不舒,脏腑失和,脉络受阻,血行不畅,致气湿瘀滞发为积聚。正如《金匮翼·积聚统论》篇说:"凡忧思郁怒,久不得解者,多成此疾。"故予以制香附、金铃子、延胡索、广陈皮行气止痛,活血化瘀;上官桂辛温行散止痛;楂炭消食化滞,健脾开胃;砂仁化湿行气;连皮苓、泽泻、猪苓渗湿利水。诸药合用,有流通气血,止痛消积的作用。

案例 19：何世仁诊：胁痞胀痛，右脉弦滑。恐有停饮，法当燥土分清。麻油炒茅术（苍术）一钱五分、川郁金一钱五分、泽泻一钱五分、广木香四分、赤苓二钱、橘红二钱。

现代·鲁兆麟《中华历代名医医案·积聚》

按语：患者胁痞胀痛，右脉弦滑，何氏疑为停饮，治以燥土分清。《金匮要略》云："病痰饮者，当以温药和之。"方中炒茅术辛苦温，苦温燥湿以祛湿浊，辛香健脾以和脾胃，走而不守，炒用减弱辛散之性；《名医别录》载苍术："主头痛，消痰水，逐皮间风水结肿，除心下急满及……"泽泻、赤苓分泄水湿，《药品化义》载泽泻：除湿热，通淋浊，分消痞满，透三焦蓄热停水，此为利水第一良品。合郁金、木香、橘红既行气消胀，又行气利水，使气行则水湿消散。

【注解】炒茅术，即炒苍术，又名麸炒苍术。江苏茅山地区是茅苍术道地药材的产区。辛、苦、温。归脾、胃、肝经。功效：燥湿健脾，祛风散寒，明目。《珍珠囊》：能健胃安脾，诸湿肿非此不能除。《本草纲目》：治湿痰留饮，或挟瘀血成窠囊，及脾湿下流，浊沥带下，滑泻肠风。《药品化义》：苍术，味辛主散，性温而燥，燥可去湿，专入脾胃，主治风寒湿痹，山岚瘴气，皮肤水肿，皆辛烈逐邪之功也。

第四节　胁痛

胁痛是以一侧或两侧胁肋部疼痛为主要表现的病症，因情志不遂、饮食不节、久病体虚等导致，基本病机为肝络失和，病位主要在肝胆。肝居右胁，经脉布于两胁，临床上多见一侧或两侧疼痛不适；若肝气犯胃可见恶心、呕吐、食欲减退、腹胀等消化道表现，这些症状与当今肝癌之肝区疼痛不适、消化道症状有相似之处。治疗以"疏肝和络止痛"为基本治则，根据虚实灵活论治。故将有胁肋部疼痛不适及恶心、呕吐、食欲下降等消化道表现的病案纳入本节，纳入医案按原著作成书年代排序。

案例 1：殷在兹文学年三十余，得胁痛之证。医以养血治之，而痛益剧，饮食减少，肌肤渐瘦。献岁汪善卷考廉邀余过诊，六脉沉而俱弦，约五至，面白而汲青。余曰："据色脉乃属肝木有余,脾气郁结。"问曾患疟否,云:"去年夏秋之间曾染此疾,疟后亦未复元。"在兹为人深沉,喜静,怒而不发,今气郁亦其宜焉?余乃用柴胡、陈皮、青皮、白芥子、香附、枳壳、黄芩之类,一剂知,数剂愈。

明·程从周《程茂先医案》

按语:本则医案患者胁痛,以养血法治之,疼痛加剧,饮食减少,身体消瘦,六脉沉弦,约五至,面白而青。根据面色与脉象可知患者肝木有余,脾气郁结,去年夏秋之时曾患疟疾,疟疾后身体功能未恢复,且患者喜静,怒而不发,日久则伤及肝脾,肝失疏泄,脾失健运。故予以柴胡、陈皮、青皮、枳壳、香附疏肝理气健脾,配伍白芥子理气散结、通络止痛;患者肝郁日久且疟邪遗留,以黄芩清热利湿,攻除余邪。诸药合用,共奏疏肝解郁、行气止痛之效。

案例2:庚寅六月廿九日,恒妇,十九岁。肝郁兼受燥金,胁痛二三年之久,与血相搏,发时痛不可忍,呕吐不食,行经不能按月,色黑且少,渐至经止不行,少腹痛胀。汤药以宣肝络,兼之和胃,再以丸药缓通阴络。新绛三钱、桃仁三钱、川椒炭三钱、旋覆花(包)三钱、归须三钱、苏子霜三钱、姜半夏五钱、青皮二钱、广皮三钱、降香末三钱、生姜五钱,煮三杯,分三次服,十帖,外以化症回生丹,每日清晨服一钱,开水调服。

二诊:七月十四日,诸症俱减,照原方再服七帖,分十四日服。每日仍服化症回生丹一钱。

三诊:七月廿八日,痛止胀除,饮食大进,惟经仍未行,六脉弦细,右更短紧,与建中合二陈汤以复其阳。

清·吴鞠通《吴鞠通医案》

按语:本案患者女性,肝郁兼之金燥为病。清代尤怡《金匮·胁痛统论》云:"肝郁胁痛者,悲哀恼怒,郁伤肝气。"肝气郁滞日久,可致血行不畅,瘀血渐生,阻于脉络,出现瘀血胁痛。《临症指南医案》:"久病在络,气血皆窒。"故见胁痛不可忍,肝气犯胃而见呕吐不能食,肝失疏泻加之气血凝滞,故见行经不按月且色黑量少,甚而停经,血阻胞宫,而见少腹硬痛。因此首诊以宣肝和胃为法,新降、桃仁、归须有活血之功,青皮、广皮、降香理气之用,使肝气条达,疏泻之功得复,旋覆花、苏子霜、生姜、半夏和胃降气,如此气血运行有度,瘀血可散;化症回生丹出自《温病条辨·卷一》,组成为:人参六两,安南桂二两,两头尖二两,麝香二两,片子姜黄二两,公丁香三两,川椒炭二两,虻虫二两,京三棱二两,蒲黄炭一两,藏红花二两,苏木三两,桃仁三两,苏子霜二两,五灵脂二两,降真香二两,干漆二两,当归尾四两,没药二两,白芍四两,杏仁三两,香附米二两,吴茱萸二两,延胡索二两,水蛭二两,阿魏二两,小茴香炭三两,川芎二两,乳香二两,良姜二两,艾炭二两,益母膏八两,熟地四两,鳖甲胶一斤,大黄八两(为细末,以高米醋一斤半熬浓,晒干为末,再加醋熬,如是三次,晒干,末之),功效为活血化瘀,破积消坚。如此,诸症俱有对策;二诊已见其效,药对其症,仍照前方;三诊"惟经仍未行,六脉弦细,右更短紧",久病必虚,予建中合二陈汤以复其阳,中焦运化有度则气血化生有源,则冲任能得其充养,则经可复行。

案例3:钟左,右胁作痛。脉象沉弦。饮悬胁下,脾肺之络在右也。广郁金、生香附、新绛(茜草)、赤白苓、青葱管、广皮、炒苏子、旋覆花、枳壳。

二诊:胁下之痛,仍然未定。左脉弦大,右关带滑。气湿郁阻不宣。再为宣通。制半夏、制香附、杭白芍、川芎、橘皮络、旋覆花、新绛、广郁金、葱管、醋炒柴胡。

清·张聿青《张聿青医案》

按语:患者右胁作痛,脉象沉弦。张氏辨为饮悬胁下,伤及脾肺之络。《金匮要略》:"病痰饮者,当以温药和之。"予广郁金、生香附疏肝解郁,畅通气机;广皮、炒苏子、旋覆花、制半夏、枳壳诸气药以行气利水,燥湿化痰,合青葱管辛温发散,以助药力;茯苓,《本草择要纲目》云:"(白赤)茯苓,甘平无毒,浮而升,阳也。白者入手太阴足太阳经气分,赤者入足太阴手少阴太阳气分。白茯苓可治疗膈中痰水,赤茯苓可利窍行水。"用之利水渗湿,以杜水湿生成之源,兼培土制水之妙。二诊胁痛未愈,乃气湿郁阻不宣,不通则痛,再治以宣通之法。原方加醋炒柴胡、杭白芍疏肝柔肝,增强疏肝行气之力;川芎入血分活血止痛。全方以宣通气机为主,气机通畅则不痛。

案例4:韩,右胁有块,梗起攻胸,气痹少,宵胀引背。此肝强胃弱,升降失和,泄肝通胃可效。厚朴、枳壳、杏蒌、仁青皮、旋覆花、降香末、木瓜,三服而平。

清·林珮琴《林珮琴医案》

按语：本案患者为胁痛，胁痛的发生主要是由于情志不遂、饮食不节、跌扑损伤、久病体虚等因素，引起肝气郁结、肝失条达，或瘀血停着、痹阻胁络，或湿热蕴结、肝失疏泄，或肝阴不足、络脉失养等诸多病理变化，最终发为胁痛。案中明言患者为肝强胃弱，肝气不舒、气血凝滞则见痞块、气痹，升降失和而见攻胸，以泄肝通胃为法，方中多为调畅气机之品，厚朴、青皮、枳壳、降香等意在先使肝气调畅，疏泻有度，旋覆花、木瓜降胃气、和胃化湿，肝升胃降则气机有常。清代李用梓《证治汇补·胁痛》曰："治宜伐肝泻火为要，不可骤用补气之剂，虽因于气虚者，亦宜补泻兼施……故凡木郁而不舒，而气无所泻，火无所越，胀甚惧按者，又当疏散升发以达之，不可过用降气，致木愈郁而痛愈甚也。"说明治疗胁痛时，调理气机，也当辨其病性，或行气、或降气，须从证而论，用药须慎。

案例5：堂弟，右胁久痛，牵引背膊，呼吸不利，咳则痛甚，坐必体偏，食入稍安，右脉浮弦。此操劳所伤，损动肺络，当春木旺，痛难遽止。夫诸气膹郁，皆属于肺。然痛久则入络，用苦辛宣通。老韭根、当归须、郁金、杏仁、川贝母、陈皮、佛手柑。

二诊：上药二服痛减，按其胁仍觉痞硬，方咸以软坚。旋覆花、牡蛎粉、白芍、金橘皮、延胡、当归、降香。

三诊：上药二服，转用甘缓理虚，以参、苓、归、芍、陈、贝、甘草。

清·林佩琴《类证治裁》

按语：患者因操劳，伤及肺络而发病。现右胁久痛，牵引背膊，呼吸不利，咳则痛甚，坐必体偏，食后减轻，右脉浮弦。陈氏认为此病因虚劳伤肺，木旺痛甚，久痛入络，治当以苦辛宣通。方中老韭根辛温，配伍当归须活血散瘀止痛，药用根须偏于入络；郁金、陈皮、佛手柑入肝经行气止痛；肺脏虚损，加木旺侮金，故致咳时痛甚，《素问·咳论篇》云"肝咳之状，咳则两胁下痛，甚则不可以转，转则两胁下满"，故予川贝、杏仁降气化痰，止咳平喘。二服痛减，治法得当，现仍胁下痞硬，陈氏治咸以软坚，方中牡蛎粉软坚散结止痛；旋覆花、金橘皮、延胡索、当归、降香等降气、行气、活血药同用，共助消痞散结之功。二服后，陈氏转用甘缓理虚，因患者右胁痛久，且伤及肺，经治现邪去正虚，故用甘缓之品顾护正气。方中人参（党参）、茯苓、当归补益气血，白芍柔肝养阴，缓急止痛；陈皮、贝母理气化痰散结以攻除余邪；甘草既补益中气,又调和诸药。

【注解】老韭根即韭菜根,味辛,性温,归胃、脾经。功效:温中,行气,散瘀,解毒。

案例6:某,荣血不足,肝气太旺,犯胃克脾,胸闷不舒,胁肋作痛。

全当归二钱、大白芍一钱、炙甘草五分、茯苓二钱、川郁金二钱、青皮一钱、乌药一钱半、白蒺藜三钱、小川朴一钱、大砂仁一钱、玫瑰花五分、沉香四分、新绛四分。

清·费伯雄《费伯雄医案》

按语:患者因荣血不足,阴不敛阳,而致肝气太旺,肝气横逆,犯胃克脾而致胸闷不舒,胁肋作痛。《难经·七十七难》说:"所谓治未病者,见肝之病,则知肝当传之于脾,故先实脾气,无令得受肝之邪。"今脾已受累,仍需调护。费氏给予炙甘草、茯苓、砂仁补益中焦脾胃,防止中土损伤太过;当归配新绛入血分活血通络止痛;郁金、青皮、白蒺藜、玫瑰花、沉香疏肝解郁,行气止痛,搭配白芍柔肝敛阴,共制肝木亢盛之象,以滋肝体;全方肝脾同治,共奏良效。

案例7:某,荣血不足,肝气太旺,犯胃克脾,胸闷不舒,胁肋作痛。宜养血柔肝,健脾和胃。全当归二钱、大白芍一钱、炙甘草五分、茯苓二钱、郁金二钱、青皮一钱、乌药一钱半、白蒺藜三钱、小川朴一钱、大砂仁一钱、玫瑰花五分、沉香四分、新绛四分。

清·费伯雄《孟河四家医案》

按语:患者因荣血不足,肝气太旺,相乘于脾而发病,现胸闷不舒,胁肋作痛。医家辨证为肝郁脾虚,治疗以养血柔肝,健脾和胃。方中全当归补血活血,配白芍养血柔肝缓急;郁金、青皮、乌药、白蒺藜、玫瑰花、沉香疏肝、行气、平肝,诸行气药合用则功力大增,共制肝木亢盛之象;新绛入血分而活络,借诸疏肝行气药入肝络共济药力;茯苓、炙甘草、砂仁健脾和胃,配厚朴下气宽中除满,四者合用顾护中焦,防止中土损伤太过。全方缓肝之急为主,虽肝木已犯土,但仍需调护,故兼顾护脾胃,使攻邪不伤正。

【注解】新绛,最早见于《金匮要略》治疗"肝着病"的旋覆花汤中,有争议,现多指茜草。

案例 8：某营血不足，肝胃不和，痰气滞于脉络，右胸胁作痛，吞吐酸水清涎，痛彻背肋。拟温中养荣，化痰理气。法半夏、茯苓、白芥子、枳壳、台乌药、枇杷叶、川桂枝、陈皮、新绛、生姜、延胡索、旋覆花。

清·黄凯钧《友渔斋医话》

按语：本案患者营血不足，肝络失养，不荣则痛，加之痰气滞于脉络，气血运行不畅，不通而痛，故见右胸胁作痛，痛彻背肋；见吞吐酸水清涎，明代龚廷贤《寿世保元·吞酸》："夫酸者肝木之味，由火盛制金，不能平木，则肝气自甚，古为酸也。"说明与肝气相关，清代李用粹《证治汇补·吞酸》："大凡积滞中焦，久郁化热，则木从火化，因而作酸者，酸之热也，若客寒犯胃，顷刻成酸，本无郁热，因寒所化者，酸之寒也。"说明吞酸不仅有热而且有寒，并与胃有关，而患者呕吐清涎，应证属寒；因此当以温中养荣、化痰理气为法，半夏、茯苓、陈皮、生姜、旋覆花共用，可温中健脾、降气化痰，白芥子"善除皮里膜外之痰"，枇杷叶也有降气化痰之功，枳壳、乌药等能够疏理肝气，如此则脉络得通，新绛在黄坤载《长沙药解》言之较详，云："新绛味平，入足厥阴肝经，行经脉而通瘀涩，敛血海而止崩漏。"又云："新绛利水渗湿，湿去则木达而血升，故能止崩漏。"与延胡索共用，则痰凝气滞之血瘀能除，更能化中焦湿蕴。方随治法，谨守病机，则经络通利而胁痛可除。

案例 9：黎右，胁乃肝之分野，肝气入络，胁痛偏左，转侧不利，胸闷纳少，甚则泛恶，自冬至春。痛势有增无减。先哲云：暴痛在经，久痛在络。

旋覆花(包)一钱五分、新绛八分、大白芍二钱、川楝子二钱、左金丸(包)七分、橘白一钱、橘络一钱、炒竹茹一钱、春砂壳八分、当归须一钱五分、丝瓜络二钱、川郁金一钱五分、紫降香四分。

近代·丁甘仁《丁甘仁医案·诸痛案》

按语：患者肝气入络，左胁痛，转侧不利，胸闷纳少，甚则泛恶，自冬至春，现痛势增加。暴痛在经，久痛在络。肝气郁滞，不通则痛。丁氏给予旋覆花、川楝子、川郁金疏肝行气止痛。《金匮要略》云："夫治未病者，见肝之病，知肝传脾，当先实脾。"患者现已肝气犯胃，纳少泛恶，故以春砂壳化湿开胃，炒竹茹以降气止恶，配左金丸疏肝泻火，和胃止痛。紫降香、当归须入血分，活血通络，配橘白、橘络、丝瓜络增强通经络、和血脉之功。《本草便读》：橘白，(橘皮)去外一层红皮。其味带甘，其功固不如橘皮，而补脾胃药中用之,自无燥散之咎。《本草纲目拾遗》:橘络,通经络滞气、脉胀,驱皮里膜外积痰,活血。《本草求原》:橘络,通经络,舒气,化痰,燥胃去秽,和血脉。《本草再新》:丝瓜络,通经络,和血脉,化痰顺气。全方重在行气通络,取通则不痛之意。

【注解】春砂壳,为植物阳春砂的干燥果壳,即砂仁壳。辛,温。归脾、胃、肾经。功效:化湿开胃,温脾止泻,理气安胎。性味、功效与砂仁相同,但温性略减,力较薄弱。

紫降香,即降香。因其表面紫色,棕紫色或红褐色,断面粗糙能沉入水,气芳香,味稍苦,烧之香气浓烈,故称之。辛温,无毒,入肝、脾、肺、心经。功效:活血散瘀,止血定痛,降气,辟秽。《本经逢原》:降真香色赤,入血分而下降,故内服能行血破滞。

案例10:某痰饮搏击,胁痛,痛兼痰饮。半夏、茯苓、广皮、片草(未查到)、白芥子、刺蒺藜、钩藤。

近代·丁甘仁《丁甘仁医案·诸痛案》

按语:患者胁痛,乃痰饮搏击所致。《金匮要略》云:"病痰饮者,当以温药和之"。方中半夏、广皮、白芥子辛温行散,化痰利气,遵仲景之旨;茯苓,《本草证》:"能利窍去湿,利窍则开心益智,导浊生津;去湿则逐水燥脾,补中健胃;祛惊痫,厚肠脏,治痰之本,助药之降。"用之则培土制水以杜生痰之源。钩藤入心肝经,清热平肝,《红楼梦》载钩藤治疗胁痛有殊功。刺蒺藜,辛苦,微温,《日华子本草》云:"治奔豚肾气,肺气胸膈满",《本草再新》:"……益气化痰,散湿破血。"用之既助诸药化痰,又引药入肝经。全方主以温药化痰为主,兼疏肝理气治疗胁痛。

案例11:郭三五痛必右胁中有形攻心,呕吐清涎,周身寒凛,痛止寂然无踪,此乃寒入络脉,气乘填塞阻逆,以辛香温通法。寒入络脉气滞。
荜茇、半夏、川楝子、延胡、吴茱萸、良姜、蒲黄、茯苓。

近代·丁甘仁《丁甘仁医案·诸痛案》

按语:本则医案患者右胁疼痛,有形攻心,呕吐清水痰涎,周身寒冷,丁甘仁认为,此为寒邪侵入人体络脉,损伤机体,使络脉环境稳态失衡,应以辛香温通法治之。故予以荜茇、高良姜、吴茱萸温中止痛,散寒止呕,配伍半夏降逆和胃止呕;川楝子、延胡索行气止痛;蒲黄通经活血;茯苓健脾利水渗湿。全方可用辛香温通法治疗,即寒则凝,温则行,芳香温通药可辛香走窜、温阳驱寒、疏通血脉。

案例12:汪六八嗔怒动肝,寒热旬日,左季胁痛,难以舒转,此络脉瘀痹,防有见红之事,静调勿劳可愈。血络瘀痹。

桃仁、归须、五加皮、泽兰、郁金、丹皮、桑叶、川楝子皮、黑山栀皮,又络虚则热,液亏则风动痛减半,有动跌之状,当甘缓理虚,炙片草汤去姜桂,又痛止,便难,液耗眦动为秘,议用东垣通幽法当归、桃仁、柏子霜、火麻仁、郁李仁、松子仁。

近代·丁甘仁《丁甘仁医案·诸痛案》

按语:本则医案患者因情绪刺激,郁怒伤肝,症见左部季肋疼痛,难以转侧,丁甘仁认为,此为络脉瘀闭,瘀血停滞,闭阻胁络,静养勿劳即可痊愈。正如《金匮翼·胁痛统论·肝郁胁痛》云:"肝郁胁痛者,悲哀恼怒,郁伤肝气。若气郁日久,血行不畅,瘀血渐生,阻于胁络,不通则痛,亦致瘀血胁痛。"予以桃仁、归须、郁金、牡丹皮、川楝子皮活血化瘀止痛;桑叶平抑肝阳,配伍黑山栀皮以清热泻火。又因络虚则热,血络瘀阻,阴血不足,津液亏虚,当使用甘缓补虚之法,故予以炙甘草汤加减,滋阴养血,益气通阳。方中重用生地黄滋阴养血,充脉养心,配伍炙甘草、人参补气健脾兼能生津,麦冬、阿胶滋阴养血,大枣、胡麻仁甘润养血滋阴。患者后而出现大便困难,此为阴津不足,肠失濡润,予以当归养血润肠;火麻仁、郁李仁、桃仁、松子仁、柏子霜润肠通便。诸药合用,寓通散于补养之中,补而不滞。

第三章 现代肝癌医案选辑

第一节 肝肾阴虚型

　　肝肾阴虚型以肝区隐痛或灼痛,腰膝酸软,低热或手足心热,心烦,头晕失眠,低热盗汗,口渴或渴不欲饮,舌红少苔或剥苔或光苔,脉细或细数为主要表现,病机的核心是肝体失养,肝络不和,以滋养肝肾,解毒化瘀为主要治则。凡是符合肝肾阴虚证型特点,或所用方药中体现滋养肝肾治则的医案,均被纳入此证型中。

　　案例1:邹某,男,66岁。2011年4月22日初诊。患者于2011年1月11日武汉某医院CT发现右肝管及胆总管中软组织占位。AFP 89 μg/L。3月14日PET-CT显示:肝右叶胆管及肝总管代谢增高。TBIL 72.6 μmol/L,DBIL 54.9 μmol/L。症见:身目发黄,消瘦,腹胀,身热,纳差,乏力,舌红少苔,脉细数。证属:肝肾阴虚。治法:滋阴柔肝化痰。药用:六味地黄丸加减。

　　处方:生地15 g,茯苓30 g,猪苓10 g,山药30 g,石斛30 g,威灵仙15 g,浙贝10 g,地鳖虫10 g,山萸肉10 g,丹皮10 g,泽泻10 g,炮姜6 g,红豆杉6 g,佩兰10 g,苍术10 g,白豆蔻6 g。每日1剂,14剂。

　　二诊:2011年5月7日。患者热退黄消,舌质淡红,有少苔。后以上方为基础随证加减,随访一年有余,患者症情基本稳定。

　　孙超,吴煜,陈永伦,等.治痰三法治疗原发性肝癌的探讨——附验案3则[J].江苏中医药,2013,45(3):67-68.

　　按语:此患者由于肝癌导致肝阴亏虚,"子病及母",损伤肾阴,临床表现为消瘦,腹胀,身热,舌红少苔,脉细数等肝肾阴虚之象。且患者正气已虚,无力抗邪,痰毒内蕴,必先补肝肾之阴以扶其正气,治以滋阴柔肝化痰为法,方选六味地黄汤加减。方中生地黄滋阴补肾;山茱萸以养肝之阴,山药培补脾土,二药与熟地黄相结合,三阴并补,以求补肾之本;牡丹皮清泄肝火;茯苓、猪苓、泽泻化气利水,以泻为补,"虽非生水之正药,而实滋水之要药";苍术、佩兰、白豆蔻化湿祛痰;牡丹皮如《本经》言"除症坚瘀血";地鳖虫活血消症。全方以补虚治本为主,共奏滋阴补肾柔肝之功。

【注解】红豆杉,味甘、苦,归肾、心经。功效:利尿消肿、温肾通经。药理研究表明,红豆杉能够抑制癌细胞的生长和繁殖。

案例2:周某,男,60 岁。2000 年 5 月 12 日初诊。患者半月前出现面目发黄,腹胀纳呆,在某医院检查诊断为肝癌。症见皮肤黄染,形体消瘦,饮食减少,腹胀口苦,右胁胀痛,可触及质地坚硬之肿块。舌质红、苔黄厚腻,脉弦滑。证属肝肾阴虚,痰毒凝结,治拟滋补肝肾,软坚散结,活血解毒。

处方:炮山甲、鸡内金、黄芩、七叶一枝花(各)10 g,鳖甲、大腹皮(各)20 g,黄连6 g,草果仁15 g,焦麦芽、焦山楂、焦神曲、白芍、茵陈、败酱草、猫爪草、生牡蛎、鸡骨草(各)30 g。加减:肾阴虚加旱莲草、女贞子、赤芍、制首乌、百合、沙参等,气虚加黄芪、太子参等,胁痛加延胡索、川楝子、佛手等,失眠加百合、黄连、夜交藤等,腹胀加佛手、莱菔子、川朴等,肿块明显加夏枯草、海藻、地鳖虫、水蛭等;有腹水加车前子、泽泻、猪苓等。前后治疗7 年,病情好转,现仍在治疗中。

郝现军,王冠民,秦金堂,等.郭书升治疗肝癌 2 例实录[J].浙江中医杂志,2008(6):354.

按语:该患者系肝肾阴虚,正气不足,毒瘀凝结所致,故以补肝肾、疏肝解郁、软坚散结消肿、扶正解毒为法。用药以炮山甲散瘀通络;鸡内金、麦芽、山楂、神曲健胃化积;大腹皮醒郁宽中;黄芩、黄连、七叶一枝花、败酱草、猫爪草清热解毒散结;白芍养血调经,敛阴柔肝;茵陈清湿热,退黄疸;又加鸡骨草,此药有利湿退黄,清热解毒,舒肝止痛之功效,与患者病症相符。且在随后的治疗当中,同时配合加强身体锻炼,增强机体免疫能力,故患者病情好转,疗效尚可。

【注解】七叶一枝花,又名跳蚤、重楼、草河车。味苦,性寒,有小毒,归心、肝、肺经。功效:清热解毒、消肿止痛。

猫爪草,味甘辛、温,性平,归肝、肺经。功效:解毒化痰散结。

鸡骨草,味甘、微苦,性凉,归肝、胃经。功效:利湿退黄,清热解毒,疏肝止痛。

案例3:张某某,男,62岁。1992年体检时B超提示:肝脏占位性病变。经肝穿、病理检查证实为原发性肝癌,即行手术切除治疗。1994年肝癌复发,再次进行手术治疗。术后恢复良好,复查AFP为35 μg/L。1996年7月复查时发现AFP为175 μg/L,余正常,其他影像学检查没有发现癌症病灶。同年7月30日转求中医诊治。症见右胁隐痛,乏力,腰酸膝软,耳鸣,偶有齿衄,纳少寐差,便溏,舌红少苔,脉细弦。体检:T 37 ℃,BP 130/70 mmHg,心肺(-)。腹部见2次手术切口瘢痕,右上腹轻度压痛,肝脾未触及。中医辨证:肝肾阴虚,虚火夹毒复燃。治宜滋阴降火,抗癌解毒。

药用:①抗肝癌Ⅰ号丸剂,每次1粒,2次/d。②知柏地黄丸加减,茯苓12 g,白术12 g,怀山药15 g,山茱萸12 g,丹皮6 g,赤芍10 g,麦冬12 g,枸杞12 g,女贞子15 g,旱莲草15 g,延胡索9 g,川楝子9 g,白花蛇舌草12 g,半枝莲10 g。水煎服,每日1剂。治疗15 d后复诊,右胁隐痛已失,余症好转。续按前法治疗,中药复方减延胡索、川楝子。继续治疗20 d后,抽血复查,AFP降为25 μg/L。此后,患者坚持定期来院复查和接受中医药治疗,至今健在。

陈小峰,赖畅钦.抗肝癌Ⅰ号阻断肝癌患者术后甲胎蛋白升高的临床应用[J].福建中医学院学报,2002(2):20-21.

按语:本案由于感受邪毒日久,且邪毒积聚肝胆,而至正气亏虚,气阴两虚,"子病及木",肾阴耗伤,损及肝木之根。患者肝肾阴虚,无力抗邪,肝癌复发,治疗以滋补肝肾,滋阴降火,抗癌解毒。在使用抗癌Ⅰ号抗癌解毒的同时,给予知柏地黄丸加减以滋阴降火,因而取得了较好效果。方中枸杞子、女贞子、旱莲草滋补肝肾;白术健脾益气;山茱萸滋肾益肝,山药滋肾补脾;泽泻泻肾降浊,牡丹皮泻肝火;茯苓渗脾湿,知母、黄柏清肾中伏火兼清肝火;麦冬养阴生津;同时加川楝子、延胡索行气止痛,白花蛇舌草、半枝莲清热解毒,抗癌止痛,对肝癌术后AFP增高具有良好的临床效果。

案例4:患者甲,因乏力、目黄、身黄、尿黄3个月,腹胀1周来院就诊。

伴纳差,睡眠欠佳,大便正常,小便黄,舌质暗红,苔少,脉沉细。查体:慢性肝病病容,全身皮肤黏膜、巩膜轻度黄染,胸前见两个蜘蛛痣,右前臂可见一瘀点,余无皮下出血点及瘀点。腹软,微隆,全腹未扪及包块,肝脾肋下未触及,无压痛及反跳痛,Murphy's 征(-),肝区无叩痛,移动性浊音(+),肠鸣音正常。香港某医院腹部 CT 发现肝右叶占位,并肝内转移;腹腔内中量积液。中医诊断:肝积(肝脾阴虚)。西医诊断:①原发性肝癌Ⅳ期;②肝硬化失代偿期。患者老年男性,素体脾虚,津液运化失司,痰湿留滞,故发本病。属祖国医学的"黄疸"范畴。辨证属肝脾阴虚,病位在肝脾,并及于肾,属虚实夹杂。中药二至丸加减辨证施治,配合服用益肝化毒胶囊,每次 4 粒,每日3 次。

处方:旱莲草 30 g,女贞子 30 g,黄芪 30 g,党参 15 g,川朴 15 g,大腹皮30 g,云苓 30 g,冬瓜皮 30 g,车前子 30 g,赤芍 10 g,丹参 15 g,鳖甲 30 g,炮山甲 15 g,龟板 15 g,仙鹤草 30 g,白芍 30 g,甘草 6 g,白术 12 g。日一剂,分二次,水煎服。

经治疗 20 d,患者腹水消失,黄疸明显减轻,腹胀等症状明显改善。守上方案持续治疗 8 个月,腹胀、周身乏力、双下肢浮肿等症状基本消失,肝脏病灶较前稍缩小。15 个月后因为车祸故去。

孙宏新,孙君,何世阳.周宜强治疗中晚期肝癌经验[C].//2008 中国中医药肿瘤大会暨全国中医药名医学术思想研究大会论文集.2008:34-35.

按语:此患者素体脾虚,中焦气机不畅,运化失司,湿毒内结,且邪毒郁于肝胆,日久则耗伤阴血,致气阴两虚,病位在肝胆,而又及肾,出现黄疸,纳差,乏力,舌红苔黄脉细等临床表现。治疗以二至丸加减,配合益肝化毒胶囊。二至丸方中女贞子,甘苦而凉,善能滋补肝肾之阴;旱莲草甘酸而寒,补养肝肾之阴,又凉血止血。二药性皆平和,补养肝肾,而不滋腻。益肝化毒胶囊方中党参补脾养胃、健运中气,《本草正义》言其:"健脾运而不燥,滋胃阴而不湿,润肺而不犯寒凉,养血而不犯滋腻,鼓舞清阳,振动中气,而无刚燥之弊。"黄芪甘、微温,归脾、肺经,大补脾肺之气。丹参苦温,入心、肝经,苦泄辛散,活血祛瘀止痛。茯苓、冬瓜皮、车前子淡渗利水,益脾和胃。鳖甲咸、平,入肝、胃经,养阴清热,软坚散结,《本草新编》有言"鳖甲善能攻坚又不损气,阴阳上下有痞滞者皆宜除之。"白芍味苦酸,性凉,入肝脾经,养阴凉肝,缓中止痛,敛阴止汗,且可缓辛温药物温燥之性,防其伤阴。全方共凑滋补肝肾、健脾益气、解毒散结、软坚化瘀、抗癌镇痛之功效。

案例5：吴某，男，52岁。有近10年乙肝史，未加以药物治疗。2002年因肝区时有胀痛感而于同年6月13日到某医院彩超检查，发现肝右叶实质性占位性病变，大小约4.7 cm×3.2 cm，遂入该院施行切除术。2003年2月出现纳差，口干，消瘦乏力，大便干结等症状。因生怕病位复发而前来求治。诊见脉弦细，舌质红绛，苔黄、干。证属肝肾阴虚，肝气不舒，湿热蕴结。治以滋补肝肾，疏肝理气，祛痰化湿。

处方：茵陈12 g，栀子8 g，柴胡10 g，生地黄10 g，炙龟甲12 g，白花蛇舌草10 g，鳖甲15 g，当归8 g，麦冬12 g，山药12 g，党参18 g，制半夏8 g，知母12 g，牡丹皮8 g。服药8剂后，诸症大减，精神转佳，食量增加，二便调和。此后按原方加减，再配以抗癌、补益气血等药物精制而成的胶囊间歇性治疗，未曾出现不适感，复查显示肝、胆、肾等器官均未见异常。

林晓琴，林晓娟.原发性肝癌的辨治体会[J].中医杂志，2006：173-174.

按语：此患者因肿块扩大，正气愈伤，脾胃俱败，肝阴日竭，而表现出纳差，口干，乏力，脉弦细，舌质红绛等肝肾阴虚症状。治以滋养肝肾为主，辅以疏肝理气，祛痰化湿，而慎用攻坚破积之品。选用牡丹皮、生地黄、龟甲、鳖甲等药滋养肝肾；又用茵陈、栀子、柴胡等药疏肝理气，祛痰化湿。处方用药既调养气血，调治相关脏腑，多途径清除湿热、痰瘀等病理产物，保护整体功能，又顺应肝体柔润之性，清热利湿，养肝柔肝，疏肝利胆，解毒抗癌，维护肝脏的基本功能，抑制病灶生长及扩散转移，取得了良好的临床疗效。

案例6：方某某，男，40岁。2002年5月，因身体进行性消瘦，纳差，右腹部出现较大肿块而往某医院就诊。经CT、彩超等项检查，确诊为肝左叶巨块型原发性肝癌，大小为11 cm×13.4 cm。遂在该院进行中西医治疗。后因肿块增大，失眠，进食呕吐，病情趋重，而于2002年9月初转而求治。患者腹部鼓胀，间歇性酸痛，盗汗，口干咽燥，舌瘦绛无苔，脉弦细数。肝肾阴虚征象明显。治以滋补肝肾为主，辅以清热解毒，健脾益气。

处方：柴胡8 g，龙葵10 g，白术6 g，女贞子12 g，沙参10 g，当归6 g，生地黄12 g，虎杖8 g，白花蛇舌草12 g，猪苓8 g，仙鹤草10 g，鳖甲12 g。每日1剂，水煎服。同时每日以小剂量名贵动物药散配合服用。服药15剂后，患者睡眠好转，饮食及大小便正常。后以原方为基础，随症加减人参、天花粉、瓜蒌、白芍、冬虫夏草、山楂、山药、山茱萸、酸枣仁、银柴胡、板蓝根等,并适当调整药量,再治疗近3个月复查显示,病灶未见转移,胆、胰、脾及双肾均未见异常。

林晓琴,林晓娟.原发性肝癌的辨治体会[J].中医杂志,2006:173-174.

按语:本案患者因肿瘤较大,血络瘀阻日久,正气亏虚,肝阴日竭,木横犯土,致脾气愈虚,水谷精微运化输布失职,而表现出饮食大减,腹胀如鼓,呕吐,盗汗,舌瘦绛无苔,脉弦细数等症状,证属肝肾阴虚。"宜补肝,不宜伐肝""养肝则肝气平而血有所归,伐之则肝虚不能藏血"。故治疗以滋养肝肾为主,辅以清热解毒,且应慎用攻坚破积之品。临症选用柴胡疏肝行气;沙参养阴清热,益胃生津;生地黄、女贞子、鳖甲等滋补肝肾;辅以龙葵、虎杖、白花蛇舌草等清热解毒;白术补脾健胃。对肝癌的治疗,既要多途径清除湿热、痰瘀等病理产物,及时抑制病灶生长及扩散转移,又要顺应肝体柔润之性,清热养肝柔肝,疏肝利胆,护肝抗癌,同时注意调治相关脏腑,调养气血,补虚扶正。

案例7:患者孙某某,男,91岁。1957年发现患有慢性乙型肝炎及肝硬化。2006年4月常规体检时查B超发现肝脏右叶巨大占位,大小约7.1 cm×6.6 cm,因患者高龄,未行手术及肝动脉化疗栓塞(TACE)等治疗,间断服用中药。2007年12月查肝脏MRI:肝右叶巨大肿块,大小为9.2 cm×9.0 cm,动脉期有明显强化,静脉期呈低密度影,呈现典型的富血管肿瘤表现。AFP阴性,乙肝病毒标志物检查示"小三阳",肝功能正常。临床诊断为原发性肝癌(肝细胞癌),前来我处诊治。2007年12月10日初诊:患者一般情况良好,无黄疸,无腹部不适,食欲、睡眠正常,二便正常,舌红,苔薄白,脉细弦,治以滋补肝肾、益气养阴、活血散结。

处方:炙黄芪15 g,焦白术12 g,茯苓15 g,猪苓15 g,山药15 g,制黄精15 g,红景天15 g,南沙参15 g,北沙参15 g,川石斛12 g,天冬15 g,麦冬15 g,白芍12 g,仙鹤草30 g,女贞子12 g,玉竹15 g,石见穿20 g,山茱萸10 g,枸杞子15 g,桑葚子15 g,红藤15 g,山慈菇8 g,白花蛇舌草15 g,炒麦芽12 g,炙甘草6 g。

复诊:2008年3月30日。患者自述长期服用上方,自感体力好,精神佳,复查血常规、肝肾功能均无异常。刻诊:一般情况良好,无特殊不适,无腹痛腹胀,无黄疸、腹水,大小便正常,苔脉如前。处方:上方加炙鳖甲10 g。

一直服用至 2009 年 7 月 8 日,复查 CT 提示肝右叶低密度影,对比 2007 年 12 月 MRI 病灶,原有病灶增大至 11.5 cm×10.3 cm,继续服用上方。

再诊:2010 年 6 月 19 日。患者无明显自觉症状,肝区无胀痛,偶有胃部不适,食欲正常,大便日行 1 次。舌红苔薄白,脉细弦。CT 平扫示肝右叶病灶大小为 11.5 cm×11 cm。继以前法治疗,调整处方如下:炙黄芪 10 g,焦白术 15 g,党参 10 g,茯苓 10 g,当归 10 g,生地黄 10 g,枸杞子 10 g,川芎 10 g,莪术 10 g,三棱 10 g,泽泻 10 g,龙葵 15 g,半枝莲 30 g,白花蛇舌草 30 g,守宫 10 g,炒麦芽 18 g,焦三楂 18 g,六神曲 18 g,炙甘草 6 g。

又诊:2011 年 7 月 4 日。患者一般情况中等,未诉明显不适,饮食睡眠正常,大便偏干,舌苔薄白,脉弦。复查 CT 示:肝右叶巨大肿块,大小为 12.5 cm×11.5 cm。处方如下:炙黄芪 30 g,党参 10 g,焦白术 15 g,茯苓 10 g,当归 10 g,生地黄 10 g,枸杞子 10 g,川芎 10 g,莪术 10 g,三棱 10 g,泽泻 10 g,龙葵 15 g,半枝莲 30 g,白花蛇舌草 30 g,守宫 10 g,炙鳖甲 10 g,炒麦芽 18 g,焦山楂 18 g,六神曲 18 g,炙甘草 6 g。上方适当加减,长期服用。

2012 年 5 月 29 日复查 CT 肝右叶病灶大小为 12.5 cm×11.8 cm;2013 年 6 月 14 日复查 CT 肝右叶病灶大小为 13 cm×12 cm。2014 年 10 月 7 日复诊:患者一般情况良好,未诉明显不适。查 CT 平扫示肝右叶病灶大小为 14 cm×12.5 cm。继续口服上方汤剂。目前患者一般情况良好,精神、食欲正常,生活质量良好。

倪晶,华海清.中药治疗肝癌获长期生存一例[J].海南医学,2015,26(9):1383-1385.

按语:本例患者既往有慢性乙型肝炎、肝硬化病史多年,且患者年事已高,体质相对虚弱。但是其临床无症状,舌苔基本正常,脉细弦,几乎"无证可辨",因此结合腹部 CT、肝脏 MRI 以及实验室检查,明确原发性肝癌(肝细胞)的诊断,分期 BCLC-A 期。因患者年事已高,如行手术切除,风险较大,不甚适宜;介入治疗因患者担心毒副作用而拒绝治疗,所以一直采用中医药治疗。在治疗上采取扶正固本法为主,兼以攻毒散结。在长达服 8 年多的时间里,采用八珍汤、六味地黄汤等名方加减扶正培本;予以白花蛇舌草、半枝莲、山慈菇、龙葵、守宫等抗癌解毒,三棱、莪术、鳖甲等活血散结,通过合理的配伍,取到了满意的疗效。白花蛇舌草、半枝莲、山慈菇、龙葵、守宫、三棱、莪术等药物有直接抑制癌细胞生长的作用,与扶正方药联合,共同起到抗击肝癌细胞生长的作用,因此临床起到了较好的疗效。

【注解】守宫,壁虎的别称,味咸,性寒,小有毒,归肾、肝经。功效:祛风,定惊,止痛,散结。常用于肿瘤的治疗。

红藤,味苦,性平,归肝、大肠经。功效:败毒消痈,活血通络,祛风杀虫。

案例8:和××,男,36 岁,干部。住院号 266615,患者于 1991-9-26 以晚期肝癌、肝癌破裂,行剖腹探察,肝右动脉栓堵,腹腔清理术后 70 d,皮肤巩膜黄染 6 d,由肝胆外科转入我科。患者手 3 个月前,作 B 超时发现肝右前叶可见一 4 cm×4 cm 稍增强光团,CT 示肝右前叶可见一 7.2 cm×5.0 cm 低密度影,边界模糊;磁共振报告:肝右叶原发性肝癌(大小 6 cm×8 cm)。碱性磷酸酶(15.915 mg/100 mL),胆固醇高(351 mg/L),AFP、血清铁蛋白正常,HBsAB(+):HBeAg(+)。患者除感觉乏力外,余无特殊不适感。查体,肝脾不大。诊断为原发性肝癌。住院准备手术切除,但住院 2 个月后突然出现腹痛,急给剖腹探察,发现肝癌巨块约 7 cm×10 cm 已破裂,腹腔内有大量鲜血,约 1 000 mL,因不能切除故给行肝右动脉栓堵(栓堵液为阿霉素 60 mg+泛影葡胺 20 mg+碘化油 10 mL),同时给腹腔清理,术后 7 d 拆线,伤口愈合良好。70 d 后感头昏、乏力加重,皮肤巩膜黄染,黄疸指数 53 μmol/L,谷丙转氨酶(GPT)高达 100 U,复查 CT,肿块与原无明显缩小,考虑肝转移或化疗引起的肝细胞破坏,外科给保肝对症治疗 1 周,效果不显,症状反而加重而转入我科时,头昏、乏力、腹胀、纳呆、尿黄、皮肤巩膜黄染、黄色鲜明,性情急躁易怒、舌红、苔黄腻、脉弦数。刘老根据病史,结合脉证,诊断为积症,辨证为肝肾阴虚,湿热延盛,遂用标本同治法,给滋补肝肾,清热利湿,佐以疏肝理气。

方用:生地 12 g,山药 15 g,女贞子 12 g,丹皮 18 g,栀子 12 g,茵陈 30 g,柴胡 9 g,山楂 30 g,车前子 15 g,服上药 10 剂,黄疸明显消退,因腹胀不减再加用枳壳 12 g,莱菔子 15 g 以消胀理气,连服 2 周,乏力、腹胀、黄疸消失,复查黄疸指数正常,B 超报告肝内肿块明显缩小,去掉清热利湿之剂。以补肾为主(方用生地、山药、女贞子、丹皮、栀子、柴胡、川楝子、山楂、当归)连服 1 个月后转外科行门静脉右支栓堵术。术后 2 周,复出现乏力、纳呆、胁下胀满,但皮肤巩膜微黄,黄疸指数 24 μmol,GPT 50 μmol,舌红、苔黄腻、脉弦。辨证用药同上,服药 10 d 后症状基本消失,20 d 后化验肝功,黄疸指数正常,碘试验(+),高田氏反应(+),B 超报告"肝光点增多"。结合舌红、苔薄黄、脉弦细,辨证属肝阴不足,给予六味地黄汤加枸杞子、女贞子、丹参、川楝子、当归,以充其根,养其肝,统其气血。连服两个月。除口干外,余无特殊不适感,B超报告肝光点增多,增粗,肝内原肿块消失,脾脏略大。辨证同上,用上方加红花1 g,郁金6 g,继服2个月,同时加服益肾饮,日二支分早晚服,症状基本消失,肝功好转,出院。出院后坚持服六味地黄丸、益肾饮。后每月复查,肝功、甲胎蛋白、血清铁蛋白、B超观察2个月,未见复发迹象。该患者通过用补肾化瘀治疗,改善了症状,赢得了手术栓堵机会,从发病至今1年零3个月,生活起居正常,已上班3个月,目前无特殊不适感。

郑清莲.刘茂甫教授用补肾化瘀法治疗中、晚期肝癌的经验[J].中国中医药科技,1995(2):35-36.

按语:肝藏血,肾藏精,"精血同源",二者在生理上相互为用,在病理上相互影响。患者属肝癌晚期,肝失所养,肾精不足,疏泄失常,使机体内气机的升降出入失常,水液不能正常输布,湿热交结,见乏力、腹胀、纳呆、黄疸等症。故治疗用标本同治法,给滋补肝肾,清热利湿,佐以疏肝理气,正气得复,邪气也就渐驱。在药物的运用上,以女贞子、山药、生地黄滋阴补肾;用牡丹皮、柴胡理气活血化瘀;用车前子利湿化瘀;用山楂消食化瘀;用栀子泄火化瘀。后又选用六味地黄汤加枸杞子、女贞子、丹参、川楝子、当归,以充其根,养其肝,统其气血。治疗特点为"补益攻伐相兼而进",补肾药贯穿始终,但补而不过腻,以防瘀血难除,故化瘀以疏通肝气,调理气血,切勿乱用破血攻下、逐水之峻剂,以免耗伤正气。

案例9:患者徐某,女,69岁。2009年5月27日初诊。既往有慢性乙肝病史。患者2008年9月,因"肝区疼痛不适1月余"于当地医院查B超示:"肝占位",并行"射频消融"治疗1次。至我院门诊寻求中医治疗。复查B超:肝占位(3.5 cm×3.0 cm),介入术后,脾大,脾静脉迂曲,肝光点增粗,肝囊肿,胆总管扩张。肝功能:AST/ALT 34/16 U/L,ALB 28.3 g/L,ALP/GGT 150/12 U/L,TB/DB 40/15.9 μmol/L。刻下:胃脘胀满不适,下肢凹陷性水肿,夜寐梦多,小便黄,量可,大便调,舌质偏红,苔薄白小腻,脉细弦。辨证肝阴虚夹湿。

处方:玉米须30 g,茵陈20 g,连皮茯苓15 g,白花蛇舌草15 g,炒薏苡仁30 g,半枝莲15 g,酸枣仁15 g,红景天15 g,冬瓜皮15 g,炒枳壳10 g,川百合30 g,炒谷麦芽(各)15 g。水煎服,日1剂。并嘱患者适当进食瘦肉等蛋白含量高的食物。

1月后复诊,患者下肢水肿好转,小腹胀,嗳气,小便黄,腰痛,梦多,舌质红,苔薄白小腻,脉小弦。复查B超示:肝右叶占位(2.2 cm×2.2 cm),余基本同前。处方:上方玉米须改15 g,去冬瓜皮,加炙远志5 g,川怀牛膝(各)15 g,车前子(包煎)15 g。后定期随诊调方,患者症状逐渐好转。

2010年11月25日复诊:复查B超:肝硬化可能,肝囊肿,脾肿大,胆总管扩张。就诊时患者除右胁偶有不适,牵及后背,及夜间口干外,其他症状不著。后患者复查B超亦无占位。患者至今仍定期自行至门诊复诊服用中药调理。

庄陈英,邵铭.邵铭治疗原发性肝癌经验[J].四川中医,2011,29(10):15–16.

按语:本例患者明显病位在肝,肝病则木郁,木郁则横逆脾土,致脾胃虚弱,射频消融术后,更耗伤正气。患者出现肝阴虚、气滞瘀阻及夹湿的表现,虚实夹杂。治疗应以扶正为主,祛邪为辅。治疗中选玉米须、茵陈、冬瓜皮化湿利尿,疏肝利胆;同时辅以白花蛇舌草、半枝莲等抗癌"毒"药物;且如《黄帝内经》言"有胃气则生,无胃气则死",始终不忘顾护脾胃,选用炒薏苡仁、炒谷麦芽、炒枳壳等健脾益气,理气和胃;同时,患者有失眠多梦的症状,这与肝性暴急,体阴用阳,多气多火,阴血不足的生理特性相一致,应顺肝之生理特性,用柔肝缓急之品川百合以舒肝气,柔肝体,养肝阴。在后续诊治中,随证加减用药,药性平和,没有过度攻伐的药物,使患者正气逐渐增强,祛除毒邪,最终癌瘤消失。

案例10:许某,男性,62岁。1990年11月体检时发现,AFP呈阳性,后经B超与CT检查确诊:肝左外叶癌肿块3 cm×4 cm。1991年1月30日在某医院手术切除肿瘤。由于患者有3个兄弟分别于1971年、1986年、1990年死于肝癌,故许某术后即求助于中医中药治疗。先后由导师钱伯文教授和笔者共同诊治,8年来连续服用中药从未间断过,并每隔半年进行1次体检复查,迄今为止情况正常。术后曾化疗2次,因反应太大未能继续,以后一直服用中药治疗。由于患者常有胁胀、口干、鼻衄、牙龈出血等症,且苔少舌红,脉弦细,故基本治法为养阴生津、清热凉血,少佐疏肝理气解郁之品。8年中处方变动很多,使用最多的处方是:天花粉30 g,南北沙参各15 g,仙鹤草30 g,知母15 g,玉竹15 g,生地黄15 g,茯苓30 g,生薏苡仁30 g,地骨皮20 g,炙鳖甲10 g,煅牡蛎30 g,象贝母30 g,白花蛇舌草20 g,天龙3条,平地木15 g,八月札10 g,赤白芍药各20 g。药后患者感觉较舒服,不但提高了生活质量,还起到了抗复发作用。

张存义,钱心兰.扶正祛邪法治疗肝癌之体会[J].上海中医药杂志,2000,34(11):22-23.

按语:该患者肿瘤切除术后,正气已虚,病邪耗气伤阴,表现出乏力、舌红少苔等气虚阴亏之象,也有胁胀、口干、鼻衄、牙龈出血等血热之象。在患者的治疗中,选用天花粉、知母、生地黄等清热泻火;选用仙鹤草收敛止血;选用疏肝理气药时,强调力戒温燥劫阴,选取药性柔润、理气不伤阴的八月札;辅以白花蛇舌草、天龙清热散结;至于扶正,则根据"见肝之病,当先实脾"之旨,以益气健脾、养阴生津的药物为主,既选取南北沙参、玉竹、赤白芍药、女贞子、墨旱莲、炙鳖甲等。尽管肝癌恶性程度很高,但只要辨证用药得当,仍能使症状改善,甲胎蛋白与癌胚抗原等指标下降,提高生活质量并延长生命。

【注解】平地木,味辛、微苦,性平,归肺、肝经。功效:化痰止咳,利湿,活血。

案例11:朱某某,男,46岁。2001年9月9日初诊。有肝癌家族史,去年6月8日体检发现肝占位后手术切除,术后病理提示为"肝右叶高分化小肝癌",术后9 d行介入化疗术1次,之后病情平稳。上月中旬复查CT发现紧邻原病灶处又见肝癌复发病灶,遂求中医诊治。诊见面黄不华、疲劳乏力,余无所苦,舌质暗、苔淡黄腻,脉细弦数。检查肝功、甲胎蛋白、乙肝病毒标志物均正常。证属肝肾不足、气阴两虚、热毒痰瘀互结。治宜消癌扶正,复法治之。

处方:炙鳖甲先煎10 g,地鳖虫5 g,莪术10 g,白花蛇舌草25 g,石见穿25 g,半枝莲25 g,漏芦12 g,山慈菇15 g,生黄芪15 g,天门冬12 g,枸杞子10 g,鬼馒头15 g,灵芝6 g,蜈蚣3条,仙鹤草15 g,生薏苡仁20 g,生白术15 g,制南星10 g。21剂,常法煎服。

二诊:2001年10月31日。肝区隐痛,大便日行,偏干,食纳平平,腹胀气稍多,寐差多梦,舌质暗、苔黄薄腻,脉小弦滑。上方加炙蟾皮3 g,鸡血藤15 g,八月札12 g。14剂,继服。

三诊:2001年12月12日。连续服用上方40余剂,复查CT提示肝右叶病灶从4.5 cm×5.0 cm缩小到3.0 cm×4.0 cm,AFP正常,肝功能正常,自觉肝区隐痛,食纳、二便正常,梦多,精神尚可,舌质紫、苔淡黄腻,脉小弦滑。病者信心大增,仍守原方加味。9月9日方加炙蟾皮5 g,鸡血藤20 g,八月札12 g,泽漆12 g,枸杞子12 g,改生黄芪20 g,仙鹤草20 g。

此后一直以上方为基本方随证加减,失眠严重时加夜交藤25 g、合欢皮15 g,血糖偏高时加大生地、地骨皮。2002年3月6日CT复查示"肝右叶肿块缩小至2.7 cm×3.3 cm",2002年8月14日B超提示肝右叶肿块缩小至2.0 cm×1.9 cm,2002年10月23日复查B超示肝右叶肿块消失,2002年12月25日住解放军某医院复查,仍未见原肝右叶肿块,2002年底作肝穿刺检查,仅见少量黑液细胞,未见癌细胞。

陈四清,张成铭,叶丽红.消癌扶正法治疗肝癌介入后复发[J].江苏中医药,2007(02):42-43.

按语:患者由于肝癌癌毒阻肝,损伤正气、累及五脏,导致气阴两伤。诊见面黄、乏力、舌质暗、苔淡黄腻、脉细弦数等临床证候。此次见肝癌复发病灶,故治疗时既注意扶正药物的应用,又重视消除癌毒药物的运用。药用八月札、莪术疏肝理气解郁,山慈菇、制南星、生薏苡仁、泽漆化痰软坚消癌,地鳖虫、莪术活血化瘀消癌,漏芦、半枝莲、白花蛇舌草、石见穿清热解毒消癌,蜈蚣、蟾皮以毒攻毒消癌,祛邪以扶正。配合炙鳖甲、生黄芪、白术、枸杞子、天门冬、鬼馒头、灵芝、仙鹤草、鸡血藤益气养阴,活血补血,匡正以祛邪。诸药合用,共奏消癌扶正之功,患者复发肿块逐渐消失,且穿刺检查未见癌细胞。

【注解】鬼馒头,别名木馒头,薜荔果,木莲,鬼臼。酸,平。归肾、胃、大肠经。功效:补肾固精,通乳,活血消肿,解毒。体内试验药理证实对肿瘤有抑制作用。

案例12:患者李某,女,62岁,主诉:间断右胁痛3个月,加重伴发热半个月。既往慢性乙型肝炎病史30年,原发性肝癌介入术后3个月。自2015年1月行肝癌介入治疗后出现发热,午后及夜间明显,就诊于某三甲医院,给予抗生素治疗(具体用药不详),病情无明显改善,为求中医药治疗于2015年4月24日前来我科就诊。症见:右胁痛,发热,夜间尤甚,体温波动在38 ℃左右,倦急乏力,口干,唇色干红,盗汗,纳眠差,小便黄,夜间尿频,大便干,日1次。舌质红,苔少,脉细数。查血常规无显著异常。中医诊断:内伤发热;辨证:阴虚火旺,热灼营阴。西医诊断:原发性肝癌。治宜滋阴补虚、清营透热。

处方:清营汤加减,水牛角、黄芪、瓜蒌各30 g,生地黄、金银花、连翘、玄参、竹叶、丹参、麦冬、石斛、天花粉各15 g,黄连5 g,大黄后下3 g,蜈蚣、守宫各2条,7剂,日1剂水煎取汁300 mL,早晚饭后分服。

二诊:诉体温有所下降,波动在37.5 ℃左右,且发热时间缩短,睡眠尚可,仍盗汗,小便较前好转,大便尚可。舌质红、苔薄黄,脉细。于上方加当归六黄汤,当归、黄柏、黄芩各10 g,熟地黄15 g,另黄芪加量至50 g,5剂,服法同前。

三诊:诉服药了3 d后体温即恢复正常,无盗汗,二便转为正常,后一直未再发热。

刘雪,邓厚波,李婷,等.刘铁军教授运用经典方辨治中晚期肝癌发热的临床经验[J].中西医结合肝病杂志,2016,26(2):107-108.

按语:该患者发热是由于脏腑虚损,耗气伤阴,阴液亏乏,阴不制阳,虚阳浮越于外所致,以阴虚为本,燥热为标。症见乏力,口干,唇色干红,盗汗,纳眠差,小便黄,大便干,舌质红、苔少,脉细数,均是一派阴虚之象。治疗以滋阴润燥,凉血解毒兼以益气法治之,方能药到病除。方选清营汤加减,此方遵《素问·至真要大论》"热淫于内,治以咸寒,佐以甘苦"之旨,方中水牛角清解营分热毒;又以麦冬清热养阴生津、玄参滋阴降火解毒;用金银花、连翘、竹叶清热解毒,轻清透泄,使营分热邪有外达之机,促其透出气分而解,此即"入营犹可透热转气"之具体应用;黄连苦寒,清心解毒;丹参清热凉血,并能活血散瘀,可防热与血结;天花粉、石斛二药合用,共奏养阴生津之效;瓜蒌、大黄二药表里为用,宽胸理气,润肠通便。二诊时体温下降,前方奏效,仍盗汗,遂用当归六黄汤以滋阴泻火,固表止汗。方中黄芪、当归、生地黄、熟地黄补气益血,黄连、黄芩、黄柏清上、中、下三焦之火以除烦。治疗过程中注意随证遣药,防微杜渐,标本兼顾,此后未在发热。

案例13:欧某,男,50岁,无业。患者2010年12月出现头晕、明显腹泻,自服诺氟沙星胶囊疗效差。2011年3月6日至当地医院查肝脏B超和增强CT示:肝癌(右)伴门脉癌栓。2011年3月12日出现发热,体温达38.6 ℃,先后在某军医大学,分别行肝脏介入(TACE)和CIK细胞免疫治疗。2011年4月27日第3次入院,当天行CIK细胞免疫治疗,次日抽血化验示:

WBC 4.22×10⁹/L,NEUT 74.1% ,TBIL 26.7 μmol/L,ALB 31.5 g/L,ALT 24.8 U/L,AFP 4.5 μg/L。肝脏增强 CT 示:肝右叶巨块型肝癌,灶部分活动;门脉左支、主干癌栓,门脉右支受侵可能;肝硬化、少量腹水、脾脏增大、胃底静脉曲张。西医诊断:①原发性肝癌(右)伴门静脉癌栓;②肝炎后肝硬化(失代偿期);③乙肝病毒携带者。入院后予保肝、利尿、抗病毒、增强免疫力等治疗。2011 年 5 月 4 日查房:患者发热 50 余天,体温高达 38.6 ℃,数次高达 40 ℃,情绪差或生气时热势高,自发热起一直服新癀片治疗,用药后热势一过性下降,仍反复发热。刻下伴消瘦乏力、稍口渴、不欲饮、食欲减退、上腹胀、眠差、肝区时有疼痛、大便稀、舌淡红、苔薄白、脉细数。综合病史,分析病情:中医认为"邪之所凑,其气必虚"西医抗肿瘤治疗和长期发热,均损伤人体正气,正气不足是目前主要矛盾。脾胃为"后天之本、气血化生之源"。脾胃虚弱,运化无力,肌肉失养,出现消瘦乏力、食欲减退、大便稀。腹水利尿治疗致循环血量不足,脉道失充,出现口渴,脉细数。长期发热,多次检查无感染证据,考虑癌性发热可能性大,热入营血,稍口渴、不欲饮。癌邪伤肝,肝疏泄失常,气机不畅时热势高。中医辨证为"气阴两虚、热入营血,兼肝失疏泄"。中医治法:益气滋阴以扶正,清热凉血以祛邪兼疏肝理气。

处方:党参 20 g,炙黄芪 20 g,炒白术 20 g,茯苓 10 g,焦山楂 10 g,炒麦芽 10 g,山药 20 g,陈皮 10 g,木香 6 g,南沙参、北沙参各 10 g,麦冬 10 g,石斛 10 g,牡丹皮 10 g,赤芍 10 g,生地黄 10 g,延胡索 10 g,柴胡 6 g,香附 10 g。药物为免煎颗粒剂,共 3 剂,开水冲服,每日 1 剂,分 2 次服,继服新癀片。服 2 剂后体温,恢复正常其他症状亦有好转。3 剂后调方,去清热凉血之药物,以扶正为主,坚持服用随访 1 月未见再次发热。

吴孝雄,罗明.晚期肝癌顽固性发热验案[J].长春中医药大学学报,2011,27(6):962.

按语:本案患者因肝癌癌毒引起脏腑虚损,经抗肿瘤治疗后,正气虚损更重,阴不制阳,热入营血,而致发热,且在气机不畅时热势加重,同时患者脾胃虚弱,运化失司,出现消瘦乏力,食欲减退,便溏等症状。该患者气虚、阴虚、气郁、血热等病机综合在一起,治疗以"扶正祛邪"为治疗原则,益气滋阴以扶正,清热凉血以祛邪,兼以疏肝理气。药用陈皮、木香、延胡索、柴胡、香附以疏肝解郁理气;党参、黄芪、茯苓、山楂等健脾益气;南沙参、北沙参、石斛、麦冬以养阴生津;牡丹皮、赤芍、生地黄以清热凉血。用药抓住疾病的主要矛盾,从而药证相符。

案例14：李某，男，38 岁。1990 年 1 月 5 日初诊。3 个月前出现肝区疼痛，经 B 超检查发现肝脏占位性病变，怀疑肝癌（巨块型），无法手术切除，故求中医诊治。症见胁下肿物与脐平，坚硬如石，夜间痛甚，心烦急躁，夜不能眠，口干渴。舌质红、少津，脉细数。证属热毒瘀结，气阴两伤。治以清热解毒，活血散结，益气养阴。

处方：太子参、白花蛇舌草、半枝莲各 30 g，麦冬、延胡索各 20 g，蜈蚣 3 条，炮山甲、地鳖虫、木香各 10 g，鸡内金 15 g，阿魏冲服、血竭冲服各 5 g，三七 6 g。上方加减治疗，肝区疼痛减轻，肿块变软缩小，病情稳定，共存活 3 年。

郝现军，王冠民，秦金堂，等.郭书升治疗肝癌 2 例实录[J].浙江中医杂志，2008（6）：354.

按语：本例患者由于脏腑亏虚，气阴两虚，且肝气失于调达，气血郁遏不通，毒瘀凝结，出现夜间痛甚，心烦急躁，夜不能眠，口干渴，舌红少津，脉细数等症。证属热毒瘀结，气阴两伤，故用益气养阴、解毒散结之法，扶正祛邪兼施。方中以太子参补脾益肺，益胃生津；麦冬养阴生津，清心除烦；白花蛇舌草、半枝莲、蜈蚣清热解毒抗癌；延胡索、木香疏肝行气；炮山甲、地鳖虫、阿魏、血竭、三七活血消瘀，软坚散结。辨证准确，用药得当，故而取效明显。

【注解】阿魏，用药部位为树脂，味苦、辛，性温；归肝、脾、胃经。功效：化症、散痞、消积、杀虫。《新修本草》："主杀诸小虫，去臭气，破症积，下恶气。"《本草衍义补遗》："消肉积。"

案例15：张某某，男，70 岁。于 1996 年 1 月 25 日以"中腹部不规则疼痛"为主诉就诊于某省级医院，检查 AFP>400 μg/L，B 超提示：右肝占位性病变。拟诊：PLC。于 1996 年 2 月 23 日进行手术治疗。病理检查确诊为原发性肝癌。术后恢复良好，3 月 24 日复查 AFP 为 35 μg/L。4 月 15 日复查 AFP 上升到 230 μg/L。经超声显像和 CT 检查，均无发现肝内复发病灶，病人要求中医治疗。症见夜寐不宁，口干纳少，皮肤有蚁行感，便溏，舌红少苔，脉左弦右细。体检：T 36.8 ℃，BP 120/70 mmHg，神清，心肺（-）。手术伤口愈合良好，腹部无压痛，肝脾未触及。中医辨证：气阴亏虚，热毒复盛。

治宜养阴益气,清热解毒抗癌。方用抗肝癌Ⅰ号配合一贯煎合四君子汤加减。

药用:①抗肝癌Ⅰ号九剂,每次1粒,2次/d;②中药复方:生地15 g,麦冬15 g,枸杞子12 g,酸枣仁12 g,茯苓10 g,白术9 g,猪苓10 g,白芍12 g,夜交藤10 g,知母9 g,白花蛇舌草15 g,半枝莲15 g,甘草3 g。水煎服,日服2次,1日1剂。治疗10 d后,病人来复诊,前述症状明显好转,药中病机,守方再治。治疗30 d后,复查AFP为38 μg/L。随后,病人坚持接受中医辨证治疗,每2个月查1次AFP,一直保持在40 μg/L以下。

陈小峰,赖畅钦.抗肝癌Ⅰ号阻断肝癌患者术后甲胎蛋白升高的临床应用[J].福建中医学院学报,2002(02):20-21.

按语:PLC时,患者血清中出现的甲胎蛋白主要来源于肝癌细胞。甲胎蛋白的变化与肝癌的生长有密切的关系。本病例为肝癌术后,过了一定时间,甲胎蛋白再度升高,虽然一时没有发现癌症复发,但这显然是肝癌复发的前兆,故患者选择中医中药治疗,预防复发。症见夜寐不宁,口干纳少,便溏,舌红少苔,脉左弦右细。辨证为气阴亏虚,热毒复盛,治宜养阴益气,清热解毒抗癌。在使用生地黄、白花蛇舌草、半枝莲清热解毒的同时,给予麦冬、知母益气养阴,猪苓、茯苓利水渗湿,夜交藤、酸枣仁养心安神,白术补脾益胃。取得了较好效果,这也说明采用中医药治疗恶性肿瘤,应坚持中医理论的指导。

案例16:赵某,男,65岁,2019年2月因"肝癌术后1月"初诊。患者于2019年1月初因上腹部隐痛,就诊于咸阳市中心医院,行腹部CT提示肝癌,于2019年1月10日行肝脏切除术,术后病检示:肝脏巨块型中分化肝细胞性肝癌伴大片坏死,癌组织侵及肝被膜。术后口服索拉非尼片(20 mg,日2次),其间未出现明显不适症状,现为求中医药治疗就诊。症见:腹部手术伤口处偶有疼痛,口咽干燥,全身稍感乏困,食纳不香,夜休尚可,二便基本正常,舌体大,舌中有裂纹,舌质淡红,苔白腻,脉沉细。中医诊断:肝癌病,肝肾阴虚证;西医诊断:原发性肝癌(肝脏切除术后);中医治以补益肝肾、滋阴疏肝为法。

处方:生地20 g,当归15 g,北沙参15 g,麦冬12 g,枸杞子12 g,炒白芍15 g,醋延胡索15 g,醋川楝子5 g,焦山楂10 g,厚朴10 g。12剂,每日1剂,免煎颗粒,沸水冲服,日2次,口服。

二诊:2019 年 3 月 6 日。患者诉伤口仍偶感疼痛,口干及全身乏困较前好转,食欲较前好转,夜休欠佳,夜间入睡困难,辗转反侧,无法入眠,在前方基础上加以制远志 15 g,炒酸枣仁 12 g,煅磁石 20 g,煅龙骨 20 g 以重镇安神,共 15 剂。

三诊:2019 年 3 月 27 日。患者诉睡眠较前有所改善,睡眠时间延长,食纳可,小便正常,大便干,舌质红,舌面干燥,舌中裂纹较前稍缓解,苔白腻,脉沉弦。患者此次舌质较红,肝肾阴虚,虚火内动,火性炎上,耗伤肠道津液致大便干,在前方基础上加以熟地黄 10 g 以补益肝肾,加牡丹皮 15 g,焦山栀 10 g 以清热,患者大便干,加以郁李仁 10 g,火麻仁 20 g 以润肠通便,患者食纳可,遂原方减去焦山楂,共 21 剂。

四诊:2019 年 5 月。患者腹部手术伤口愈合良好,天气变化偶感疼痛,患者偶有咳嗽、咳痰,色白质稀量少,食纳可,睡眠改善,夜休可,二便基本正常,舌体稍大,舌中有裂纹基本消失,舌质淡,苔薄白腻,脉沉细,气阴两虚状况较前明显改善。见肝之病,知肝传脾,当先实脾,以"治未病"思想指导,予健脾益胃为法,兼燥湿行气化痰。处方:麸炒白术 30 g,炒山药 25 g,茯苓 15 g,茯神 15 g,砂仁 12 g,白豆蔻 12 g,炒薏苡仁 25 g,清半夏 12 g,土贝母 10 g,厚朴 15 g,生山楂 10 g。共 30 剂。

后一直口服中药保守治疗至今,疾病未见复发征象,患者无明显不适症状。

李容容,李仁廷.一贯煎加减治疗肝癌的临证经验总结[J].中医肿瘤学杂志,2021,3(01):53-55.

按语:本案患者以口咽干燥,乏困,纳差为主要表现,结合舌有裂纹,脉沉细,四诊合参,辨为肝肾阴虚证。治以补益肝肾、滋阴柔肝,方用一贯煎加减。生地黄补益肝肾之阴,用量最大为君药;沙参、麦冬、当归、枸杞子、白芍柔肝养血为臣;佐以少量川楝子疏肝气、清肝热;疏肝养肝共用,顺应了肝体阴用阳的生理特性;醋延胡索、厚朴、山楂行气化湿活血兼和胃助消,也能防滋阴药物滋腻碍胃,阻滞气血运行,诸药合用,共奏滋阴疏肝之功;二诊时患者症状较前好转,诉眠浅难寐,辨证为肝阴不足,魂不守舍,故守原方加煅龙骨、制远志、炒酸枣仁、煅磁石敛阴潜阳,安神助眠;三诊时患者大便干,舌质红,舌面干燥仍为阴虚有热,故加熟地黄补益肝肾,牡丹皮、山栀清肝热,郁李仁、火麻仁润肠通便;四诊患者阴虚症状缓解,偶有咳嗽、咳痰,因脾为生痰之源,故调整治法为健脾化痰。整个诊治过程以滋阴疏肝为核心,顺应肝体阴用阳的生理特性,并注重脾胃,准确辨证,灵活加减,切中病机,故能稳定病情。

案例17:患者,女,49 岁,2013 年 4 月 22 日初诊。主诉:乏力、纳差、尿黄 2 年余。患者 2 年前无明显诱因下出现乏力,纳差,尿黄,无全身及巩膜黄染,无恶心、呕吐等不适,确诊为原发性肝癌。2011 年 10 月 27 日行 TACE,后患者定期复查,MRI 多次提示复发,并于 2012 年 2 月 13 日、2013 年 3 月 10 日行肝癌经皮肝穿刺微波热凝术。既往有慢性乙型病毒性肝炎病史 20 余年。近查 AFP 42.41 μg/L,WBC $2.9×10^9$/L,腹部 MRI 提示肝硬化、脾肿大、胆囊结石、腹水。刻诊症见:右胁隐痛不适,双目干涩,耳鸣,胃脘胀,多食则甚,夜寐欠安,大便日行一次,舌质略紫暗、苔薄,脉细弦。西医诊断:原发性肝癌。中医诊断:肝积(正虚邪恋,气阴两伤证);治法:益气阴,祛邪浊。

处方:党参 30 g,黄芪 20 g,白术 12 g,猪苓 30 g,茯苓 30 g,女贞子 18 g,枸杞子 20 g,仙茅 15 g,制黄精 30 g,白花蛇舌草 30 g,七叶一枝花 9 g,猫人参 30 g,莪术 12 g,延胡索 20 g,炒川楝子 10 g,平地木 18 g,炒酸枣仁 20 g,五味子 10 g,三叶青 20 g,薏苡仁 30 g。14 剂,水煎服,每日 1 剂,水煎分早晚两次温服,另嘱患者每日取薏苡仁 30 g 煮粥晨服。

二诊:2013 年 5 月 11 日。药后右胁隐痛减轻,胃脘较前舒如,耳鸣减轻,夜寐安,舌脉如前,上方加半枝莲 15 g。21 剂,每日 1 剂,水煎分早晚两次温服。仍每日以薏苡仁 30 g 煮粥晨服。

三诊:2013 年 6 月 1 日。AFP 21.68 μg/L,脘胁舒如,夜寐又见不安。上方去延胡索、川楝子,改酸枣仁 30 g,加丹参 20 g。14 剂,每日 1 剂,水煎分早晚两次温服。仍每日以薏苡仁 30 g 煮粥晨服。

四诊:2014 年 4 月 12 日。患者因故停药 8 个月余,查 AST 48 U/L,GGT 179 U/L,舌质略暗,苔薄,脉弦,治宜扶正祛邪为续,清热利湿。上方去酸枣仁、平地木,加藤梨根 30 g、黄毛耳草 30 g、茵陈 30 g,14 剂,每日 1 剂,水煎分早晚两次温服。仍每日以薏苡仁 30 g 煮粥晨服。

后续在四诊方基础上予滑石、金钱草、郁金等药物加减治疗,患者肝功能逐渐好转。患者仍定期门诊复诊,服药至 2018 年已 5 年余,诸症稳定,近腹部 MRI 提示肝癌射频术后改变,右肝内胆管扩张,肝硬化,脾肿大,胆囊结石,血常规提示 WBC $3.3×10^9$/L,肝功能未见异常。

黄硕,叶娜妮,张依静,等.何若苹辨治原发性肝癌经验[J].中医杂志,2019,60(09):737-740.

按语:本案患者肝病多年,且正值围绝经期,肝肾渐衰,又经微波热凝术后,肝肾之阴愈加受损。肝肾阴亏,两窍失养,则两目干涩、耳鸣;肝阴不足,肝体失养,肝气因郁,故右胁隐痛;肝病及脾,脾胃运化无力,故胃脘胀,食后尤甚;脾虚则水湿内停,故见腹水;母病及子,心神失养,而见夜寐不安;舌脉为肝肾阴虚略兼血瘀之象。治疗以女贞子、枸杞子、制黄精滋养肝肾之阴;仙茅补益肾阳,取阳中求阴之意;酸枣仁、五味子安神助眠;黄芪、党参、白术、薏苡仁健运脾胃;茯苓、猪苓利水渗湿;白花蛇舌草、重楼、猫人参、三叶青抗癌解毒;延胡索、川楝子、莪术、平地木行气活血止痛。诸药合用,肝阴得补,肝体得用,脾胃得健,故症状得以改善。二诊时患者正气渐复,能耐受攻伐,故加半枝莲增强抗癌解毒之力;三诊时患者夜寐不佳,故去延胡索、川楝子之辛燥,加酸枣仁、丹参以助眠;四诊时患者停药许久,肝阴不足复兼肝胆湿热,肝酶异常,故在滋养肝阴基础上,加茵陈、藤梨根、黄毛耳草清热利湿。整个治疗过程以补益肝肾之阴为主,灵活加减,做到了谨守病机,不失其宜。

【注解】猫人参,味苦、涩,性凉,归肝经。功效:清热解毒,消肿。

平地木,味辛、微苦,性平,归肺、肝经。功效:化痰止咳,利湿,活血。

三叶青,味微苦,性平,归肝、肺经。功效:清热解毒、祛风化痰、活血止痛。药理研究显示,具有抗肿瘤作用。

藤梨根,即软枣猕猴桃的根,味酸、苦涩,性凉。归肺、肝、大肠经。功效:清热利湿,疏淤通络,祛风除痹,解毒利尿,止血消肿。现代药理研究表明:藤梨根对结肠癌细胞和肝癌细胞有一定的抑制活性。

黄毛耳草,味苦;性凉,归肝、胆、膀胱、大肠经。功效:清热利湿,消肿解毒。

案例18:患者,男,64岁,2016年7月12日初诊。主诉:肝癌化疗后4月余。患者既往慢性乙肝病史30余年,2014年11月因疲乏无力于当地医院诊断为"肝右叶占位、乙型肝炎肝硬化、脾功能亢进",无法行根治性手术,后间断行介入治疗。至我院就诊前共行3次肝癌介入化疗+栓塞,末次介入化疗时间为2016年2月25日。但多次复查肿瘤标志物显示甲胎蛋白(AFP)、癌抗原19-9(CA19-9)均明显异常,且患者无法耐受上述治疗,遂停止介入治疗。其后多次因症状加重于当地医院住院治疗。2016 年 6 月再次因病情加重于当地医院住院治疗,其间查腹部彩超:肝内实性占位,胆囊增大,主胰管略宽,脾大。AFP 199.6 μg/L,CA19-9 174.8 U/mL。经保肝降酶、利胆退黄、补充人血白蛋白、血浆等,配合腹腔穿刺放腹水等治疗后症状好转出院。6 月 30 日出院前复查肝功能:TBIL 28 μmol/L,DBIL 8.6 μmol/L,TP 56.2 g/L,ALB 30.1 g/L,CHE 1971 U/L。但出院后症状很快加重,患者于 7 月 12 日来我院就诊。家属以轮椅推入诊室,精神差,情绪低落,患者自诉右胁下积块坚实,顶胀疼痛,腹大胀满,形体消瘦,腰膝酸软,四肢乏力,面色晦暗,间断牙龈出血,口舌干燥,不欲饮食,夜尿频而量少,大便干。全身皮肤可见散在瘀点瘀斑,双上肢明显,双下肢水肿。舌略暗红、边尖有瘀斑、苔略腻,舌下脉络粗长紫暗,脉弦略细,尺脉应手有力。中医诊断:症瘕(肝肾阴虚,兼癌毒内阻)。治以滋养肝肾,兼理气和血,清热解毒,方用六味地黄汤加减。

处方:熟地黄 15 g,生地黄 15 g,山萸肉 15 g,山药 15 g,泽泻 6 g,牡丹皮 10 g,茯苓 6 g,醋鳖甲先煎 20 g,醋龟甲先煎 15 g,当归 10 g,益母草 20 g,泽兰 15 g,陈皮 10 g,丹参 10 g,党参 10 g,焦三仙各 15 g,赤芍 10 g,炒鸡内金 10 g,炙甘草 6 g。7 剂,水煎服,每日 1 剂,早晚分服。在诊疗过程中与患者积极沟通,了解目前心理状态,取得患者信任,并用乐观、积极而又相对放松态度给予患者暗示,尽可能缓解患者紧张、焦虑、恐惧的情绪,建立积极的治疗态度。

二诊:7 月 19 日。患者由家属搀扶步入诊室,精神状态较前明显改善,自诉既往症状均有所减轻,尤以胁痛、乏力、食欲低下等症状改善最为明显,自觉进食稍多即感口中黏腻,咽中生痰,腹胀稍减,仍口干,牙龈出血,夜尿频而量少,大便干。双下肢水肿略减轻,皮肤瘀点瘀斑无明显改变。处方:熟地黄 15 g,生地黄 15 g,山萸肉 15 g,山药 15 g,泽泻 6 g,车前子 10 g,酒大黄 6 g,牡丹皮 10 g,茯苓 9 g,清半夏 6 g,醋鳖甲先煎 20 g,醋龟甲先煎 15 g,当归 10 g,益母草 20 g,泽兰 15 g,陈皮 10 g,丹参 10 g,党参 10 g,焦三仙各 15 g,赤芍 10 g,炒鸡内金 10 g,炙甘草 6 g。7 剂,水煎服,每日 1 剂,早晚分服。

三诊:7 月 26 日。患者自行步入诊室,精神愉悦,自诉仍可触及右胁下积块,但无明显胁痛及腹胀,食欲可,仍有进食较多后喉中生痰,倦怠乏力明显减轻,仍有口干、牙龈出血及夜尿频,双下肢水肿进一步减轻。处方:熟地黄 15 g,生地黄 15 g,山萸肉 15 g,山药 15 g,泽泻 6 g,车前子 10 g,酒大黄 6 g,牡丹皮 6 g,茯苓 9 g,清半夏 6 g,醋鳖甲先煎 20 g,醋龟甲先煎 15 g,当归 10 g,益母草 20 g,泽兰 15 g,陈皮 10 g,丹参 10 g,党参 10 g,焦三仙各 15 g,赤芍 10 g,炒鸡内金 10 g,炙甘草 6 g,三七冲服 2 g,桔梗 6 g。14 剂,水煎服,每日 1 剂,早晚分服。

后患者坚持期期服药,均以六味地黄汤为主方加减,至今 2 年余,病情稳定。

张艳彬.从典型病例谈中晚期发性肝癌的治疗体会[J].中医药导报,2020,26(02):132-133,141.

按语:本案患者肝癌病史多年,多次化疗及介入术后,正气受损,逐渐出现肝肾阴虚的症状。肝阴不足,肝失所养以致肝气郁结,故见情绪低落,胁下疼痛;肝为藏血之脏,肝癌总属热毒居多,热入血分、迫血妄行,肝阴受损,藏血失职,故见牙龈出血,离经之血即为瘀,故见皮肤瘀斑、瘀点;肝肾阴虚,肢体失养故腰膝酸软,四肢乏力;阴液不能上承于口,故口舌干燥;肾失固摄,故夜尿频。水液代谢障碍,而见双下肢水肿。四诊合参,患者辨证为肝肾阴虚兼瘀血水湿,治疗以补益肝肾为大法,方用六味地黄丸加减,且生地黄、熟地黄同用,滋阴之力愈强;配合醋龟甲、醋鳖甲滋阴潜阳,醋鳖甲还能软坚散结;生地黄、牡丹皮、赤芍同用即为犀角地黄汤之意,能凉血活血,体现犀角地黄汤方剂本意之入血就恐耗血动血,只需凉血散血的学术思想;党参、陈皮、炙甘草等药健脾扶正;当归、丹参等药增强活血散瘀的作用;益母草、泽兰活血利水消肿;焦三仙、炒鸡内金消食开胃,防止养阴药物滋腻碍胃。二诊时患者仍以阴虚为主,症状较前改变不大,唯口中黏腻,咽中生痰,故加半夏以燥湿化痰,加车前子利水渗湿,酒大黄活血化瘀;三诊时患者仍有痰,牙龈出血,故守方不变,加三七止血、桔梗化痰;诸药合用,符合病机,辨证加减,故疗效明显,病情稳定。

案例 19:张某某,男,66 岁。2017 年 12 月 8 日因"反复咳嗽、咯痰、气促 2 年,加重 1 月。"入住江西省某医院。2017 年 12 月 11 日查肝肺增强 CT 提示:慢支并感染,右侧胸膜肥厚;纵隔淋巴结肿大;肝内多发类圆形占位,平扫低密度,增强后周边强化,中央见液化坏死,呈"牛眼征",考虑肝转移癌;脾内见低密度结节,考虑转移性病变。胃镜检查提示:十二指肠溃疡。既往吸烟 40 余年,饮酒 30 余年,已戒酒 10 年。经西医治疗后呼吸系统症状缓解,出院后为中药抗癌辗转求诊。2017 年 12 月 30 日,笔者阅读快递过来的增强 CT 片,肝内多发占位,呈"牛眼征",符合转移癌特征。因患者位于江西偏远山区,来沪面诊不便,家属借助微信代诊,刻下:乏力,阵咳,食欲下降,上腹部每日隐痛两三次,体重降低,二便通畅,舌红有裂纹,舌苔黄腻,散在分布,不能获取脉象。西医诊断:转移性肝癌(多发);脾占位,转移癌可能;慢性阻塞性肺病;十二指肠溃疡;纵隔淋巴结肿大。中医辨病:肝癌病;辨证:气阴两虚、湿热内蕴。治法:益气养阴、清热祛湿、抗癌。

处方:党参30 g,白术25 g,茯苓20 g,山药30 g,薏苡仁30 g,陈皮15 g,生地15 g,麦冬15 g,石斛15 g,枸杞子20 g,女贞子20 g,白花蛇舌草60 g,半枝莲30 g,海藻15 g,牡蛎20 g,藤梨根30 g。14 剂,水煎服,每日 1 剂,分 2 次服。

二诊,服药2周后,患者隐痛消失,饭量增多,精神甚。于是效不更方,嘱继服上方。

三诊:2018 年 3 月 6 日。患者出现咳嗽、气促、哮喘,晚上加重。舌红有裂纹,舌苔黄腻面积(范围)较前增多。考虑热毒痰湿加重,遂增加清热、化痰、平喘、抗癌之功,调方为:白花蛇舌草60 g,急性子5 g,白茅根15 g,百部15 g,鱼腥草15 g,蛇莓草15 g,藤梨根30 g,天葵子15 g,海藻15 g,牡蛎先煎20 g,党参45 g,白术30 g,黄芪45 g,麦冬15 g,陈皮15 g,姜半夏9 g,全瓜蒌15 g,薤白10 g,生姜5 片,大枣8 枚。14 剂,水煎服,每日 1 剂,当茶饮(少量多次)。

四诊:服药2周后,患者咳嗽、气急、哮喘基本消失,精神很好,无新的不适。效不更方,嘱继续服用上方(三诊时调的方剂)。

五诊:2018 年 8 月患者康复很好,体重增加。2018 年 8 月 27 日复查肺部增强 CT(CT 号 180827040)提示:慢支并感染,纵隔未见肿大淋巴结。腹部超声提示肝脾回声均匀,未见占位。抽血化验:WBC $7.9×10^9$/L,N%:53.2%,Hb 132 g/L,PLT $173×10^9$/L,TBIL 22 μmol/L(参考值范围 2 ~ 20.1),ALT 15 U/L,AST 22 U/L,Cr:100 μmol/L(参考值范围 50 ~ 132.6)。当地医生证实肝脾病灶全部消失,效不更方,嘱继续每日服用上方。

六诊,2019 年 2 月患者基本无不适,当地医院复查胸片提示支气管炎,腹部超声未见异常,肝脾质地回声均匀。效不更方,嘱上方隔日服用,预防肿瘤复发。

吴孝雄.癌邪理论指导下转移性肝癌中医治验及体会[J].亚太传统医

药,2020,16(07):99-100.

按语:本案患者腹部隐痛,纳呆,阵咳,舌红有裂纹,舌苔黄腻,辨证属阴虚为主,兼湿热内蕴,故治以补益肝肾、清热祛湿并兼顾抗癌解毒。方中生地黄、麦冬、石斛、枸杞子、女贞子补益肝肾之阴;党参、白术、茯苓、山药、薏苡仁、陈皮健脾扶正,取参苓白术散之意;白花蛇舌草、半枝莲、藤梨根抗癌解毒;海藻、牡蛎软坚散结;首诊后患者症状改善,故效不更方;三诊患者出现咳嗽喘促,舌苔黄腻加重,为痰湿热毒贮肺之证,故减滋阴之药,增加宣肺宽胸、化痰止咳之白茅根、百部、鱼腥草、姜半夏、全瓜蒌、薤白等药;做到了方随证变,灵活加减;三诊治疗有效后,又效不更方,防止了病情反弹。

【注解】藤梨根,即软枣猕猴桃的根,味酸、苦涩,性凉。归肺、肝、大肠经。功效:清热利湿,疏瘀通络,祛风除痹,解毒利尿,止血消肿。现代药理研究表明:藤梨根对结肠癌细胞和肝癌细胞有一定的抑制活性。

急性子,别名透骨草、凤仙花,味微苦、辛,性温;有小毒。功效:破血软坚,消积。

天葵子,味甘、苦,性寒。归肝、胃经。功效:清热解毒,消肿散结。

蛇莓草,味甘、苦,性寒,归肺、肝、大肠经。功效:清热,凉血,消肿,解毒。药理研究提示,具有抗癌作用。

案例20:钱某某,女,46岁,苏州人。2015年6月17日初诊。主诉:肝癌术后1个月余。患者于2015年4月17日因腹部不适于苏州某医院行腹部磁共振示:肝右叶1.6 cm×2.3 cm占位,考虑小肝癌可能。遂转诊上海市某医院,于2015年4月24日行特殊肝段切除+胰头探查+肠粘连松解术,病理:右肝小肝癌,2.5 cm×1.5 cm,组织学为特殊类型肝细胞癌-淋巴上皮瘤样癌。2015年5月18日上海东方肝胆医院病理会诊:肝右叶淋巴上皮瘤样癌,切片1、2、4、5号组织:肿瘤组织内见较多腺样结构,CK7+,CK19+,考虑胆管成分;切片3号组织:肿瘤组织内见小片梁索状结构,考虑肝细胞成分。患者未行介入及放化疗治疗。既往史有垂体瘤病史、2型糖尿病病史、高血压病病史、乙肝小三阳病史,目前内科疾病控制良好。刻下:纳寐可,二便调,无明显不适。脉细,舌质暗红,苔薄。西医诊断:肝右叶淋巴上皮瘤样癌术后。中医诊断:内科癌病,肝阴虚证;治法:滋养肝阴,软坚解毒。

处方:北沙参30 g,天冬15 g,生地黄15 g,玄参30 g,川楝子9 g,枸杞子15 g,女贞子12 g,山慈菇15 g,夏枯草12 g,石见穿30 g,蛇六谷30 g,预知子

12 g,炙鳖甲 30 g,生牡蛎 30 g,生薏苡仁 30 g,生山楂 12 g,黄连 6 g,鸡内金 15 g,大枣 15 g。14 剂,每日 1 剂,水煎服。

二诊:2016 年 1 月 20 日。患者一诊后坚持服用中药至今,近日咳嗽有痰,色黄,神疲乏力,大便欠实,脉细,苔薄白腻,质淡红。证属脾虚湿阻,痰毒蕴肺。党参 9 g,炒白术 9 g,茯苓 15 g,杏仁 9 g,贝母 12 g,鱼腥草 30 g,白英 15 g,石上柏 30 g,山慈菇 15 g,蛇六谷 30 g,夏枯草 12 g,生牡蛎 30 g,生薏苡仁 30 g,山药 15 g,紫菀 15 g,焦楂曲各 9 g,鸡内金 15 g。28 剂,每日 1 剂,水煎服。

2016 年 9 月 22 日当地医院 CT:肝右叶癌术后,脂肪肝,胰管扩张,左肾小结石,左肾囊肿,两侧胸膜增厚,两侧乳腺多发钙化灶,腹壁切口疝。

2016 年 12 月 11 日,吴江某医院查 CA19-9 42.8 U/mL;2016 年 12 月 21 日三诊。神疲乏力,左侧胸部及胁肋部疼痛,大便溏薄,脉细,苔薄白腻、质淡红,舌体胖。证属肝郁脾虚,痰湿内蕴。治法:健脾疏肝,化痰散结。党参 9 g,炒白术 9 g,茯苓 15 g,陈皮 9 g,青皮 9 g,柴胡 9 g,白芍 15 g,杏仁 9 g,白蔻仁 6 g,生薏苡仁 30 g,蛇六谷 30 g,山慈菇 15 g,石见穿 30 g,山药 15 g,菟丝子 15 g,木馒头 15 g,焦楂曲各 9 g,鸡内金 15 g。28 剂,每日 1 剂,水煎服。

四诊:2017 年 7 月 19 日。2017 年 3 月 28 日吴江某医院 CT:右肺中下叶局部支气管稍扩张,两侧乳腺多发钙化灶,肝癌术后,肝门部胆管、胰管稍扩张,左肾小结石,左肾囊肿,腹壁切口疝。血 TM(-)。下肢浮肿,二便自调,纳寐可,无胸胁疼痛,无明显乏力。脉细,苔薄白腻、质淡红,体胖。证属脾虚湿阻,痰毒未尽。治法:益气健脾,化痰祛湿散结。党参 9 g,炒白术 9 g,茯苓 15 g,猪苓 15 g,陈皮 9 g,姜半夏 9 g,柴胡 9 g,白芍 12 g,生薏苡仁 30 g,山药 15 g,山慈菇 15 g,蛇六谷 30 g,石见穿 30 g,菟丝子 15 g,木馒头 15 g,焦楂曲各 9 g,车前子 30 g,石菖蒲 9 g,苍术 9 g。28 剂,每日 1 剂,水煎服。

五诊:2018 年 1 月 24 日。胸闷气短,咳嗽,有痰,纳欠佳,大便日行 2～3 次。脉细,苔薄白腻、质淡红,体胖。证属脾虚湿阻,痰毒蕴肺。治法:益气健脾,化痰散结。党参 9 g,炒白术 9 g,茯苓 15 g,杏仁 9 g,浙贝母 12 g,鱼腥草 30 g,预知子 12 g,白蔻仁 6 g,生薏苡仁 30 g,山慈菇 15 g,柴胡 9 g,白芍 12 g,枳实 12 g,怀山药 15 g,蛇六谷 30 g,菟丝子 15 g,木馒头 15 g,紫菀 15 g,焦楂曲各 9 g,甘草 6 g,大枣 15 g,鸡内金 15 g。28 剂,每日 1 剂,水煎服。

2019 年 6 月 30 日随访,病情稳定,患者生活如常人。

周之毅,田建辉,刘嘉湘.国医大师刘嘉湘治疗肝淋巴上皮瘤样癌验案赏析[J].光明中医,2022,37(05):763-765.

按语:患者中年女性,内科疾病多,乙肝病史多年,肝阴暗耗,津液不荣,阴虚内热,故而患者症见脉细,舌质暗红,苔薄。治疗上以滋养肝阴,软坚解毒为主要治疗原则,方中北沙参、生地黄、天冬、玄参养阴生津;川楝子、夏枯草疏肝泻热;枸杞子、炙鳖甲养血柔肝;牡蛎软坚散结;山慈菇、黄连清热解毒;患者坚持中药治疗,定期复诊;

二诊时患者表现出咳痰色黄,神疲乏力,大便欠实,脉细,苔薄白腻、质淡红。为脾虚失于健运,水湿不化,积于体内,酿湿生痰,与体内癌毒蕴结,证属脾虚湿阻,痰毒蕴肺。治以健脾化湿,清肺解毒。方中党参、白术、茯苓健脾益气利水;杏仁、贝母润肺止咳;山慈菇,夏枯草化痰散结消肿;生牡蛎软坚散结;生薏苡仁利水渗湿;山药补脾益胃,益气生津;紫菀润肺消痰止咳;鸡内金健脾益胃。

三诊时患者又出现神疲乏力,左侧胸部及胁肋部疼痛,大便溏薄,脉细,苔薄白腻,质淡红,舌体胖。为患者情志不遂,郁怒而伤肝,肝气失于疏泄,肝失调达,肝气横逆犯脾,使脾失健运,证属肝郁脾虚,痰湿内蕴;治疗以健脾疏肝,化痰散结。方中党参、白术、陈皮、茯苓健脾益气利水;青皮行气疏肝;柴胡疏肝解郁;白芍养血柔肝;杏仁降气化痰;白蔻仁行气宽中;生薏苡仁健脾补肺;山慈菇化痰散结;山药补脾益胃润肺;菟丝子止泻;石见穿、木馒头活血化瘀消肿;焦楂曲、鸡内金消食健胃。

四诊时出现下肢浮肿,二便自调,纳寐可,无胸胁疼痛,无明显乏力。脉细,苔薄白腻,质淡红,体胖。证属脾虚湿阻,痰毒未尽。治疗上以健脾益气,化痰祛湿散结。方中党参、炒白术、茯苓、猪苓、陈皮健脾益气,利水渗湿;姜半夏温中降逆;柴胡疏肝;白芍、生薏苡仁健脾渗湿;山药补脾益气;山慈菇、蛇六谷化痰散结;石见穿、木馒头活血化瘀消肿;焦楂曲消食健胃;车前子渗湿止泻;石菖蒲化湿;苍术燥湿健脾。

治法随证变化,贴合病情。患者病情稳定,生活如常人。

【注解】预知子,味苦,性寒。归肝、胆、胃、膀胱经。功效:疏肝理气,活血止痛,散结,利尿。

木馒头,别名鬼馒头,薜荔果,木莲,鬼臼。酸,平。归肾、胃、大肠经。功效:补肾固精,通乳,活血消肿,解毒。体内试验药理证实对肿瘤有抑制作用。

蛇六谷,一般指花魔芋。味辛,性温,有毒。归肺、肝、脾经。功效:化痰散积,行瘀消肿。可用于各类恶性肿瘤的治疗。

白英,味苦,微寒,入肝、胆经。功效:清热解毒、祛风利湿。尚有抗癌作用。

石上柏,为深绿卷柏的全草。味甘、微苦、涩,性凉,归肺、肝经。功效:清热解毒,抗癌,止血。

石见穿,别名紫参,小丹参。味辛、苦,性微寒,归肝、脾经。功效:活血化瘀;清热利湿;散结消肿。

案例21:患者,男,56 岁,2016 年 4 月 19 日就诊。主诉:发现肝占位1 个月余。患者 2016 年 2 月 25 日于当地医院行腹部 B 超发现肝脏巨大占位性病变,考虑肝癌可能,遂至某省级三甲医院就诊,该院增强 MRI 提示肝右前及左肝内叶占位并明显瘤内出血,占位大小约 11.8 cm×9.9 cm,病灶具有"快进快出"的特征,肝内多发小囊肿及右侧胸腔积液。于该院查肝功能,ALT 45.8 U/L,AST 40.9 U/L,TBIL、DBIL 及 IBIL 正常,肿瘤标志物结果显示,癌胚抗原 41.08 ng/mL,AFP 187.74 μg/L,PS 评分 0 分,Child–Pugh 分级 A 级。既往为乙肝病毒携带状态。目前除口服恩替卡韦外,未行其他治疗。患者仍然有手术机会,但肿块体积巨大,左肝连及右肝,导致手术风险高,费用高,患者放弃手术。刻诊:右胁下隐痛,时轻时重,双目干涩,口干口苦,心烦抑郁,腰膝酸软,厌油、恶心,神疲乏力,食欲不振,食后胀甚,夜寐尚可,大便稀溏,每日 3~4 次,矢气多,小便调,近期体质量无明显变化。舌红、苔白厚,脉细数而弦。西医诊断:原发性肝癌(巨块型)。中医诊断:肝癌,辨证:肝脾肾不足,癌毒内结,治以补肝阴,疏肝用,消癌毒,拟方一贯煎合香砂六君子汤加减。

处方:党参 15 g,白术 10 g,茯苓 15 g,陈皮 9 g,木香 8 g,砂仁 5 g,麦冬12 g,当归 12 g,生地黄 15 g,枸杞子 10 g,醋鳖甲 15 g,川楝子 6 g,石见穿30 g,怀牛膝 10 g,北柴胡 15 g,白芍 15 g,厚朴 10 g,黄芩 9 g。15 剂,每日1 剂,水煎服。

二诊:2016 年 5 月 23 日。服药后症状较前明显好转,纳食增加,大便正常,现仍有右胁下隐痛,目干口干,稍感腹胀、乏力。舌暗红、苔薄黄,脉弦细。效不更方,前方去陈皮、砂仁、白术,加全蝎 6 g,鸡血藤 15 g,重楼 15 g。

15 剂,每日 1 剂,水煎服。

就诊期间多次建议患者进一步完善肝脏穿刺活检,患者拒绝,坚持仅服中药治疗。患者每 1～2 个月定期复诊,方药随症化裁,同时配合恩替卡韦治疗,嘱忌食生冷、辛辣刺激、海鲜类食物。

随访:2021 年 9 月 6 日。患者病情稳定,于 2021 年 7 月 13 日当地医院复查腹部彩超,结果示:肝内低回声包块,范围约 12.6 cm×12.1 cm,边界不清,形态不规则,内回声不均匀,似多个相连,周边血管及胆管受挤压,考虑肝癌;肝实质弥漫性变化。肝功能显示,ALT 32 U/L,AST 36 U/L,TBIL 22.9 μmol/L,IBIL 18.5 μmol/L,肿瘤标志物未查。2021 年 9 月 4 日当地医院查 CT 提示:肝脏肿块大小约 13.5 cm×8.5 cm,腹膜后未见明显肿大淋巴结,未见腹水征象。PS 评分维持 0～1 分,Child-Pugh 分级维持 A 级,生活质量良好,生存期已逾 5 年。

卢林竹,唐迎港,杨洁,等. 蒋益兰基于"肝体阴而用阳"论治巨块型肝癌经验[J]. 中医药导报,2022,28(02):180-183.

按语:患者感染乙肝毒邪,化生湿热,侵及肝脏,加之患者心情抑郁,肝疏泄失常,导致气血运行不畅,气滞血瘀,脉络阻滞,湿热淤互结酿为癌毒,进一步损伤肝体,肝血不足,失于柔和;肝气横逆犯胃,脾气亏虚,失于健运,影响水谷精微输布,日久损及肾阴。故患者症见右胁下隐痛、口苦口干、双目干涩、腰膝酸软、神疲乏力、纳食不佳、食后胀甚、大便稀溏。以疏肝补肾滋阴,健运脾胃,消解癌毒为治疗原则,方选一贯煎合香砂六君子汤加减。方中生地黄滋阴补血、补益肝肾;枸杞子、当归、鳖甲养血柔肝;党参、白术、茯苓益气健脾;柴胡、川楝子疏肝行气;怀牛膝滋补肝肾;麦冬滋阴生液;黄芩清解郁热;配以白芍柔肝,同时可防止柴胡劫伤肝阴。服药后患者症状有明显改善,腹胀减轻,纳食增加,大便正常,提示脾胃之气恢复,可加强攻伐之力,方中加全蝎攻毒散结,鸡血藤活血化瘀,重楼清热解毒,消肿止痛等,以稳定瘤体,延长生存期。

案例 22:蒋某,男,57 岁。因"肝癌动脉栓塞术后 3 月伴锁骨上淋巴结转移"于 2019 年 9 月初诊。患者于 2019 年 6 月行因肝癌行肝动脉栓塞术治疗,病理:肝细胞肝癌。术后症情平稳。2019 年 9 月初次求治于中医科门诊。患者自诉肝区隐隐不适,伴左侧锁骨上疼痛。B 超示:锁骨上淋巴结肿大(1.5 cm×0.8 cm,门结构不清楚)。上腹部 CT 示:肝动脉栓塞术后,余未见明显异常。现肝区隐隐不适,伴左锁骨上疼痛,大便质软黏腻,口中黏腻。面色黯沉,唇色紫黯。既往慢性乙肝病史二十余年。患者平素工作繁忙,压力大。舌质黯、苔薄白腻,脉濡。西医诊断:原发性肝癌(肝动脉栓塞术后,cT1N1M0,Ⅲa期);中医诊断:肝癌病,痰浊内蕴、肝阴不足证。治法:消痰散结、滋养肝阴。方药:法半夏10 g,制南星10 g,山慈菇10 g,干蟾皮6 g,陈皮15 g,土贝母6 g,淡竹茹30 g,柴胡9 g,郁金9 g,当归15 g,丹参15 g,制大黄15 g,杭白芍15 g,炙甘草6 g。患者服用14剂后复诊:患者诉疼痛略减轻,续前治疗。原方加用白花蛇舌草30 g,全蝎6 g,蜈蚣3 g,法半夏15 g。治疗1个月,患者诉疼痛已经完全缓解,大便正常,口中无黏腻感。复查B超示锁骨上淋巴结大小正常,门结构清楚。

张慈安,顾雨芳,张映城,等.浅析从痰论治肝癌复发转移的临床思路[J].中医肿瘤学杂志,2020,2(1):31-35.

按语:患者中老年男性,乙肝病史20余年,肝阴不足日久,肝血亏虚,平素工作繁忙,压力大,肝气失于调达,气血运行不畅,使得痰浊瘀阻,见大便质软黏腻,口中黏腻,面色黯沉,唇色紫黯,舌质黯,苔薄白腻,脉濡。治疗以滋养肝阴,消痰散结,方中法半夏、制南星、山慈菇、土贝母、淡竹茹消痰散结;干蟾皮清热解毒;柴胡、郁金、当归、丹参、白芍疏肝养血滋阴。复诊时患者诉疼痛减轻,症状改善,其后加强法半夏化痰之功,加用白花蛇舌草清热解毒,全蝎、蜈蚣搜剔通络,助消痰之功。治疗1个月后,患者疼痛缓解,大便正常,口中黏腻感消失,"痰浊内蕴"症状得以缓解,取得了满意疗效。

案例23:患者陈某,男,64岁,2021年3月21日初诊。病史:2021年3月29日因"右上腹胀闷疼痛不适"就诊我院(泉州市某医院),查上腹部CT平扫+增强示:"肝内大量占位性病变,考虑原发性Ca(多结节型)可能性大"。肿瘤标记物:AFP 140.24 μg/L,CA19-9 43.6 U/mL,肝功能:大致正常。遂于2021年4月6日行肝穿刺活检术,病理回报示:"肝占位肿物穿刺标本":结合组织形态及免疫组化结果符合肝细胞癌。明确诊断为"原发性肝癌Ⅱb期"。自发病以来,未行系统抗肿瘤治疗,右上腹胀闷疼痛无缓解。目前症见:形体消瘦,右上腹胀痛,腰膝酸软,口干咽燥,盗汗,五心烦热,纳少夜寐差,舌红少苔,脉细数。中医诊断:积聚(肝肾阴虚证);西医诊断:原发性肝癌Ⅱb期。方选一贯煎加减。处方:生地黄10 g,北沙参30 g,麦冬30 g,当归10 g,枸杞子10 g,炒川楝子10 g,郁金10 g,茵陈30 g,金钱草

10 g,白花蛇舌草 15 g,半枝莲 15 g,炒白术 10 g,黄芪 20 g,甘草片 3 g。7 剂,水煎服,日 1 剂,分为早晚饭后 40 min 温服。

二诊:2021 年 4 月 28 日。服药后上腹部疼痛减轻,精神状态尚可,腰膝酸软、口干、烦热盗汗等症有所改善,食欲仍不振,寐欠安。复查肿瘤标记物:AFP 100.48 μg/L,CA19-9 33.9 U/mL,肝功能:大致正常。故效不更方,嘱患者再进 7 剂,煎法同前,安心治疗。此后根据患者具体情况,辨证加减用药,患者自觉良好,定期复查,病情控制比较理想。

黄超颖,孙伟芬.孙伟芬教授治疗中晚期原发性肝癌临床经验[J].按摩与康复医学,2022,13(10):40-42.

按语:患者长期饮酒,损伤肝脏,致肝病日久,正气亏虚,肝脏癌毒乘虚内生;肝病久羁,灼伤阴津,致肝阴亏虚,久而伤及肾阴,肝肾阴虚,脏腑失和,筋骨失于濡养;肝气失于调达,肝郁气滞,横逆犯脾,脾胃虚弱,津液亏虚。治疗上当以滋养阴液为主,方选一贯煎。方中重用生地黄滋阴养血以补益肝肾,北沙参、麦冬、当归、枸杞子配合生地黄滋阴养血生津以柔肝;并佐少量川楝子、郁金以疏泄肝气;茵陈、金钱草健脾利湿退黄;白花蛇舌草、半枝莲清热解毒抗癌;加黄芪、白术以调养脾胃,甘草调和诸药。诸药合用,扶正不留邪,祛邪不伤正,共奏滋肾养肝、疏肝理气、健脾和胃、软坚散结消肿之功。二诊时患者全身症状均有所改善,复查肝功能正常,嘱原方继续服用,定期复查,病情控制较好。

案例 24:胡某,女,56 岁,退休人员。否认饮酒史,乙肝病史 20 多年。主诉:腹胀 2 个月余。症见:疲倦乏力,易汗,腹胀,无身目黄染,纳差,眠一般,大便烂,每日 2～3 次,小便调,舌暗红、苔薄白,脉弦细。患者 2017 年 8 月因体检发现肝功能检查异常,遂于广州某医院进一步行腹部增强 MRI 检查:肝右叶占位性病变,大小约 1.6 cm×1.7 cm,伴右侧肾上腺转移瘤约 1.6 cm×1.5 cm;肝硬化并多发再生结节形成,门脉高压。AFP 700 μg/L(参考值 0～13.6 μg/L)。诊断为肝癌并肾上腺转移。患者拒绝手术、介入治疗而至李老师处就诊。即给予肝癌基本处方(李春辉老中医自拟肝癌基本方:党参、白术、茯苓各 20 g,柴胡、郁金、茵陈各 15 g,壁虎、露蜂房各 10 g,薏苡仁 30 g,虎杖、莪术、丹参、重楼各 15 g,甘草 5 g),配合食疗调治。2017 年 10 月复诊患者复查 AFP 降至 17.89 μg/L(参考值 0～13.6 μg/L),腹胀的症状减轻,精神体力好转,因担心病情,睡眠欠佳,纳可,二便调。李老师加强对患者的心理疏导,中药治疗加茯神、甘麦大枣汤等养心调神的药物调护。2018 年 12 月复查腹部 MRI 提示肿瘤稳定,查 AFP 3.67 μg/L(参考值 0~13.6 μg/L),ALT 40.1 U/L,AST 56.7 U/L。治疗至今已 1 年多,患者精神状态佳,体质量增加,生活愉快。

任晓琳,王润珍,陈剑峰,等.李春辉老中医治疗原发性肝癌经验介绍[J].新中医,2020,52(2):194-196.

按语:患者中年女性,乙肝病史 20 余年,肝脏癌毒积聚体内,耗伤阴津,损伤肝阴,日久损及肾阴,肝肾阴虚,虚热内生,症见疲倦乏力,易汗,腹胀,大便烂,舌暗红、苔薄白,脉弦细。患者拒绝手术及介入治疗,坚持中医药治疗,李老师临证提倡益气健脾,其自拟肝癌基础方以四君子汤为基础加减配伍,使脾胃得运,脏腑和顺协调,正气充沛;柴胡、茵陈、郁金疏肝行气利胆,恢复肝脏的疏泄功能;加食疗调理,改善患者身体素质,扶助正气,以抗癌邪。二诊时患者情况已有所好转,腹胀减轻,精神体力好转,但思及病情,心情抑郁,不利于病情治疗。因而加强对患者的心理治疗,鼓励患者树立战胜疾病的信心、调整心态,消除对肿瘤疾病的恐惧心理,并加茯神、甘麦大枣汤养心调神。2018 年底复查时患者情况已经明显好转,治疗后患者精神状态良好。

案例 25:患者,男,70 岁,2015 年 6 月 23 日初诊。主诉:乏力、纳差、失眠半年余。患者今年五月初肝脏彩超示:肝内占位(7.7 cm×6.6 cm),发现肝脏占位,在当地医院肝胆医院诊断为"肝癌"患者,未行手术、放化疗。既往有慢性肺气肿病史 10 余年。刻下证见:午后发热,为低热(37.2~38 ℃)。体重约下降十余斤,纳食不香,厌油腻,常恶心,便溏,失眠,无明显胁痛,晨起口干。舌红、苔薄,脉弦;西医诊断:肝癌。中医诊断:肝积(气阴两伤,肝郁瘀结证)。治法:益气养阴,调和肝胆。

处方:北沙参 20 g,石斛 15 g,杭白芍 30 g,杭麦冬 12 g,青蒿 15 g,醋鳖甲 30 g,绿梅花 20 g,白花蛇舌草 15 g,竹茹 10 g,酸枣仁 25 g,水牛角 3 g,谷芽 25 g。10 剂,水煎服,每日 1 剂。

二诊:2015 年 7 月 7 日。仍有下午低热,热前无畏寒,入夜无汗热退,纳谷不香,乏力,晨起刷牙恶心,睡眠一般,大便调和,夜尿多。舌暗红、苔薄腻,脉弦数,偶心慌。拟改用大补阴丸合二至青蒿鳖甲饮化裁,处方:炙龟板 15 g,熟女贞 15 g,旱莲草 15 g,醋制鳖甲 30 g,青蒿 15 g,北沙参 20 g,石斛

15 g,竹茹 10 g,绿梅花 20 g,柴胡 10 g,黄芩 10 g,甘草 5 g。10 剂,水煎服,每日 1 剂。另:羚羊颗粒 1 包(先煎),开水冲下。

三诊:2015 年 8 月 11 日。药后体温略有下降,一般午后低热,时有干咳,咳甚则恶心、心慌、乏力,食欲差,便溏,日行 1 次,夜尿频多,舌暗红、苔薄腻,脉弦数。拟方继以调节,处方:北沙参 20 g,熟女贞 15 g,旱莲草 15 g,柴胡 10 g,黄芩 10 g,白薇 10 g,石斛 15 g,白花蛇舌草 15 g,姜竹茹 10 g,绿梅花 20 g,醋制鳖甲 30 g,炒川连 3 g,甘草 5 g。10 剂冰煎煮,每日 1 剂。

付书瑶,孙宇洁,李慧,等.徐经世治疗肝癌经验[J].中医药学报,2020,48(01):45-47.

按语:患者老年男性,属于肝癌晚期,正气已亏,肝阴暗耗;肝失疏泄,气机阻滞,瘀血郁结,气滞血瘀,日久化热;损及脾胃,脾胃虚弱,气血生化乏源,失于濡养。故症见午后低热,纳食不香,厌油腻,常恶心,便溏,失眠,无明显胁痛,晨起口干。舌红、苔薄,脉弦。治以益气养阴,解郁化瘀。方中以北沙参、石斛、杭白芍、杭麦冬、醋鳖甲、炙龟板益气养阴;绿梅花、柴胡、羚羊角平肝止痛;女贞子、谷芽、旱莲草益气健脾,滋育肝肾;酸枣仁养心阴,益肝血,宁心安神;青蒿、水牛角、黄芩、白薇、炒川连清热解毒,白花蛇舌草清热解毒,利湿通淋;竹茹疏利肝胆;甘草清热解毒、调和诸药;

二诊时患者表现出典型的阴虚发热症状,下午低热,热前无畏寒,入夜无汗热退,纳谷不香,乏力,晨起刷牙恶心,睡眠一般,大便调和,夜尿多。舌暗红,苔薄腻,脉弦数,偶心慌。治疗上主以益气养阴,改用大补阴丸滋阴降火合二至青蒿鳖甲饮化裁。方中炙龟板滋阴潜阳;熟女贞子、旱莲草滋补肝肾,清虚热;醋制鳖甲、青蒿滋阴退热;北沙参、石斛养阴生津;竹茹疏肝利胆;绿梅花、柴胡平肝;黄芩清热解毒,疏散退热;甘草清热解毒,调和诸药。

后随患者症状变化更改选方用药,活用"清热利湿、疏肝解郁、化痰散瘀、健脾补肾"四法,缓解病情,提高患者的生活质量,延长生命周期。

案例26:向某,男,49 岁,患慢性乙型肝炎多年,2017 年 10 月 19 日 B 超发现肝占位性病变(其中一大小约 5.9 cm×5.0 cm)、门静脉内径约 1.3 cm,脾厚 3 cm,腹部 CT 平扫及增强扫描提示肝实质弥漫性病变,肝内多发实质占位,诊断考虑为肝癌,乙肝肝硬化。ALT 54 U/L、AST 54 U/L、GGT 115 U/L、ALB 0.17 g/L、AFP 15.78 μg/L。患者感轻度乏力,尿黄,无发热,无腹痛腹胀。2017 年 11 月 3 日乙肝病毒 HBV-DNA 5.46×10^2 IU/mL,2018 年 6 月 8 日复查 B 超提示肝内多发实质占位性病变(其中一较大结节约 7.7 cm× 6.4 cm),门静脉主干内经约 1.2 cm,脾厚 4.2 cm,长约 13.3 cm,门脉栓子形成,HBV-DNA 阴性,AFP 60.50 μg/mL。诊断明确后,治疗主要在恩替卡韦抗病毒治疗的基础上,采用中药煎剂或颗粒剂改善肝再生微环境,基础方药:生地黄、熟地黄、五味子、茵陈、姜黄、甘草、菟丝子、槲寄生、白花蛇舌草、薏苡仁、半枝莲、太子参、黄芪、露蜂房、猫爪草,根据病情变化辨证加减。配合应用金龙胶囊、姜黄胶囊(国食健字 G20040809,专利号:ZL02149639.0)等抑制肝癌细胞增殖,增强免疫机能。

郭正望,李瀚旻.李瀚旻通过改善肝癌的肝再生微环境治疗晚期肝癌的临床经验[J].湖北中医杂志,2019,41(8):20-22.

按语:患者肝病日久,坚持进行中医药治疗,给予基本处方,生地黄、熟地黄、五味子益气生津养阴;白花蛇舌草清热解毒、利湿通淋;薏苡仁、太子参、黄芪健脾益气;茵陈清热利湿退黄;甘草调和诸药。配合服用金龙胶囊,复方姜黄胶囊,诱导癌细胞凋亡并抗肝癌,抗炎保肝,改善肝再生微环境,防止肝癌复发和转移,提高患者免疫功能。病情一度得以控制,坚持近 1 年多的工作,病情虽有进展,但能带瘤生存,坚持治疗和日常生活。

【注解】槲寄生,味苦、甘,性平,归肝、肾经。功效:滋补肝肾,强筋骨,祛风湿,安胎。药理研究表明,具有抗肿瘤作用。

猫爪草,味甘辛、温,性平,归肝、肺经。功效:解毒化痰散结。

金龙胶囊,中成药,功效:破瘀散结,解郁通络。用于原发性肝癌血瘀郁结证。

姜黄胶囊,中成药,有修复肝损伤、增强免疫力的作用。

第二节　肝瘀脾虚型

肝瘀脾虚型以肝区胀痛或刺痛,腹胀纳减,乏力便溏,少气懒言,面色晦暗,舌淡或紫或有瘀斑、瘀点,脉弦或涩为辨证要点,其病机的核心是肝失疏泄、气滞血瘀、脾失健运,治疗以疏肝健脾、化瘀解毒为主。符合肝瘀脾虚辨证特点或所列方药中体现疏肝健脾、化瘀解毒这一治则的医案均汇总于此证型。

案例1：患者，男，50岁，因右胁胀痛不适，于2008年2月在某医院诊断为肝癌。未行任何治疗，遂来省肿瘤医院找裴老诊治。初诊，右胁下胀痛，疲乏无力，食纳差，面色黧黑，腹胀尿少，大便干燥，肝右胁下4 cm，质硬，舌质红有瘀斑、苔黄腻，脉弦细。B超脾厚4.5 cm，门静脉宽1.4 cm，CT扫描肝右叶5 cm×6 cm肿块。AFP 500 μg/L，CA19-9 59.6 U/mL，SF 85.9 mol/L。乙肝三系统示大三阳，转氨酶稍高，A/G 1.2，肾功能正常。西医诊断：乙型病毒性肝炎，肝硬化失代偿，肝癌。中医辨证：胁痛，肝郁脾虚，肝胆湿热。治法：疏肝理气，清热解毒。

方药：胆胰合症方加味。柴胡10 g，枳实10 g，白芍10 g，炙甘草6 g，川芎6 g，香附6 g，木香6 g，丹参10 g，草豆蔻6 g，大黄10 g，黄芩10 g，黄连6 g，元胡10 g，川楝子20 g，制乳没各6 g，干姜6 g，蒲公英15 g，败酱草15 g，三棱10 g，莪术10 g，白花蛇舌草15 g，半枝莲15 g。水煎服，1日1剂。上方坚持服用两月，腹胀腹痛好转，食欲增加，精神见好。

2008年4月查CT示肝右叶肿块缩小至3 cm×4 cm，治疗效果显著。因患者家贫无力手术治疗，继续给予中药治疗，裴老自拟之肝癌方：柴胡10 g，枳实10 g，白芍10 g，炙甘草6 g，龟板15 g，鳖甲15 g，生牡蛎15 g，玳瑁15 g，三棱10 g，莪术10 g，海藻10 g，昆布10 g，元胡10 g，川楝子20 g，制乳没6 g，黄芪30 g，丹参30 g，青皮6 g，陈皮6 g，香附6 g，郁金10 g。患者回家坚持服药此方二年，精神食欲及肝区疼痛较前明显好转，至2010年11月来院检查AFP 76.6 μg/L，肝功能正常，CT示肝脏肿块缩小1 cm×1.2 cm。效不更方，继续坚持服药，至今已存活三年。

展文国. 裴正学教授治疗肝癌的临床经验[J]. 甘肃医药，2011，30(08)：491-492.

按语：肝属木，性喜调达，疏泄失职，肝气郁滞；脾虚生湿，肝郁日久化火，肝火与湿热相聚，则湿热内蕴，患者出现胁下胀痛，纳差乏力等症状，治疗时选自拟的胆胰合症方疏肝理气，清热解毒以治其标，收获良效。方中柴胡、枳实、白芍等疏肝解郁，理气止痛；大黄、黄芩、黄连等清热解毒；元胡、川楝子、乳香、没药活血行气止痛；蒲公英、败酱草、白花蛇舌草、半枝莲等清热解毒抗癌。后针对患者面色黧黑，舌质红有瘀斑，选用自拟肝癌方，疏肝解郁，化瘀散结。方中柴胡、枳实、川楝子、青皮、陈皮、香附、郁金疏肝解郁，三棱、莪术、海藻、昆布软坚散结，龟板、鳖甲、牡蛎、玳瑁消积破症，黄芪、丹参益气养血,扶正固本。经治疗,患者肝功能得到保护,自身免疫力得以提高,且肝脏肿块减小明显。

【注解】玳瑁,味甘、咸,性寒,归心、肝经。功效:清热解毒,镇心平肝。

案例2:患者,男,42岁,主因"肝癌术后介入治疗后腹部不适2周"就诊。其症状为:胁肋部胀满,进食少,心情烦躁、焦虑,乏力,眠差,大便不成形,稍进凉食即腹泻、口干口苦,舌质暗红、有瘀斑、边有齿痕、苔黄白厚腻,脉弦滑。术后病理:肝中度分化肝细胞癌,伴卫星结节形成,累及局部肝被膜,可见脉管瘤栓,周围肝呈结节性肝硬化改变。AFP 5.45 μg/L,腹部CT:腹腔及腹膜后散在小淋巴结,腹膜后淋巴结大者直径0.7 cm。

处方:黄芪30 g,党参30 g,茯苓15 g,白术15 g,陈皮15 g,清半夏15 g,薏苡仁30 g,炒山药15 g,龙胆15 g,黄芩10 g,炒栀子15 g,柴胡15 g,八月札15 g,枳壳15 g,厚朴10 g,泽泻15 g,车前子15 g,乳香、没药各10 g,丹参15 g,夏枯草15 g,制鳖甲30 g,炙甘草10 g,鸡内金15 g,焦三仙各15 g。14剂。

复诊:症见:胀满症状减轻,食欲较前增加,大便成形,黄白腻苔变薄,齿痕变浅。嘱患者原方继续服用2周。

三诊:症见:胀满症状基本消失,乏力、口苦症状消失,仍口干,舌质暗红、薄白腻苔、边有齿痕,脉弦滑。原方中去龙胆、黄芩、枳壳、厚朴,炒栀子减为6 g,加三棱10 g,莪术10 g,继续服用。复查AFP 4.66 μg/L,腹部CT:腹膜后数个小淋巴结,大者直径约0.5 cm,腹腔未见明确肿大淋巴结。

之后根据患者症状随症加减,患者在门诊坚持服药近1年,复查AFP、肝脏B超及CT均提示病情稳定。

杨宏丽.试析从脾论治肝癌的临床价值[J].中医杂志,2013,54(07):623-624.

按语:患者肝癌术后介入治疗后腹部不适,《金匮要略》云:"见肝之病,知肝传脾。"患者肝癌伤及中焦,术后损伤正气,故而见胁肋部胀满,进食少,乏力,大便不成形,稍进凉食即腹泻、口干、口苦等肝瘀脾虚症状。治疗当以健脾和胃,疏肝散瘀为主,方中黄芪、党参、茯苓、白术、山药、炙甘草健脾益气,顾护中焦;薏苡仁、半夏化痰散结,配夏枯草、制鳖甲增强软坚散结通络之功;龙胆、黄芩、炒栀子清热解毒;柴胡、八月札疏肝和胃,配枳壳、厚朴行气宽中;泽泻、车前子清热利湿;乳香、没药、丹参活血散瘀止痛;鸡内金、焦三仙消食和胃,以助药力,防止诸药碍胃之弊。全方补脾胃兼行气活血散瘀,共奏良效。二诊时诸症减轻,效不更方。三诊时腹满、乏力、口苦症状消失,故原方中去龙胆、黄芩、枳壳、厚朴;仍有瘀血之象,故加三棱、莪术破血行气。全程谨守病机,以健脾理气化湿为主,同时兼以清湿热,化瘀血,软坚散结,取得良效。

案例3:何某,男,49 岁。患者于 1986 年 2 月初因右胁疼痛,明显消瘦,食少腹胀在某医院就诊,经 B 超及 CT 等检查发现肝右后叶(3 cm×4 cm)及肝左叶(5 cm×6 cm、3 cm×3 cm)多处占位性病变;实验室检查:AFP 3 900 μg/L,ALT 3 667.4 U/L,余项肝功能检查在正常范围;ESR 53 mm/h。西医诊断为:原发性肝癌(1 期)。因无法手术切除,要求转中医治疗。患者于同年 2 月底来我院就诊。诊见:形体消瘦(体重 50 kg),面如蒙尘,右胁胀痛,纳呆眠差,潮热口干,小便黄,大便结,舌质绛紫、苔薄黄,脉弦数。体查:无黄疸,有肝掌及蜘蛛痣,浅表淋巴结无肿大,心肺正常,腹软,无腹水征,肝大锁骨中线右肋下 3 cm,剑突下 4 cm,脾不大。证属肝热血瘀,治以清肝解毒,祛瘀消症。

处方:茵陈 24 g,大黄 12 g,薏苡仁、仙鹤草、半枝莲、徐长卿、重楼各 30 g,栀子、白芍、丹参、山楂各 15 g,三七 3 g,地鳖虫 10 g,蜈蚣 4 条,人工牛黄冲 2 g。每日 1 剂水煎服。并用莲花片每次 5 片,每日 3 次口服;配合西洋参 15~20 g 每日早上煎服;另以冬虫夏草 15 g,水鸭适量,加水炖服,每周 3~4 次。守法加减治疗 8 个月。

1986 年 9 月复查 CT 示:肝右叶病灶缩小至 2 cm×3 cm,肝左叶病灶液化,见 6 cm×4 cm 液平面;ALT 降为 1 076 U/L,AFP 下降至 1 300 μg/L。体重增加 6 kg,面色红润,已无胁痛,但进食后有胀感,大便溏,仍用前法,佐以健脾益气,上方去茵陈、大黄、薏苡仁、重楼、栀子、丹参、山楂、人工牛黄,加党参、茯苓、女贞子、旱莲草各 20 g,五味子 10 g。莲花片同前,加服犀黄丸,每次 3 g,每日 3 次。

1996 年 12 月复查 B 超及 CT 等提示未发现占位性病变;ALT 正常,AFP 转阴性。临床疗效评价完全缓解。患者连续服莲花片及犀黄丸数年余,间断服用清肝利胆解毒类中药,随访 8 年余均正常生活。

林丽珠.周岱翰教授治疗原发性肝癌经验撷要[J].新中医,2002(10):12-13.

按语：肝为刚脏，主升主动，以气为用，气有余便是火，故肝病易从火化。肝为将军之官，若"肝病贼五脏"，每以脾土为先。脾气的升降依赖肝气的疏泄正常，若肝气疏泄太过则横逆犯脾，因而肝病犯脾，患者出现纳呆、疲倦的脾虚症状；肝胆湿热毒瘀，患者有肝掌及蜘蛛痣。临证以清肝利胆、健脾益气为要，用茵陈、栀子、大黄清肝利胆；白芍滋养肝阴，薏苡仁、仙鹤草补虚；并配丹参、山楂、三七、地鳖虫活血散瘀，蜈蚣、䗪虫、地龙、半枝莲、仙鹤草攻毒散结抗癌；其中大黄有清利肝胆、活血祛瘀的功用，用大黄与诸药同煎，使泻下作用减弱而祛瘀力增强，免除伤脾碍胃之虞；牛黄既清热解毒又有护肝之功；全方配西洋参益气生津，冬虫夏草补虚固元，攻补兼施，先后天共调。复查无胁痛但大便溏，上方去茵陈、大黄、薏苡仁、重楼、栀子、丹参、山楂、人工牛黄苦寒之药，加党参、茯苓、女贞子、旱莲草健脾益气之品。全程清肝利胆与祛邪健脾益气有机结合，在祛邪软坚消瘤时勿忘扶正保肝。

【注解】莲花片，清热解毒，活血化瘀，软坚散结。用于原发性肝癌的治疗。

犀黄丸，出自清代《外科证治全生集》。功效：清热解毒，化痰散结，活血消肿，祛瘀止痛。临床主要用于治疗晚期恶性肿瘤、肛周脓肿等病症。

案例4：买某，男，55岁，农民。2015年11月中旬出现上腹部疼痛不适，在当地医院查腹部增强CT提示：肝右叶巨块型占位，考虑原发性肝癌并出血、肝内子灶及门静脉癌栓形成可能性大，累及结肠可疑，双肾多发结石，右肾囊肿，脾肿大。查超声提示：肝内实性占位，考虑原发性肝癌并出血，肝内转移，门静脉增宽，门静脉癌栓，脾稍大，少量腹水。进一步查增强磁共振提示：肝右叶原发性肝癌并肝内多发转移，门静脉癌栓形成，肿块下缘边界欠清，不除外肝癌破裂，右肾结石并积水，肝硬化、脾大、少量腹水。当月下旬首次入院，化验：TBIL 21.5 μmol/L，ALT 35 U/L，AST 58 U/L，Hb 129 g/L，乙肝表面抗原阳性，乙肝病毒DNA：5.33 IU/mL，AFP（稀释后）：67 900 μg/L。西医诊断：①原发性肝癌（BCLC-C期）；②肝硬化（失代偿期）；③慢性乙型病毒性肝炎。因癌肿破裂出血，立即安排肝动脉插管化疗栓塞（TACE）：动脉造影见肝内多发结节状肿瘤染色，中等供血，超选后注入碘油10 mL、吡柔比星40 mg、羟基喜树碱20 mg，肝内碘油聚集良好。2016年1月13日第2次入院，化验：TBIL 24.8 μmol/L，ALT 61 U/L，AST 91 U/L，Hb 138 g/L，乙肝病毒DNA：1.06 IU/mL，AFP（稀释后）：186 075 μg/L。胸片提示：左肺中野外带小结节,右横膈局部膨隆。肝脏增强 CT 提示:肝癌介入后,肝内多发活动灶,门脉主干、左支起始段及右支内癌栓,肝硬化、脾大,门静脉海绵样变,双肾多发结石。评估肝癌进展,家属选择单纯中医药抗癌治疗。刻下症:乏力、食欲下降、中上腹及右上腹疼痛不适,肝掌,舌暗红、苔黄腻,脉弦涩。中医辨病:肝癌病。辨证:脾虚血瘀肝热证。中医治疗目标:抗癌延长生命。治法:健脾活血清热。

草药处方:党参30 g,白术20 g,茯苓15 g,炒麦芽15 g,焦山楂30 g,白花蛇舌草45 g,半枝莲30 g,白英20 g,八月札15 g,陈皮12 g,莪术10 g,郁金15 g,桃仁15 g,制香附15 g,枳壳10 g,柴胡10 g。水煎服,每日 1 剂,少量频服。中成药:肝复乐片,口服,6 片/次,3 次/d;慈丹胶囊,口服,5 粒/次,4 次/d。

2016 年 3 月 21 日复诊化验 TBIL 10.6 μmol/L,ALT 45 U/L,AST 47 U/L,AFP(稀释后):10 268 μg/L。患者症状好转,单纯中药抗癌 AFP 显著下降,效不更方。2016 年 10 月 9 日复诊化验 TBIL 17 μmol/L,ALT 24 U/L,AST 25 U/L,AFP(稀释后):5033 μg/L。肝脏增强磁共振提示:肝癌介入后,肝右叶多个活动灶,门脉主干、右支内癌栓,肝硬化、脾大,门静脉海绵样变,右肾结石。患者 AFP 进一步下降,活动病灶范围较前缩小,病情好转,遂行TACE,并继续上述中药治疗。

吴申,陈挺松,吴孝雄. 健脾活血清热法治疗肝癌[J]. 中外医疗,2017,36(23):196-198.

按语:该患者以脾虚、血瘀、肝热为主要病机。肝病影响脾,导致脾气虚弱;TACE 对脾胃存在直接损伤。肝主疏泄而藏血,气郁发展导致血行不畅,产生血液瘀积;脾虚则气血生化乏源,气虚不能推动血液运行,进而导致血瘀。癌邪伤肝,肝失疏泄,肝气郁结,久之化火生热;且 TACE 导致部分癌肿坏死产生吸收热。该患者首次入院时,肝癌晚期诊断明确,超声、CT、磁共振均提示癌肿破裂出血,局限于包膜下。此时病情急重,如不止血,存在出血增多、甚则失血性休克等风险。按照"急则治标"的原则,行 TACE 治疗;复诊时病情缓解,此时按照"缓则治本"的原则,重点抗癌,但癌肿范围增大,且肝功能较前受损。处方在健脾基础上,予白花蛇舌草、半枝莲、白英既治疗癌邪,又清热、利湿、活血。肝复乐片具有健脾理气、化瘀软坚、清热解毒的功效,与该患者证型完全符合。慈丹胶囊化瘀解毒,消肿散结,益气养血,合并介入治疗,改善临床症状,提高病灶缓解率。以上草药联合两种中成药治疗,药证相符,病情持续好转。

【注解】白英,味苦,微寒,入肝、胆经。功效:清热解毒、祛风利湿。有抗癌作用。

案例5:许某,女,53岁,工人,2005年2月5日诊。患者有乙型肝炎病史10多年,右上腹胀痛加剧一周,伴食欲减退,乏力消瘦。检查:一般情况可,皮肤及双目无黄疸,浅表淋巴结未扪及,肝右肋下4 cm,剑突下5 cm,质硬,边钝圆,有压痛,实验室检查:AFP定量试验>6 000 μg/L,经CT检查示:肝右叶占位(巨块型肝癌)。刻下:上腹部疼痛,腹胀,纳差,面色黯暗,乏力,大便稀溏,日3~4次,舌质暗红,舌底脉络迂曲,苔白腻,脉弱细,诊断:中晚期肝癌。患者要求中药治疗,中医辨证属脾虚不运,痰瘀互结。治宜益气健脾,祛痰化瘀。

处方:北芪30 g,党参30 g,白术15 g,云苓15 g,怀山药15 g,丹参30 g,内金15 g,法半夏15 g,半枝莲30 g,白花蛇舌草30 g,土鳖虫15 g,全蝎10 g,陈皮10 g,川朴15 g,甘草6 g,水煎服每日一剂,连服7剂。

二诊:食欲明显好转,疼痛减轻,大便2~3次,继服7剂。

三诊:腹痛未作,诸症减轻,给予上方加减调理,患者坚持服药一年多时间,未见明显不适。像平常人一般。

胡植明.中医药治疗改善原发性肝癌病人生存质量病案[J].广州医药,2006,37(5):68-69.

按语:患者乙肝多年,肝郁日久化火,气、瘀、毒互结,肝已损伤,乘及脾胃。现症见右上腹胀痛,食欲减退,乏力消瘦,腹胀,纳差,面色黯暗,大便稀溏,日3~4次,舌质暗红,舌底脉络迂曲,苔白腻,脉弱细。中医辨证属脾虚不运,痰瘀互结。中医学认为:"见肝之病,知肝传脾,当先实脾。"治宜益气健脾,祛痰化瘀。选用党参、北芪、白术、云苓、甘草等健脾益气,燥湿和中;陈皮、法半夏、川朴、内金行气消积,和胃止痛;土鳖虫、全蝎、丹参等活血逐瘀,解毒消肿;白花蛇舌草、半枝莲等清热解毒抗癌;诸药合用共奏扶正驱邪抗癌之功效。二诊、三诊均在原方基础上化裁,收效良好。现代药理研究证实,健脾益气中药具有提高机体免疫功能,增强机体抗病能力的作用。太子参、白术、黄芪等扶正中药,能提高和改善机体物质代谢,促进蛋白质的合成,增进网状内皮系统的吞噬功能,有显著的抑瘤作用。川朴引气宽中活血,行气扶正,加强散结消症的作用,增强免疫功能,抑制肿瘤生长。茯苓多糖激活局部补体,通过影响巨噬细胞、淋巴细胞或其他细胞及体治因子,从而协同杀伤肿瘤细胞。白花蛇舌草对小鼠和人有免疫调节作用,通过刺激机体的免疫系统而抵抗肿瘤的生长和其他疾病的发生。因此应用本方能切中病机,既能扶正又可祛邪,邪气去则正气不伤,且无毒副作用。此方可提高中晚期肝癌患者的生存质量,延长生存期,并有稳定瘤体的作用,在整体治疗疾病方面,能改善症状,改善机体的全身状况,体现了中医治疗肿瘤的特点在于对机体的多层次、多环节、多靶向的整体调节,对恶性肿瘤的治疗有不可替代的优势。

案例6:苏某某,男,75岁,2011年5月24日初诊。因"右肋下疼痛伴腹胀、乏力、呕吐2周余"于2011年5月20日就诊于潮州市中心医院。辅助检查提示:AFP>1 000 μg/L,CEA 82 ng/mL,ALT 203 U/L,AST 256 U/L,TBIL 273 μmol/L。腹部CT示:肝左叶见低密度占位病灶,大小约6.5 cm×8.4 cm,密度不均匀,边缘欠清,胆管癌栓阻塞。建议患者行介入治疗,患者拒绝,住院治疗3 d后出院。痛苦面容,巩膜及全身皮肤黏膜中度黄染。腹膨隆,压痛明显,拒按,触诊肝下界于肋下4横指,肝区可扪及实质性肿物,边界欠清。患者自觉食欲不振、呕吐、腹胀,口舌干燥,周身乏力,不能行走,小便黄,大便3 d未行。舌质黯红、苔厚黄而干,脉左弦按滑实、右浮大滑尺燥实。诊断:原发性肝癌并胆管占位性癌栓,证属肝胆瘀积型。治拟攻逐瘀积、消坚除满、疏肝解毒。

药用:大黄后下、溪黄草、虎杖各15 g,赤芍、牵牛子、大腹皮各12 g,醋炒三棱10 g,枳实8 g,炮山甲、柴胡、葶苈子各6 g,甘草3 g,牛黄冲1 g。10剂,每日1剂,水煎服。

二诊:肝病面容,巩膜及皮肤黏膜呈轻中度黄染,自诉服药3剂后腹痛鸣动,大便日行2次,色褐臭秽,小便黄利。无呕吐,肝区痛减,仍腹胀大,舌质红、苔黄腻,脉左弦滑、右浮按软。治拟疏肝逐瘀、活血解毒。药用:大黄后下、醋炒三棱、炒鸡内金、牵牛子各10 g,绵茵陈、大腹皮各12 g,炮山甲、柴胡、姜黄各6 g,薏苡仁15 g,枳壳8 g,甘草3 g,牛黄冲1 g。20剂,每日1剂,水煎服。

三诊:患者黄疸消退,面色和,自诉诸症大减,饮食二便正常,下午觉肝区时有隐痛,舌质红、苔薄白,脉左弦按滑实,右虚按弱。重拟治则:疏肝散结,软坚,活血健脾。药用:白芍、当归、醋炒三棱、重楼各12 g,枳壳、炒白术、灵芝各 8 g,炮山甲、柴胡各 6 g,炒鸡内金 10 g,薏苡仁 15 g,牛黄冲服 0.5 g,甘草 3 g。30 剂,每日 1 剂。

四诊:2011 年 8 月 19 日。患者于潮州市中心医院行 CT 复查示:肝左叶见大小约 4.5 cm×4.0 cm 低密度灶,密度不甚均匀,边缘部分欠清;肝内外胆管无扩张。患者自诉病已好转,未觉特殊不适,嘱其守三诊方续服。

五诊:2012 年 1 月 18 日。1 月 16 日于潮州市某医院复查 CT 示:肝脏大小、形态正常,左肝外侧叶见小结节样低密度灶,界尚清,内密度均匀,CT 值为 24HU;肝内外胆管无扩张。治则拟疏肝健脾,柔肝活血(巩固疗效)。药用:怀山药 15 g,白芍、当归、枸杞子各 12 g,炒鸡内金、重楼各 10 g,醋炒三棱、灵芝、炒白术各 8 g,炮山甲、柴胡各 6 g,甘草 3 g。每日 1 剂。

六诊:上方续服 3 个月后,复查 CT、血生化、AFP、CEA 均无异常。

郑锵,姚莹华.郑士恒治疗中晚期原发性肝癌举隅[J].山西中医,2017,33(7):19.

按语:本例患者中医辨证抓住瘀积内阻,因胆汁不能循道,内浸肝脏,外溢肌肤而黄疸。肝区肿块疼痛拒按,中枢郁逆,腹胀大,二便不通,食则呕吐,俱以有形实积为主,脉弦滑实按躁,舌暗红,苔黄腻,脉症互参,年虽高迈,但正盛邪实,为可下之候。《医学入门》云"肝与大肠相通,肝病宜疏大肠。"故君以大黄苦寒泻火毒、攻瘀积,推陈致新;虎杖、溪黄草、牛黄助清泄肝胆瘀毒;辅以醋三棱、炮山甲软坚散结;佐以牵牛子、葶苈子逐水,配枳实、大腹皮消胀除满;柴胡、赤芍为使入肝,疏肝活血。诸药合用,共奏攻逐瘀积、散结消坚、除胀解毒之效。收效快捷,10 剂而诸症减轻。二诊便秘症状缓解,日 2 行,色黄臭秽,故大黄减量,肝区痛减故加姜黄逐瘀通络止痛。三诊时患者黄疸消失,诸症减退,肝区隐痛,舌质红、苔薄白,证属肝瘀脾虚,治以疏肝散结,活血健脾。方中白芍、当归疏肝养血;三棱破血行气,消积止痛;重楼清热解毒,消肿止痛;枳壳、白术等药理气健脾;又以柴胡疏肝理气,引诸药入肝经。后以三诊处方为主加减,疏肝散结软坚,活血健脾,剿抚并济,使邪去而正复,有方有守,随访 3 年未见复发。治病初以攻邪为主,症状缓解后攻邪兼补虚,标本兼治。

【注解】溪黄草,俗称土黄连,味苦,性寒,归肝、胆、大肠经。功效:清热利湿、退黄祛湿、凉血散瘀。常用于肝病的治疗。

案例 7:患者王某,男,62 岁,主诉:间断右胁疼痛 10 年,加重伴间断发热半年。既往慢性乙型肝炎病史 19 年,原发性肝癌术后 2 年。患者自诉2012 年因右胁疼痛就诊于某三甲医院,经系统检查诊断为原发性肝癌,多次行介入治疗。2014 年 6 月开始反复出现中、低热,T 37.5～38.5 ℃,午后和夜间尤甚,无畏寒,先后于多家医院抗感染等治疗无效,于 2014 年 11 月 26 日前来我科就诊,诉右胁疼痛,午后发热,无汗,乏力,纳呆,眠差,小便淡黄,大便干,2 日 1 行,舌质暗红,苔薄黄,脉弦滑。中医诊断:内伤发热;辨证:瘀血发热。西医诊断:原发性肝癌。治宜活血化瘀。

处方:血府逐瘀汤加减。当归、甘草、枳壳、柴胡、川芎、桔梗、山楂、莱菔子各 10 g,生地、桃仁、红花、赤芍、牛膝各 15 g,神曲 20 g,黄芪 50 g,大黄3 g,上方 5 剂,日 1 剂,水煎取汁 300 mL,早晚饭后分服。

二诊:诉服药后体温稍有下降,体温波动在 37.3～38.29 ℃,右胁疼痛较前好转,口干明显,二便可,舌质暗、苔薄白,脉弦滑。体温下降,药已取效,继服前方,口干明显加天花粉、石斛各 15 g,连服 7 剂,日 1 剂,水煎取汁300 mL,早晚饭后分服。

三诊:诉服药期间体温最高未超过 38 ℃,次数明显减少,已无口干,纳可,眠可,舌质暗、苔薄白、脉弦滑,原方去天花粉、石斛,继服 5 剂,服法同前。

四诊:诉服药后体温恢复正常,大小便正常,舌质略暗、苔白,脉弦滑。效不更方,续用前方化裁巩固疗效,药用:当归、甘草、枳壳、柴胡、川芎、桔梗各 10 g,生地、桃仁、红花、赤芍、牛膝各 15 g,黄芪 50 g,大黄后下 3 g,每日1 剂,连服 7 剂,服法同前。随访未再发热。

刘雪,邓厚波,李婷,等.刘铁军教授运用经典方辨治中晚期肝癌发热的临床经验[J].中西医结合肝病杂志,2016,26(2):107-108.

按语:该患者辨证为瘀血发热,治以活血化瘀,方选血府逐瘀汤化裁,血府逐瘀汤出自清代王清任《医林改错》,书中记载其所治之症目中有"身外凉、心里热,故名灯笼病,内有瘀血""晚发一阵热""前半夜热"等,均为癌热的特征,该方寓行气于活血之中,寓扶正于逐瘀之内,不仅能行血分之瘀,又能解气分之郁结,活血而不耗血,祛瘀又能生新,使瘀去气行,其热自退。肝癌中晚期吸收热的治疗,扶正应贯穿治疗的始终,正如《黄帝内经》云:"正气存内,邪不可干……邪之所凑,其气必虚。"故加黄芪补中益气,以助邪外出。方中大黄疏通大肠,使邪从下窍排出,旨在"肝与大肠相通,肝病宜疏通大肠",绝非单纯通导大便。山楂、神曲、莱菔子三药配伍,能促使脾胃恢复运化功能,如此则脾健胃纳,得谷有度,气血化生有源。正所谓"得谷者昌,绝谷者亡。"天花粉、石斛益胃生津,用于肝病发热,口干烦渴等症。纵观整个治疗过程,体现了治病求本和审因论治的理论思想,收效甚优。

案例8:李某,男,62岁。初诊日期:2012年5月10日。患者既往有慢性乙型肝炎病史30余年,乙型肝炎肝硬化病史8年,有乙型肝炎家族史。2011年11月因右胁肋疼痛前往某三甲医院就诊,经肝脏磁共振检查示肝右叶占位性病变(肿块大小为3.2 cm×2.5 cm),AFP 462 μg/L,建议介入治疗。患者先后接受肝癌介入治疗2次,效果不显。诊见:右胁疼痛,面色晦暗,形体消瘦,倦怠乏力,腰膝酸软,语声低微,纳呆,眠差,小便黄,大便干,3 d 1行,舌质暗淡、边有齿痕、苔薄黄,脉沉细涩。肝功能:ALT 44 U/L,ALP 328 U/L,GGT 356 U/L。辨证:正虚血瘀;治法:扶正解毒通络。

处方:黄芪、鳖甲先煎各30 g,茯苓、怀牛膝、当归、白花蛇舌草、半边莲各20 g,白术、虎杖、肉苁蓉、黄精、延胡索、赤芍、红花各15 g,制大黄、川楝子各10 g。每日1剂,水煎,早晚分服。服药15剂后,胁痛、纳差、乏力改善,大便畅,自觉腹胀。上方加全瓜蒌20 g,苏子、莱菔子各15 g,大黄减为6 g。1个月后复诊:偶有肝区不适,精神可,时有乏力,腰酸减轻,纳谷香,睡眠可,二便调。复查肝功能ALP 205 U/L,GGT157 U/L。继以上方加减调治半年,患者病情稳定,肝内肿物未见增大。

刘彦晶,刘铁军.刘铁军教授治疗肝癌的思路和方法初探[J].中西医结合肝病杂志,2015,25(2):104-105.

按语:本案系慢性乙型肝炎后肝癌。患者久罹顽疾,耗伤正气,脾气失健,运化失司,水谷精微不能濡养四肢百骸,遂见形体消瘦,倦怠乏力;久病及肾,肾阳虚损,温煦不及,腰腑失养,故见面色晦暗,腰膝酸软,语声低微;气虚血不得运,瘀阻肝络,不通则痛,故患者右胁疼痛;热毒内聚,耗气伤津,阴津亏虚,肠道干涩,则见大便干结;舌暗淡、边有齿痕、苔薄黄、脉沉细涩均为正虚血瘀之象。治宜扶正解毒通络,方中黄芪、茯苓、白术健脾益气;黄精、当归滋阴养血;肉苁蓉补肾助阳;虎杖、白花蛇舌草、半边莲清热解毒抗癌;红花、赤芍、鳖甲化瘀通络,软坚散结;延胡索、川楝子理气止痛;制大黄通腑泄热;怀牛膝活血祛瘀,引血下行。后诸症减轻,新见腹胀,原方大黄减量,加全瓜蒌、苏子、莱菔子行气除胀。后以原方化裁调治,巩固疗效。全方攻补兼施,益气健脾、养阴补肾、清热解毒、化瘀通络,药证相符,收效良好。

案例9：梁某,男,65岁。2009年9月21日诊。半年前体检发现肝右叶肿块,经手术切除,病理报告:原发性肝癌。术后3个月右肋下疼痛逐渐加剧,B超提示肝后叶占位病灶2.1 cm×1.3 cm低回声区,2009年6月作肝癌栓塞手术后,手术顺利,术后3个月肝脏占位病灶复发,患者不愿再作介入疗法,转诊中医。有慢性肝病史,素脾气虚弱,纳差便溏。刻诊:患者面色灰暗,动则汗出,右胁刺痛,腹部胀满,入夜更甚。舌质瘀斑、苔薄白,脉弦涩。辨证为脾气亏虚,气滞血瘀。

处方:党参、黄芪、白花蛇舌草各30 g,八月札、炒白术、地鳖虫、茯苓各20 g,化橘红3 g,木香、当归、莪术各10 g,砂仁6 g,郁金、赤芍各15 g,红花8 g。并服西黄丸,1次6 g,每日2次。服用3月后,复查B超提示肿块较前缩小。以上方随证加减,服用3年,病情稳定,生活正常。

吕萍,沈丹,牟重临.从脾虚夹痰瘀毒论治中晚期肝癌探讨[J].浙江中医杂志,2012,47(12):859-860.

按语:本例患者肝癌术后复发,脾气虚弱,肝失疏泄,日久致气滞血瘀,痰瘀互结,形成正虚邪实,加重了病情,以致成癥疾。现症见面色灰暗,动则汗出,右胁刺痛,腹部胀满,入夜更甚,舌质瘀斑,苔薄白,脉弦涩。辨证为脾气亏虚,气滞血瘀。在治疗上应注意,补益脾胃,理气化瘀。方中党参、黄芪、白术、茯苓补益中焦之气;白花蛇舌草清热解毒抗癌;八月札、土鳖虫、当归、莪术、郁金、赤芍、红花活血散瘀止痛;化橘红、木香、砂仁行气温中,使气行则血行,以助活血散瘀。配犀黄丸清热解毒,消肿散结,收效良好。

现代研究表明,许多活血化瘀药具有抗肝纤维化、抗肿瘤的效果。但对肝癌患者使用活血化瘀药,要注意技巧:一是不宜过于使用峻猛的逐瘀药,如水蛭、三棱等,用之失当易造成消化道出血或肿瘤破裂出血。一般采用八月札、合欢皮、郁金、地鳖虫、红花、当归、赤芍、玫瑰花等。二是化瘀与补气药配合能增效,明代贾九如《药品化义》谓红花用少量有"疏肝气、补血虚"效果。临床常以红花与益气药相配,有助于肝纤维化的改善。三是化瘀药必须配合理气消滞药,使气行则血行。使用理气导滞药,要保持大便通畅,促使胃气通降与肝气疏达。四是谓"痰瘀同源",使用化瘀药与化痰药配合,能够增强消积软坚,控制肝脏结节的效果。五是瘀痛症状明显,可加用穴位敷贴:用马钱子、吴茱萸等为末,取肝俞、期门、阳陵泉等穴位。使用补脾益气与理气化瘀配合治疗中晚期肝癌,不仅能够改善临床症状,还能控制瘤体的发展,延长患者生存时间。

案例 10：张某，男，67 岁，农民。初诊时间：2011 年 5 月 26 日。上腹部胀痛，伴纳呆消瘦，入住本院消化科病区，诊断为原发性肝癌，肝内转移，治疗 3 个月症状无明显改善，近 2 周患者上腹胀痛，黄疸加重，饮食不振，西医预计生存期不超过 3 个月。因患者要求转诊中医。刻诊：面黧目黄，形瘦神疲，上腹肿块，入夜疼痛，纳差恶心，下肢浮肿，大便溏软，日行三五次。舌淡、苔薄白腻，脉细弱无力。TBIL 365 μmol/L，证属脾阳虚败，痰瘀结毒，攻补两难。拟补脾温阳，佐以消瘀，软坚解毒。

方药：茵陈、白术各 50 g，生晒参 9 g，白花蛇舌草、黄芪各 60 g，茯苓、酥鳖甲各 20 g，赤芍 30 g，半夏、蜂房、青皮、桂枝、鸡内金各 10 g，附子、片姜黄各 15 g，炙甘草 6 g。服用 30 d，黄疸减轻，检 TBIL 216 μmol/L，浮肿消退，纳食增加，继与原方坚持服用 2 月余，精神较前好转，食纳大增，大便软溏。嘱坚持服药，患者延长存活时间一年有余，后因食复，势不可挡，药食不进，不治而亡。

吕萍，沈丹，牟重临. 从脾虚夹痰瘀毒论治中晚期肝癌探讨［J］. 浙江中医杂志，2012，47（12）：859-860.

按语：本例患者为肝癌晚期，患者已由脾气虚衰演变成脾阳虚亏，黄疸呈晦暗如烟熏，面黧目黄，纳少腹胀，便溏畏寒，形瘦神疲，上腹坚积疼痛，一派阳气衰败之象，痰瘀蕴结成毒不解。须用补气温阳，消瘀解毒，消补并进。在临床中，肝癌至晚期，患者常出现形体瘦羸，腹部胀满，重度黄疸，病机极为错综复杂，正气极度虚衰，痰瘀与湿毒胶结不解，治疗往往攻补两难，病家常常束手待毙，此时使用中药，亦回天乏术，但可以改善一些患者的症状与体征，提高生活质量，延长存活时间。李东垣《脾胃论》引《难经》云："脾病，当脐有动气，按之牢若痛。动气，筑筑然坚牢，如有积而硬，若似痛也，甚则亦大痛，有是则脾虚病也，无则非也。"晚期肝癌虽然呈上腹部积硬而牢痛之邪实表现，但治疗仍要从本虚着手，以补脾为主。以茵陈术附汤加减，方中白术、生晒参、黄芪、茯苓补益脾气；附子、桂枝温阳回阳救逆。大量白花蛇舌草、茵陈清热退黄，解毒抗癌；鳖甲、蜂房、半夏、青皮散结；赤芍、姜黄散瘀止痛。持续服药后患者诸症好转，生活质量有所提高。

案例 11：患者，魏某某，男，52 岁，农民，内蒙古乌兰察布市。初诊时间:2008 年 3 月 28 日。主诉:乏力、消瘦半年。现病史:患者因患慢性乙型肝炎长期未得到治愈,一直处于表面抗原、e 抗原、核心抗体(HBsAg、HBeAg、HBcAb)阳性状态(活动期或潜延期)。自觉乏力、消瘦,腹胀,口干、口苦、口咸,饮水不多,饮食一般,二便正常,睡眠一般,舌苔薄黄腻,舌质胖,脉沉细。既往史:慢性乙型肝炎、肝硬化、脾切除、脑囊虫术后。查:①腹部 CT:肝硬化、肝左叶癌(大小 2.0 cm×1.5 cm,少量腹水)。②腹部 B 超:门脉高压肝硬化、血栓形成、肝左外叶实性占位(肝癌?);胆囊壁厚、胆囊内实性结节、性质待定;脾切除术后,脾区未见异常;双肾未见异常。③实验室检查:肝功全项:丙氨酸氨基转移酶(ALT):51.2 U/L,天冬氨酸氨基转移酶(AST)50.0 U/L,谷氨酰基转肽酶(GGT) 68.7 U/L,TBIL 25.2 μmol/L,IBIL 18.7 μmol/L,DBIL 6.5 μmol/L,TP 86.7 g/L,ALB 41.4 g/L,球蛋白 45.3 g/L,白蛋白/球蛋白(A/G)0.91,白蛋白百分比 46.7%,β 球蛋白百分比 12.30%,γ 球蛋白百分比 31.7%;乙肝五项表面抗原阳性,表面抗体阴性,e 抗原阳性,e 抗体阴性,核心抗体阳性,乙肝病毒脱氧核糖核酸(HBV-DNA) 4.35E+0.7,(2.11E+0.4)(<500)copies/mL;AFP 91.53 μg/L(参考值 0~10.9);血常规:白细胞 4.29×10⁹/L,红细胞 5.31×10¹²/L,中性粒细胞比率 38.20%,淋巴细胞比率 44.5%,单核细胞比率 14.00%,嗜酸细胞计数 1.41×10⁹/L,淋巴细胞计数 1.91×10⁹/L,血红蛋白 155 g/L,血小板 125×10⁹/L,嗜碱性粒细胞计数 1.41×10⁹/L。诊断:慢性乙型肝炎、肝硬化、原发性肝癌。辨证:气虚血瘀、症瘕积聚。治法:益气活血、消积化瘤,软坚散结、消热化湿。

处方一:生黄芪 30 g,太子参 30 g,生白术 30 g,云苓 15 g,生薏苡仁 30 g,丹参 15 g,醋郁金 20 g,赤芍 15 g,鳖甲(先煎)15 g,蟅虫 15 g,醋莪术 15 g,蒲公英 30 g,茵陈 30 g,泽兰 30 g,鸡内金(冲)2 包,生甘草 10 g,7 剂。水煎服,每日 1 剂,早晚服。连服 2 周后,改服用国医大师朱良春教授的化瘤丸(人参、丁香、苏木、桃仁各 18 g,桂枝、姜黄、虻虫、苏子、五灵脂、降香、元胡、水蛭、阿魏、艾叶、川芎、香附各 6 g,当归 12 g,吴茱萸 2 g,共研细末,加米醋 250 mL,浓煎,晒干,再加醋熬,如此 3 次晒干,另用麝香 6 g,大黄、益母草各 24 g,鳖甲 50 g,研细末调匀,装入胶囊,每粒 0.3 g,每次 5 粒,日服 4 次,黄酒为引)40 d 为一疗程,间断性地服用 5 疗程。随访 15 个月,病情稳定,临床疗效满意。乏力、消瘦均有好转,饮食、二便、睡眠均正常。直到 2009 年 6 月 24 日复查 CT 时,肝左叶肿瘤增大为 10 cm×10 cm,并有腹膜后淋巴结转移。

牛兴东,牛克梅,徐敏和.肝胆疑难病治疗经验浅识[C]//.中华中医药学会第二十一届全国脾胃病学术交流会暨2009年脾胃病诊疗新进展学习班论文汇编.2009:540-541.

按语:此患者由于邪毒外侵(乙肝病毒)日久诱发肝癌,又因为机体正气虚弱,以致脏腑蓄毒,气血乘逆,进而引起血瘀毒结,为本虚标实之症,本虚即脾气亏虚、正气不足,标实为邪毒内蕴、瘀血内结、湿热蕴结,治疗以益气活血、软坚散结、清热化湿为要。方中以太子参、白术、黄芪健脾扶正,茯苓、薏苡仁健脾渗湿;丹参、郁金、赤芍、泽兰活血化瘀;鳖甲、蟅虫、莪术软坚散结;蒲公英、茵陈清热利湿,扶正祛邪兼顾,随后选取在国医大师朱良春教授所著《朱良春医集》中所获的化瘤丸一方,用于本例患者的治疗而收到满意效果。化瘤丸方药组成特点亦是攻补兼施,气血兼顾,起到抑制肿瘤细胞生长、延长生命的作用,且此方发挥了中医简、便、廉、效的特点(费用是西医药的1/20~1/15)。但因患者经济条件差,不能坚持按疗程服药,仅服药200 d,每一疗程间断时间过长,最后导致肝癌转移。

案例12:陈某,男,71岁。2007年5月起出现上腹部隐痛不适,神疲乏力,体重减轻,于某医院行B超及CT示:弥漫性肝损害,考虑肝硬化。肝右叶实性肿块5.8 cm×4.2 cm,AFP 1 880 μg/L,CA19-9 55 819 U/mL,CEA 5 163 ng/mL,HbsAg(+),诊断为原发性肝癌。患者年事已高,要求保守治疗遂就诊于尤建良主任。初诊时,患者右胁隐痛,神疲乏力,消瘦,面色萎华,腹胀,胃纳不馨,夜寐差。体检:右上腹可触及直径5 cm左右的肿块,质硬,固定,舌淡、边有齿印、苔薄腻,脉细弦。证属正虚瘀阻,脾胃失调。对此患者从脾胃入手,调和脾胃,理气行滞。

药用:潞党参10 g,炒白术10 g,茯苓10 g,姜半夏10 g,陈皮5 g,炒白芍10 g,生黄芪10 g,枳壳5 g,广木香6 g,延胡索30 g,鸡内金10 g,生麦芽20 g,煅龙骨15 g,煅牡蛎30 g,炙甘草6 g。服药2个月后病情逐渐好转,右胁疼痛减轻,精神转好,胃纳及夜寐均有改善。后坚持服用该方加减方,半年后复查CT示:肝右叶实性肿块5.6 cm×4.0 cm,提示病情稳定。多次复查肿瘤放射免疫检测指标,均有所下降,病人体重已增长10 kg。生活如常人。Karnofsky评分100分。

李霞,尤建良.尤建良治疗肝癌经验[J].辽宁中医杂志,2010,37(01):30-31.

按语:本案系原发性肝癌患者,且年事已高,正气虚弱,脾失健运,治疗时从脾胃入手,调和脾胃,理气行滞。用方以六君子汤增益,药用党参、健脾养胃;苦温之白术、健脾燥湿,加强益气助运之力;佐以甘淡茯苓,健脾渗湿,苓术相配,则健脾祛湿之功益著。配合陈皮、半夏燥湿化痰。加生黄芪升阳固表;枳壳、木香理气和胃;鸡内金、麦芽行气消食,健脾开胃;龙骨、牡蛎平肝潜阳;加以甘草补脾益气、调和诸药。此方重在扶助正气,调和脾胃,激发潜能,调控岩邪,通过顾护脾胃运化功能,扶正固本,"养正则积自消",同时力避滋腻伤中、攻伐伤正,通过调动激活机体自身的免疫力,以增强机体抵抗力达到控制病情发展,延长生存期,提高生活质量,最终达到抗癌转移,甚至治愈肿瘤的目的。《难经·七十七难》云:"见肝之病,则知肝当传之于脾,故先实其脾气,无令得受肝之邪。"张仲景在《伤寒杂病论》中亦明确指出:"夫治肝病者,见肝之病,知肝传脾,当先实脾,四季脾旺不受邪,即勿补之。"即使临床未见脾虚症状,亦应使用益气健脾药品生化气血,以求养正除积。养正则积自消,脾主运化,胃纳水谷,游溢精气,共为后天之本,坐镇中州。

案例 13:朱某,男性,67 岁。巨块型肝癌,1988 年 12 月 21 日在上海长海医院剖腹探查,术中见肝右前叶癌瘤 7.8 cm×6.6 cm,肝癌侵及肝门,行右肝动脉右前叶癌瘤 78 mm×66 mm,肝癌侵及肝门,行右肝动脉结扎术,未切除肿块。注射无水酒精 3 个月后症情无大变化,于 1989 年 3 月前来就诊。当时手术创口隐痛,且每次注射酒精后发热不退,用中药方可缓解。至1989 年10 月 26 日停用无水酒精,单用中药治疗,2 个月后肿块大小如前。单用中药 5 个月后,肿块缩小为 6.3 cm×7.4 cm,1990 年 6 月肿块缩小为5.8 cm×5.7 cm,此时单纯用中药已 8 个月,1990 年 11 月肿块缩小为 3.7 cm×3.7 cm,1991 年 6 月肿块为 3.1 cm×2.7 cm,1991 年 8 月肿块为 2.9 cm×2.5 cm,此时已服用中药 2 年半,使肿块缩小在 3.0 cm 以内,1991 年 10 月肿块为 2.4 cm×3.0 cm,1992 年 4 月肿块缩小为 1.9 cm×1.5 cm,1992 年11 月肝右叶肿块 2.2 cm×1.0 cm;1993 年 5 月门静脉前方可探及 1.9 cm×1.4 cm 低回声区,1993 年 9 月肝右前叶门静脉前方可探及 1.2 cm×1.8 cm相对低回声区,到 1994 年 9 月 B 超检查时肿块消失,自觉症状也好转。1996 年7 月 B 超检查又见 3.3 cm×4.0 cm 占位性肿块,AFP 250 μg/L,又行注射无水酒精和服用中药;1997 年 11 月肿块缩小为 2.5 cm×1.8 cm,AFP 下降为 152 μg/L,继续服用中药;1998 年 2 月 AFP<25 μg/L,B 超示肿块为

1.7 cm×1.7 cm;1998年9月检查时肿块消失,肝功能、血常规以及AFP均在正常范围。该患者存活已11年,坚持服用中药达10年。本病例体现了长期以中药治疗为主配合短期注射无水酒精,在肝癌的治疗上收到了极好的效果。在连续服药的10年中,辨证论治,药随证变,因此变动加减也很多,但贯穿治疗全过程的主要治则是益气健脾,活血消肿,扶正祛邪。

基本方:党参15 g,白术15 g,茯苓30 g,陈皮6 g,象贝母30 g,黄芪24 g,三棱30 g,莪术30 g,柴胡6 g,土茯苓30 g,制香附10 g,延胡索10 g,白花蛇舌草30 g,蒲公英30 g,仙鹤草30 g。

张存义,钱心兰.扶正祛邪法治疗肝癌之体会[J].上海中医药杂志,2000,34(11):22-23.

按语:朱某病例属巨块型肝癌,肝癌日久,正气亏虚,应以益气健脾,活血消肿,扶正健脾为治疗大法。基本方中党参、白术、茯苓、陈皮等药益气健脾;柴胡、香附疏肝解郁,理气而不伤正;三棱、莪术、延胡索行气止痛;白花蛇舌草、蒲公英、仙鹤草解毒抗癌。患者长期以中药治疗为主,仅在开始10个月内加用酒精注射,每次注射后都有发热等反应,用中药后才热退;5年后复发,初起时注射过几次无水酒精,以后一直以中药治疗。患者首次发病,肿块开始缩小是在停用酒精注射5个月后。1989年停用酒精治疗时,肿块为6.3 cm×7.4 cm,到1994年肿块消除,这5年期间全部用中药治疗,充分体现了中医药治疗对肝癌肿块的缩小是起到了关键性作用。与此同时AFP等指标也趋正常,说明了中医中药在治疗肝癌时还具有调整免疫功能的作用。总之,中医药治疗肝癌是在"扶正祛邪"的指导原则下,进行辨证论治,既重视肝癌的共性特征,又强调患者体质的个体差异,因病而治与因人而异相结合,因此能起到提高生存质量、抗复发、延长生存期的作用。

案例14:患者女性,52岁,因"肝区疼痛1月"于2008年6月8日前来我院治疗,入院查体:患者贫血面容,体型消瘦,皮肤黏膜未见黄染,心肺(-),肝大剑下5 cm,质硬,腹水征(-)、脾未触及,舌紫暗有瘀点、苔薄黄,脉弦。CT检查示:"肝左叶见5.0 cm×5.6 cm一大小之肿块",考虑为肝癌,肝功化验示:TBIL 25 μmol/L,ALT 92 U/L,AFP 698 μg/L,西医诊断:原发性肝癌。中医辨证:肝郁气滞,瘀血内阻。治以疏肝行气、活血化瘀。方用肝癌一号方加味。

处方为:柴胡10 g,枳实10 g,白芍10 g,龟板15 g,鳖甲20 g,牡蛎15 g,

玳瑁10 g,三棱10 g,莪术10 g,海藻10 g,昆布10 g,青陈皮各6 g,元胡10 g,川楝子20 g,制乳没各6 g,黄芪20 g,丹参20 g,大腹皮15 g,葫芦皮15 g。水煎服,1日1剂分服。

服后20剂,患者腹胀减轻,肝区疼痛稍有好转,查肝大4.5 cm×5.0 cm。改用兰州方加味。方药为:北沙参15 g,潞党参15 g,人参须15 g,太子参15 g,生地12 g,山药10 g,山萸肉30 g,麦冬10 g,五味子3 g,浮小麦30 g,丹参30 g,黄芪30 g。水煎,分2次服,并配合西药5-FU 50 mg 静脉滴注,1日1次,连用5 d,停9 d后又连用5 d,总量5 g。生理盐水200 mg加头孢派酮舒巴坦0.3 g,静脉滴注,1日1次,10%葡萄糖溶液500 mL加维生素C 2 g、维生素B_6 0.2 g、10%氯化钾溶液10 mL,胰岛素8 IU,静脉滴注,一周2次。治疗21 d后肝区疼痛明显缓解;查肝大剑下2.5 cm,质地变软,但见乏力,食欲不振;改用柴胡疏肝散合香砂六君汤加味。

处方为:柴胡10 g,白芍10 g,枳实10 g,甘草6 g,木香3 g,草寇3 g,党参10 g,白术10 g,茯苓12 g,半夏6 g,三棱10 g,莪术10 g,海藻10 g,昆布10 g,龟板10 g,鳖甲10 g,青陈皮各6 g,水煎,每日1剂,分服。又治疗20 d后患者饮食精神好转,出院时CT提示肝脏肿块缩小1.8 cm×1.5 cm,肝功化验也完全恢复正常,此后又用中药调理治疗至今存活。

陈光艳,赵孝鹏,王鑫.裴正学教授中西医结合治疗原发性肝癌的经验[J].中国医药指南,2013,11(18):300-301.

按语:本案患者为气滞血瘀型,气滞血瘀为标,正气不足是本。首诊时患者贫血,消瘦,舌紫暗有瘀点、苔薄黄,脉弦。用肝癌一号方疏肝行气、清热解毒、活血化瘀以治其标;方中柴胡、枳实、陈皮等疏肝理气;龟板、鳖甲、牡蛎、玳瑁、昆布、海藻等软坚散结;三棱、莪术、丹参、制乳没、元胡、川楝子破血行气,散瘀止痛;黄芪补气固本;葫芦皮、大腹皮利水消胀以治其标。服用20剂后,患者腹胀减轻,肝区疼痛好转,用"兰州方"扶正固本,方中北沙参、潞党参、人参、太子参、山药、黄芪、生地黄、山茱萸补气养阴;浮小麦养心安神。20剂后患者腹胀疼痛减轻,又新见乏力、纳差等症,改用柴胡疏肝散合香砂六君汤加味以疏肝和胃,方中加三棱、莪术、海藻、昆布、龟板、鳖甲、青陈皮以行气活血化瘀,软坚散结攻除余邪。

中晚期原发性肝癌患者多以正虚邪盛为特点,《素问》中说"甚者从之,微者逆之",所以在治疗时应从提高机体免疫力和改善全身状况入手,同时配合西药小剂量化疗以增强临床疗效。

案例15：患者,男,71 岁,1998 年 6 月 13 日初诊。患者于 1998 年 4 月出现肝区刺痛、倦怠无力、饮食锐减等症状。经厦门市第一医院、中山医院及同安区医院会诊,确诊为原发性肝癌。患者不方便住院,要求中医门诊治疗。现证:面色暗晦无华,目睛中度黄染,腹部胀满,右肋下痞块,约 8.0 cm×7.0 cm,表面凹凸不平,质地坚硬,推之不移,脐动悸明显,腹水征阴性,双足跗浮肿,舌质暗、紫晦,舌肝瘿线明显,舌苔偏黄,脉弦细。实验室检查:CT 检查示:肝右叶实质性占位(8.0 cm×7.0 cm),腹水无探及。肝功能检查:HBsAg 阳性,AFP 强阳性。证属:肝积气结,痰瘀交阻。治宜:化瘀消痰,软坚散结,兼扶正气。

方拟:马鞭草 100 g,九节茶 30 g,薏苡仁 100 g,白术 15 g,莪术 10 g,风鼓草 15 g,黄精 20 g,赤芍 20 g,白芍 20 g,白花蛇舌草 30 g,僵蚕 10 g,丹参 15 g,甘草 4 g。水煎服,日 1 剂。

二诊:经服中药后,肝区疼痛缓解,唯脘腹胀满,纳谷欠馨,大便日 1 行,小便较畅。拟守上方加炒麦芽 30 g,炒谷芽 30 g。连服 15 剂,病情改善,刺痛减轻,腹胀不甚,饮食转佳,大便日行二次,小便正常。药既中病,拟上方化裁续服。上方加减服用 40 余剂,于 1998 年 9 月 9 日复查,彩超检查示:肝右叶实质性占位,4.0 cm×3.3 cm。症情明显改善,老人备受鼓舞,增强了战胜疾病的信心。肿块衰其大半,宜击鼓再进,继续服中药治疗。于同年 11 月 23 日再次行 CT 检查示:肝右叶不规则低密度灶,大小约 2.0 cm×3.0 cm。至此,病人要求间断治疗,生活起居正常,前后判若两人。并于 2001 年 8 月 7 日,行彩超检查示:肝脏形状大小正常,左叶 5.8 cm×3.7 cm;右叶 13.4 cm×7.2 cm,包膜光滑,肝内回声稍不均匀,血管走向清楚,肝右叶见 2.0 cm×1.7 cm 低回声包块,边界清楚,形态规则;门静脉正常;胆囊正常;脾脏大小正常。

2004 年 11 月 16 日,磁共振检查报告示:肝脏不典型局灶性结节性增生(直径约 1.0 cm),病灶境界尚清,边缘尚光整,余肝实质未见明显异常强化影,脾脏形态、大小及信号未见明显异常。肝功能检查:ALT 正常,AST 正常,HBsAg 阴性,AFP 阴性。8 年后随访,老人像正常人一样生活着,仍在随访中。

庄克章.癌症验案二则[J].中国民间疗法,2006(10):13-14.

按语:患者首诊出现"肝区刺痛、纳差、乏力、舌质暗、紫晦、舌肝瘿线明显"等肝郁痰瘀症状,治以化瘀消痰,软坚散结,兼扶正气。用药以马鞭草、九节茶清热解毒、活血止痛;以薏苡仁、白术、黄精补气健脾;赤芍、党参活瘀止痛;风鼓草清热解毒,保肝护肝。二诊见患者脾虚明显,加麦芽、谷芽以健脾。治疗时重用马鞭草,患者肿块有明显的减小,生活起居正常。据多年的临床治疗观察,重用马鞭草配方遣药治疗恶性肿瘤多获良效,深感马鞭草抗癌作用有殊功。马鞭草,俗称铁马鞭,为闽南地区常用中草药。其性寒,味苦,具有清热解毒、破血通经、杀虫消肿效用,是一味不可多得的抗癌良药,值得推广应用。

【注解】九节茶,别名,草珊瑚,肿节风,味辛,性平,归心、肝经。功效:抗菌消炎,祛风除湿,活血止痛。

风鼓草,味酸,性凉,无毒,归肝、肺经。功效:凉热解毒、凉血利水。常用于肝病的治疗。

案例16:张某,女,64岁,糖尿病史,乙型病毒性肝炎肝硬化4年,1年前发现AFP升高,B超显示肝脏结节,一直在某中医门诊服用中药治疗,2019年8月上腹部肿块坚硬胀满疼痛,直径约7 cm,影响进食,遂就诊于本院。现症见:查体提示:肝下缘位于右肋缘下3横指,剑突下6横指,剑突下可触及直径约7.0 cm包块,坚硬,压痛,边界不清。查上腹部增强CT提示:①肝脏左、右叶多发占位性病变,增强扫描后有明显强化,考虑肝癌,与2018年9月CT结果对比有明显进展;②肝包块,坚硬,压痛,边界不清。查上腹部增强CT提示:①肝脏左、右叶多发占位性病变,增强扫描后有明显强化,考虑肝癌,与2018年9月CT结果对比有明显进展;②肝硬变、脾大、门脉高压;③少量腹水。AFP 2 060 μg/L,肝功能基本正常。行肝脏占位穿刺活检提示:肝细胞癌。此时患者已无手术机会,家属要求保守治疗,减轻痛苦为主。给予中药治疗,并配合靶向药物甲磺酸仑伐替尼胶囊2 mg,每日1次,口服,建议1个月后复查。若1个月后无明显不良反应,将甲磺酸仑伐替尼加量至4 mg,每日1次,口服。中药以调肝散结方为主,并随证加减。

具体药物组成:柴胡15 g,黄芩15 g,醋香附10 g,炒枳壳10 g,桃仁10 g,红花10 g,党参15 g,茯苓15 g,当归10 g,川芎10 g,白芍15 g,醋鳖甲20 g,浙贝母15 g,生牡蛎30 g,半枝莲15 g,醋莪术10 g,陈皮15 g。30剂,每日1剂,水煎200 mL,早晚分服。

1个月后复查肝功能正常,AFP 385 μg/L,患者自觉无特殊不适,建议仑伐替尼增加至每日4 mg。但患者因经济困难,仍按照每日2 mg服用。中药继续以调肝散结方治疗,因患者饭后腹胀满,给予炒山楂30 g,炒麦芽15 g,继续服用。

2个月后患者症状明显缓解,触诊及按诊上腹部包块明显减小并变软,进食量增加,能够从事家务劳动。家属因经济条件困难,要求暂不复查,继续服用至6个月复查,考虑患者已至肝癌晚期,嘱其继续带中药服用,甲磺酸仑伐替尼继续每日2 mg口服,中药仍以调肝散结方为主方,略有加减微调。

任晓琳,王润珍,陈剑峰,等.李春辉老中医治疗原发性肝癌经验介绍[J].新中医,2020,52(2):194-196.

按语:患者老年女性,乙肝肝硬化,现进展为肝癌,症见上腹部肿块坚硬胀满疼痛,影响进食,少量腹水,已无手术机会,考虑中药治疗,当以调肝散结为主。方中柴胡、醋香附疏肝解郁,配白芍柔肝缓急;茯苓、枳壳、陈皮行气健脾;黄芩、半枝莲清热解毒抗癌;桃仁、红花、当归、川芎、醋莪术活血逐瘀消症,增强醋鳖甲、浙贝母、生牡蛎软坚散结之力。1个月后复查见饭后腹胀满,原方加炒山楂、炒麦芽消食化滞,以助药运。2个月后患者可从事适度田间劳动,饮食生活基本如常人,予调肝散结方化裁调护巩固疗效。全程中药配合西药甲磺酸仑伐替尼,中医护肝保肝,在治疗中作用显著。

案例17:患者,女性,66岁,2019年12月16日初诊。主诉:乏力伴右胁不适1月余。患者体检发现慢性乙型病毒性肝炎(CHB)20余年,规律服用恩替卡韦抗病毒治疗9年余。2年前腹部超声提示肝硬化、肝部肿块,AFP>1 000 ng/mL,于外院住院明确诊断肝恶性肿瘤,行手术及介入治疗(具体不详),术后复查血常规、AFP及肝功能正常,后患者遵医嘱服用抗病毒药物及靶向药物(具体不详)。1月前患者无明显诱因出现乏力、右胁肋部不适,半月前于外院复查,血结果:WBC 1.93×10⁹/L,Hb 110 g/L,PLT 93×10⁹/L,ALB 29 g/L,AFP 2 784 μg/L,HBV-M提示"小三阳",HBV核酸检测阴性,肝功能及胆红素正常,腹部CT提示多发转移癌,大者直径约11 mm,肝癌术后改变,为求中医治疗于我科就诊。无其他慢性肝病病史。现症见:右胁不适,气短懒言,周身乏力,夜间皮肤瘙痒,纳少眠差,二便可。舌淡、苔薄白、少津,脉沉弦。西医诊断:慢性乙型病毒性肝炎-肝炎肝硬化、原发性肝癌。中医诊断:积聚,辨证:气虚血滞,痰瘀互结证。治以补气扶正,化痰祛瘀,方药:生黄芪80 g,茯苓、白花蛇舌草、焦三仙、炒酸枣仁、白茅根各30 g,泽兰

15 g,炒白术、杏仁、橘红、黄芩、当归、阿胶珠、垂盆草、苦参、半枝莲各 10 g,14 剂,每日 1 剂,水煎服,分两次温服。

二诊:2019 年 12 月 30 日。患者乏力明显减轻,夜间无瘙痒,睡眠质量较前进步,纳一般,二便可,舌脉同前。将上方炒白术加至 15 g,加党参 10 g,去苦参,14 剂,煎服法同前。

三诊:2020 年 1 月 13 日。患者精神可,偶有腰膝酸软,纳眠可,二便可,舌脉同前。复查血常规提示 WBC 3.0×10^9/L,Hb 120 g/L,PLT 105×10^9/L,肝功能提示 ALB 35 g/L。于上方基础上加续断 10 g,28 剂,煎服法同前。嘱患者保持心情愉悦,饮食上可增加蛋白摄入。

刘丹,王琮,李牧婵,等.徐春军教授治疗原发性肝癌经验浅析[J].中西医结合肝病杂志,2021,31(09):850-852.

按语: 患者老年女性,原发性肝癌诊断明确,虽既往治疗及时规范,但正气已伤且未及时扶助正气治疗,邪毒积聚体内,现肝脏新发转移瘤,正虚邪实,气虚血滞,痰瘀互结,而出现气短懒言,周身乏力,夜间皮肤瘙痒等症状。因而当以化痰祛瘀,补气扶正为主要治疗原则,用以肝癌 1 号方加减。方中重用生黄英(即硫黄)补火助阳,与茯苓、白术、酸枣仁、当归、阿胶珠相合气血阴阳并补,顾护正气;杏仁、橘红理气以化无形之痰;泽兰、白茅根活血祛瘀;垂盆草、半枝莲、白花蛇舌草清热解抗癌毒;苦参清热利湿止痒,焦三仙消食化滞,以助药运。诸药合用共奏补气扶正、化痰祛瘀之功。二诊时纳一般,上方炒白术加量,加党参补气健脾,恢复脾运,瘙痒已除故去苦参。三诊时患者述偶有腰膝酸软,二诊方加续断补肝肾、强筋骨。治疗期间注重心理治疗,嘱患者保持心情愉悦。经治疗后患者症状明显减轻,生活质量提高,恢复生活信心。

案例 18:杨某,男,64 岁,2019 年 5 月 14 日初诊。主诉:乏力伴失眠半年余。患者 1 年前于当地医院体检后发现肝癌,遂于上海东方肝胆医院行介入治疗。2018 年 5 月 19 日因上消化道出血于新疆兵团医院行 TIPS 治疗,术后恢复可,无明显不适。2019 年 3 月 4 日复查腹部增强 CT 提示:脾大(6.7 cm),肝右叶低密度影,腹腔少许淋巴结肿大,胆囊炎,门静脉-下腔静脉见管状结构影,胃小弯侧见条状钙化密度影。既往有乙肝病史 20 余年,未规律诊治。诊见:乏力,失眠,口苦,口黏,牙龈时有出血,纳可,小便可,大便日行 1~2 次,舌红,苔黄厚腻,脉弦。属中虚不运,毒瘀互结。治法:健脾益气,化浊祛瘀。处方:生黄芪60 g,仙鹤草30 g,陈皮20 g,茯苓20 g,黄芩9 g,黄连6 g,黄柏6 g,茵陈50 g,白花蛇舌草30 g,半枝莲30 g,杏仁9 g,白芍45 g,厚朴12 g,芒硝(冲服)6 g,熊胆粉(冲服)0.25 g。14 剂,水煎服,早晚 2 次温服。并辅以中成药九味肝泰胶囊。调治 2 月余,患者已无明显不适。

刘爽,曹正民,代欣璨,等.吕文良治疗肝癌用药经验[J].吉林中医药,2021,41(3):313-316.

按语:患者老年男性,年老体虚,且肝病日久,耗气伤阴。脾虚不运,一则气血生化乏源,二则湿饮痰浊内生,三则虚邪贼风内侵;且肝经受邪,湿热胶着,瘀血阻络,体用失调,中虚不运,毒瘀互结,是故患者乏力,失眠,口苦,口黏,牙龈偶有出血。方中以大剂量生黄芪益气健脾,顾护正气;陈皮、茯苓、杏仁、厚朴助黄芪健脾,更调畅中焦气机,行气利湿,化痰祛饮;黄芩、黄连、黄柏、茵陈、白花蛇舌草、半枝莲、熊胆粉清热解毒,利湿化浊,以解肝经湿热胶着之急,并肃清机体内环境;仙鹤草补虚、收敛止血,芒硝软坚散结,白芍滋阴养肝。诸药合用,共奏虚补肝脾、实祛毒瘀之功。

案例 19:谭某,男,44 岁,湖南常德人。患者因右上腹胀痛不适 5 d,于 2008 年 7 月 23 日在湖南省某医院行 CT 检查发现右肝占位,考虑肝癌可能性大。AFP 为 5.8 μg/L。8 月 4 日行右肝肿块扩大切除术,术后病理提示:肝细胞癌Ⅱ级。术后于 8 月 21 日行肝脏介入治疗 1 次,为求巩固治疗于 8 月 24 日请潘敏求教授中药治疗。症见:上腹部、右胁下间有隐痛,乏力,倦怠,食纳、夜寐可,二便调,神疲,面色萎黄,舌红有瘀斑、苔厚,脉弦细。中医诊断:肝积,肝郁脾虚、瘀毒内结证;西医诊断:原发性肝癌。治以健脾疏肝、化瘀解毒为法,予以香砂六君子汤合肝复方加减。

处方:黄芪20 g,党参15 g,茯苓10 g,白术10 g,香附10 g,郁金15 g,陈皮10 g,醋鳖甲10 g,土鳖虫6 g,炒麦芽20 g,炒谷芽20 g,重楼15 g,白花蛇舌草20 g,甘草5 g。30 剂,每日 1 剂,水煎服。

之后未随诊用药,直至二诊:2009 年 4 月 12 日。患者上腹隐痛,腹胀,餐后饱胀尤甚。舌红有瘀斑、苔厚,脉弦细。CT 提示:肝右叶结节 0.6 cm,考虑复发。治宜疏肝健脾,化瘀解毒,予以肝复方加减:黄芪20 g,党参15 g,茯苓10 g,白术10 g,香附10 g,郁金10 g,柴胡10 g,醋鳖甲15 g,土鳖虫10 g,莪术10 g,广藿香10 g,炒麦芽20 g,炒谷芽20 g,白花蛇舌草20 g,重楼

15 g,石见穿20 g,甘草5 g。15 剂,每日1 剂,水煎服。嘱患者坚持服用中药,并定期门诊调整处方。中药治疗直至2011 年12 月23 日,2011 年12 月27 日复查B 超:右肝内非均质肿块较前增大(2.7 cm×1.8 cm×1.9 cm×1.9 cm)。同日查肝磁共振,提示:肝右后叶结节(2.1 cm×2.8 cm),考虑肝癌术后复发。遂于2012 年1 月6 日在全麻下行右肝后叶肿块切除术,术后病理结果提示:肝细胞癌Ⅱ级。

三诊:2012 年1 月16 日。术后患者感上痛不适,乏力,餐后饱胀,食纳差。舌淡红、边有瘀斑、苔白,脉弦细。中药以香砂六君子汤合肝复方加减。处方:黄芪30 g,党参15 g,茯苓10 g,白术10 g,三七粉5 g,法半夏9 g,香附10 g,郁金15 g,陈皮10 g,醋鳖甲10 g,土鳖虫6 g,炒麦芽20 g,炒谷芽20 g,重楼15 g,白花蛇舌草20 g,海螵蛸15 g,鸡内金15 g,甘草5 g。30 剂,每日1 剂,水煎服。

四诊:2012 年2 月20 日。患者上腹隐痛缓解,偶有不适,餐后稍饱胀,乏力,食纳差较前改善。舌淡红、边有瘀斑、苔白,脉弦细。B 超提示:右肝内近胆囊区可见一稍强回声区,范围约2.7 cm×1.8 cm,肝癌术后改变,肝弥漫性病变,右肝内非均质回声区,建议追踪复查。CT 提示:肝癌术后改变,右胸腔积液并右下肺压缩性肺不张。上方加大腹皮20 g 以增强理气之功。30 剂,每日1 剂,水煎服。后患者继续坚持门诊随诊,并根据具体情况调整处方。2013 年4 月27 日四诊:患者上腹偶有不适。舌淡红、边有瘀斑、苔白,脉弦细。复查CT 提示:肝癌术后改变,右胸腔少量积液。继续以肝复方加减,坚持服用。2018 年1 月电话随访,患者仍健在,自发病治疗,生存期近10 年。

邓天好,曾普华,刘珍,等. 基于"瘀、毒、虚"理论探析潘敏求论治肝癌的学术思想[J]. 中医肿瘤学杂志,2021,3(6):62-66.

按语:此案为原发性肝癌术后,属中医学"肝积"等范畴。《沈氏尊生书》曰:"若积之既成,又当调营养卫,扶胃健脾,使元气旺而间进以去病之剂,从容调理,俾其自化,夫然后病去而人亦不伤。"患者中年男性,曾行右肝肿块扩大切除术,术后气血亏虚,肝疏泄不利,影响气血运行,导致气机流行不畅,气滞血瘀,脉络淤阻,余毒未尽,积聚体内,肝郁克脾,导致脾气虚弱,故症见上腹部、右胁下间有隐痛,乏力,倦怠,神疲,面色萎黄,舌红有瘀斑、苔厚,脉弦细。治疗应当疏肝健脾、化瘀解毒为主要治疗原则,方选香砂六君子汤合肝复方加减,方中黄芪、党参、茯苓、白术、陈皮健脾益气;香附、郁金健脾疏肝;土鳖虫、醋鳖甲活血化瘀、软坚散结;重楼、白花蛇舌草清热解毒抗癌;炒麦芽、炒谷芽增强食欲,以增后天机体抗邪之功效。患者坚持定期复诊,辨证随症或以肝复方或以香砂六君子汤合肝复方配合手术治疗,一般情况较稳定,生存期近10年收到较好疗效。

案例20:陈某,男,70岁。2011年5月体检,B超发现"右肝占位"。CT示:肝硬化,右肝实质性占位5.0 cm×4.4 cm,肝癌,脾大。AFP 58.75 μg/L。既往有乙肝病史。2011年6月1日于潘教授处行中医药治疗。现症见:腹部隐痛,纳呆,乏力,恶心,寐欠安,舌质红、苔薄白,脉弦。西医诊断:肝癌,肝硬化。中医诊断:肝积,辨证为肝郁脾虚、瘀毒内结证。治以健脾理气、清热解毒;方予肝复方加减。

处方:黄芪15 g,党参15 g,白术10 g,茯苓10 g,炒栀子5 g,灵芝10 g,醋鳖甲15 g,法半夏10 g,竹茹10 g,枸杞子10 g,菟丝子10 g,女贞子10 g,虎杖15 g,白花蛇舌草15 g,半枝莲15 g,麦芽15 g,谷芽15 g,甘草5 g。15剂,每日1剂,水煎,分2次温服。

二诊:7月18日。腹胀痛,饮食稍增加,乏力减轻,寐欠安,舌质红、苔薄白,脉弦。上方加沉香粉(冲服)3 g,酸枣仁15 g。15剂,服法同前。

三诊:10月28日。右上腹隐痛,纳可,睡眠一般,舌质红、苔薄白,脉弦。B超:肝内稍高回声团(5.6 cm×5.2 cm),肝癌,肝实质弥漫性病变,肝硬化,脾大,门静脉高压。处方:党参10 g,黄芪15 g,白术10 g,灵芝10 g,炒栀子5 g,醋鳖甲15 g,菟丝子10 g,枸杞子10 g,女贞子10 g,田基黄15 g,当归10 g,川楝子10 g,土贝母6 g,茯苓皮15 g,白花蛇舌草15 g,半枝莲15 g,重楼15 g,甘草5 g。15剂,煎服法同前。

四诊:12月9日。肝病面容,无腹胀、腹痛,纳可,口干,乏力,寐安,二便调,舌质暗、苔薄白,脉弦。B超复查:肝内高回声团(5.6 cm×5.3 cm),肝癌,肝实质弥漫性病变,肝硬化,脾大,门脉静高压。上方去当归、川楝子,加莪术9 g。15剂,煎服法同前。

五诊:2012年3月9日。乏力,纳可,舌质稍暗、苔薄白,脉弦。B超复查:肝内高回声团(5.6 cm×5.8 cm),大小基本同前,续原方15剂巩固治疗。

陈琳,唐蔚,潘博,等.潘敏求治疗肝癌经验[J].湖南中医杂志,2021,37(12):15-17.

按语:患者老年男性,脏腑虚损,脉络受阻,气血运行不畅,气滞血瘀,瘀痰毒聚而生癌瘤,结于肝内故见有形结块。现症见腹部隐痛,纳呆,乏力,恶心,寐欠安,舌质红、苔薄白,脉弦。辨病为肝积,辨证为肝郁脾虚、瘀毒内结证,治疗上当以健脾理气、清热解毒为治疗原则。用肝复方加减治疗,方中党参、黄芪、白术、茯苓健脾胃;醋鳖甲、法半夏、竹茹软坚化痰散结;枸杞子、菟丝子、女贞子等滋补肝肾之阴,缓肝之急;虎杖、白花蛇舌草、半枝莲等清热解毒抗癌;麦芽、谷芽消食化滞助运药力。二诊见腹胀痛、眠欠安,原方加沉香行气止痛,酸枣仁养心安神对症治疗。三诊仍以肝复方为主加减,四诊患者腹胀、腹痛消失,上方去当归、川楝子,又见舌质暗乃加莪术活血化瘀。患者坚持中药治疗,正气渐复,生活质量改善,因而在扶正基础上逐渐加强化、瘀软坚、清热解毒之功,患者复诊 B 超示肝内回声团大小不变,疗效肯定。

【注解】田基黄,甘、苦、凉,归肺、肝、胃经。功效:清热利湿,解毒,散瘀消肿。

案例21:某,男,56 岁,2016 年 7 月 8 日初诊。患者于 2016 年 6 月因腹部疼痛于当地医院就诊,诊断为原发性肝癌,拒行手术和其他治疗。既往有慢性乙型肝炎、肝硬化病史。就诊时诉腹部疼痛胀满,稍食即吐,全身乏力,夜寐不安,纳差,舌暗淡,苔白厚,脉沉弦。辨证为肝郁脾虚、瘀毒互结证。治宜疏肝柔肝、化瘀解毒、消瘤散结。

处方:柴胡 12 g,郁金 12 g,白芍 15 g,女贞子 15 g,黄芪 30 g,白术 12 g,薏苡仁 20 g,灵芝 10 g,半边莲 15 g,鳖甲先煎 15 g,臭牡丹 20 g,龙葵 15 g,浙贝母 12 g,夏枯草 15 g,石见穿 15 g,陈皮 12 g,甘草 5 g。14 剂,水煎服,每日 1 剂,分 2 次服。

同时嘱患者服用院内自制中成药肝喜片(湖南中医药大学附属中西医结合医院院内制剂,批号:湘药制字 Z20080761),10 片/次,3 次/d 口服。该药物组成主要为:明党参 10 g,黄芪 20 g,白术 10 g,茯苓 10 g,柴胡 10 g,香附 10 g,蚤休 9 g,陈皮 10 g,醋鳖甲(先煎)15 g,桃仁 10 g,丹参 15 g,生牡蛎(先煎)30 g,半枝莲 30 g,白花蛇舌草 30 g,甘草 5 g。

二诊:2016 年 7 月 12 日。患者自觉乏力减轻,腹胀等症状明显改善,舌红、苔白,脉沉弦。守原方,去灵芝,黄芪减为 20 g,加山慈菇 15 g,白花蛇舌草 15 g,夜交藤 15 g,合欢皮 15 g。21 剂,水煎服,每日 1 剂,分 2 次服。

此后患者坚持门诊复诊用药,未行特殊西医治疗,至今病情稳定,生活正常(注:服药时间是自 2016 年 7 月 8 日初诊至撰写此文时)。

胡琦,朱定耀,黄上,等.朱克俭教授辨治肝癌经验探析[J].世界中医药,2020,15(9):1339-1341.

按语:患者多年肝病病史,正气亏虚,气血瘀滞,加之癌毒侵犯,发为本病。病位主要在肝脾,肝失疏泄故腹部疼痛胀满,脉沉弦;脾气亏虚故纳差乏力;瘀血停留故舌暗淡;脾虚生湿故苔白厚。治以疏肝健脾、化瘀解毒。方中柴胡、郁金、白芍、女贞子等药行气解郁、疏肝柔肝,顺应肝体阴用阳的生理特性;黄芪、白术、薏苡仁、陈皮益气健脾;半边莲、臭牡丹、龙葵活血解毒兼抗癌;鳖甲、浙贝母、夏枯草、石见穿等药消瘤散结。全方扶正与祛邪并用,辨证兼顾辨病。二诊自觉乏力减轻,腹胀等症状明显改善,原方去灵芝,黄芪减为 20 g,加山慈菇、白花蛇舌草增强解毒散结抗癌之力,加夜交藤、合欢皮活血散瘀,兼调心神,整个治疗过程紧扣病机,又不失灵活化裁。

【注解】臭牡丹,性平,味苦、辛,归心、胃、大肠经。功效:祛风除湿,平肝潜阳,消肿解毒。

案例22:患者黄某,女,31 岁。主诉:肝癌手术后肝、肺转移 8 个月,纳差、乏力 1 周,2017 年 2 月 6 日就诊。症见:腹胀,乏力,四肢无力,不能劳作,易疲劳,面色苍白,舌质淡红、苔薄白,脉弦细。术后病理诊断:肝细胞肝癌,肝内转移。CT 检查见:①肝癌,肝内转移,肺转移,门静脉癌栓形成。②肝硬化。③脾大。患者已经是疾病的终末期,在治疗上以姑息治疗为主。辨证属血虚寒厥,肝郁气滞,以补肝活血通络,抗癌为治疗原则,方选当归四逆汤加减。

处方:细辛 10 g,桂枝 15 g,白芍 30 g,通草 10 g,炙甘草 10 g,大枣 40 g,蜂房 15 g,壁虎 10 g,山慈菇 30 g,当归 30 g,柴胡 15 g,丹参 15 g,法半夏 10 g。每日 1 剂,口服。

二诊:2017 年 4 月 25 日复诊。症见:患者腹胀、乏力明显减轻,可进行日常家务和正常活动,面色红,舌质淡红、苔薄白,脉弦细。实验室检查血常规、肝功能、AFP 均正常,CT 复查肝癌明显缩小,肺转移瘤稳定。效不更方,守前方继续中药治疗。

三诊:2018 年 1 月 19 日复诊。患者已无不适,已经进行正常的工作和学习,舌质淡红、苔薄白,脉弦。守前方继续中药治疗,将中药改为隔日口服。

四诊:2018 年 7 月 20 日复查,患者无不适,舌质淡红、苔薄白,脉弦。实验室检查:血常规、肝肾功能、AFP 均正常。CT 检查:①肝癌和门静脉癌栓均消失,轻度肝硬化,脾大。②肺部可见 2 cm 转移瘤。继续给以中药每周 3 次,维持治疗中。患者生存时间已经超过 2 年余。

刘昕,赵昌林.赵昌林主任医师治疗肝癌临床经验[J].中国中医药现代远程教育,2019,17(20):43-45.

按语:患者肝癌日久,出现他脏转移,已处于疾病终末期,正气亏耗,癌毒深着,病机总属正虚邪恋。症见腹胀,乏力,四肢无力,不能劳作,易疲劳,面色苍白,舌质淡红、苔薄白,脉弦细。辨证属血虚寒厥,肝郁气滞,以补肝活血通络,抗癌为治疗原则,方选当归四逆汤加减。方药中桂枝、细辛温通阳气,回阳救逆;蜂房、壁虎、山慈菇解毒散结;柴胡、白芍疏肝、柔肝、解郁;通草、当归、丹参活血祛瘀;法半夏、炙甘草、大枣健脾扶正。全方扶正为主兼顾祛邪,切中病机,故能奏效。后续复查均谨守病机,在原方基础上调护治疗,提高生存质量,延长生命周期。

【注解】壁虎,味咸,性寒。归肾、肝经,有小毒。功效:祛风,活络,散结。用于中风瘫痪,风湿关节痛,骨髓炎,淋巴结结核,食管癌,肺癌,原发性肝癌,肠癌等。

案例23:患者,男,65 岁,2017 年 2 月 20 日初诊。患者 10 年前检查发现 HBsAg(+),HBeAg(+)、抗-HBc(+),未治疗,未定期检查。3 个月前单位体检发现肝癌,2 个月前于上海某医院行肝癌切除术,术后恢复可。1 个月前行 TACE 治疗,效尚可。已口服恩替卡韦 3 个多月。现查体:纳后腹稍胀,无腹痛,无反酸、烧心,稍有口干、口苦,体力尚可。食欲一般,眠可,二便调。舌黯淡红、苔腻微黄,脉沉弦。既往少量饮酒史。父亲有乙型肝炎病史。肝功能:ALT 139.9 U/L,AST 167 U/L,A 39.6 g/L,G 45 g/L,ALP 144 U/L,GGT 74.6 U/L,TBIL 13.9 μmol/L,DBIL 3.2 μmol/L。血常规:WBC 4.56×10^9/L,RBC 4.53×10^{12}/L,Hb140 g/L,PLT 120×10^9/L。AFP 114.73 μg/L。上腹部 CT 示:肝左叶癌术后改变;胆囊缺如;右侧胸腔积液。

处方:木蝴蝶 12 g,豆蔻 9 g,山慈菇 9 g,浙贝片 9 g,胆南星 9 g,蜂房 9 g,莪术 9 g,急性子 9 g,重楼 12 g,焦神曲 12 g,鸡内金 15 g,白花蛇舌草 15 g,半枝莲 15 g,黄芪 15 g,板蓝根 15 g,薏苡仁 30 g。每日 1 剂,水煎服。

二诊:2017 年 5 月 22 日。手术刀口偶有隐痛不适,余无明显不适,纳眠可,小便调,大便偏稀。舌淡红、苔黄,脉沉弦。辅助检查:AFP 4.77 μg/L。肝功能:ALT 37.9 U/L,AST 36 U/L,A 39.1 g/L,G 40.1 g/L,GGT 48.3 U/L,TBIL 21.2 μmol/L,DBIL 4.8 μmol/L,ALP 110 U/L。血常规:WBC 4.15×10^9/L,RBC 4.49×10^{12}/L,Hb 138 g/L,PLT 106×10^9/L,上腹部强化 CT 示:结合病史,肝左叶癌术后改变;右侧肾上腺区结节灶,较前相仿;右肾下级小囊肿。处方:上方加扁豆 30 g,木香 9 g,姜黄 9 g。

1 个月后随访,诸症好转,复查肝功能基本正常。

孙玉莉,王伟芹,孙建光,等.尹常健教授治疗原发性肝癌临证用药特点[J].中西医结合肝病杂志,2020,30(05):448-449.

按语:李中梓《医宗必读》云:"积之成也,正气不足而后邪气踞之。"说明肝癌发病的总病机为正虚为本,邪实为标,正虚以气血亏虚为主,邪实以气滞血瘀湿热毒邪为主。本例患者乙肝病史多年加之肝癌术后,肝气郁结,横逆脾胃,脾胃亏虚,失于健运,故腹胀、纳差;气滞血停化为瘀血故舌黯;脾虚生湿化痰,痰瘀互结日久酿生热毒,故口干、口苦、舌苔腻。治以疏肝健脾、化瘀解毒散结。方中黄芪、薏苡仁健脾益气扶正,薏苡仁尚有抗肿瘤之功效;豆蔻、神曲、鸡内金和胃助消;木蝴蝶疏肝和胃;浙贝母、胆南星、山慈菇化痰祛湿兼能散结;重楼、半枝莲、白花蛇舌草、蜂房解毒抗瘤又祛瘀生新。二诊时,患者便稀,为脾虚之故,加扁豆、木香健脾化湿;刀口偶有隐痛不适故加姜黄祛瘀止痛。全方标本兼顾,攻补兼施,诸药配伍,祛邪不伤正,扶正不助邪,共奏疏肝健脾和胃,化痰活血解毒之功。

【注解】急性子,味微苦、辛,性温,归肺、肝经。功效:破血,软坚,消积。木蝴蝶,味苦、甘,性凉,归肺、肝、胃经。功效:清肺利咽,疏肝和胃。

案例24:患者,男,45 岁,2015 年 7 月 7 日初诊,AFP 持续升高 1 月余。患者诉 1 个月前无明显诱因出现右胁肋部胀满不舒,伴疲劳乏力,时有呕恶、纳呆。2015 年 6 月 5 日患者于哈尔滨市某医院体检,血常规提示:PLT 57×10^9/L,Hb 130 g/L;肝功能:ALT 348.1 U/L,AST 269.7 U/L;肿瘤系列示:AFP 594.7 μg/L,CA19-9 50.68 U/mL。CT 示:肝硬化、脾大、少量腹水、胆囊炎。遂于次日行住院治疗(具体用药不详)。3 周后复查,肝功示:ALT 54.7 U/L,AST 39.3 U/L;肿瘤系列示:AFP 679.3 μg/L,CA19-9 43.56 U/mL。遵医嘱出院后继续口服药物,慎起居。2015 年 7 月 4 日于该医院复查:肝功能恢复正常,AFP 736.5 μg/L,CA19-9 41.77 U/mL;CT 示:肝硬化、脾大、少量腹水,食管下段胃底及脾静脉曲张,胆囊炎。AFP 持续升高,为求中医药治疗,患者来谢晶日门诊处就诊。刻下症见:自觉两胁不舒,右侧尤甚,腹胀,疲劳乏力,善太息,睡眠尚可,大便黏腻,小便可;舌质紫暗、苔黄腻,脉沉弦。既往患有慢性乙型肝炎 20 余年,HBV-DNA 检测正常。诊断:胁痛。辨证:肝郁脾虚兼瘀毒证,治以疏肝健脾,化瘀解毒。

处方:柴胡 12 g,香橼 10 g,紫苏梗 6 g,麸炒白术 15 g,赤芍 10 g,白花蛇舌草 20 g,醋鳖甲 6 g,薏苡仁 12 g,半枝莲 20 g,山慈菇 6 g,重楼 6 g,三七粉 6 g。14 剂,水煎服,每日 1 剂,早晚分服。

二诊:2015 年 7 月 22 日,患者诉两胁不适明显好转,疲劳乏力有所改善,时有口干,纳少,二便正常。舌质紫暗,苔黄腻,脉沉弦。肿瘤系列(2015 年 7 月 16 日)示:AFP 531 μg/mL,CA19-9 38.34 U/mL;血常规示:PLT 61×10^9/L,Hb 130 g/L。前方加石斛 6 g,沙参 6 g。14 剂,水煎服,每日 1 剂,早晚分服。

三诊:2015 年 7 月 31 日,患者诉仍偶感乏力,无其他不适。舌质暗红、苔黄腻少许,脉沉弦。肿瘤系列(2015 年 7 月 30 日)示:AFP 326 μg/L,CA19-9 27.13 U/mL。上方减香橼、赤芍,加太子参 6 g。21 剂,水煎服,每日 1 剂,早晚分服。

四诊:2015 年 8 月 22 日,患者诉未感不适。舌质淡红、苔薄白,脉沉实有力。肿瘤系列(2015 年 8 月 21 日)示:AFP 106.4 μg/L,CA19-9 12.4 U/mL。予前方 20 剂,并嘱患者继续节饮食、调情志。

五诊:2015 年 9 月 11 日,患者诉未感不适。舌质淡红、苔薄白,脉沉实。肿瘤系列(2015 年 9 月 9 日)示:AFP 6.4 μg/L,CA19-9 4.2U/mL。前方减重楼、山慈菇,加焦三仙各 6 g,陈皮 6 g。顾护脾胃以善其后,继服 20 剂,水煎服,每日 1 剂,早晚分服。

1 个月后复查肿瘤系列,各项指标正常,上方再进 10 剂,改为两日 1 剂,随访至今,未曾复发,亦未向恶性转化。

孙志文,谢晶日.谢晶日治疗肝硬化伴甲胎蛋白升高验案 1 则[J].中医药导报,2019,25(6):121-122.

按语:本例患者慢性乙肝多年基础上,病情进展至原发性肝癌。胁肋不舒、善太息提示肝气郁结,腹胀疲乏提示脾气亏虚,健运失司;大便黏腻、苔黄腻提示脾虚生湿,湿郁化热;舌质紫暗为血瘀之征。四诊合参,患者诊断为肝瘀脾虚证,治当疏肝健脾,化瘀解毒。肝主疏泄,调畅全身气机,亦能帮助脾胃正常运化水谷。肝失疏泄,易于横逆脾胃,导致中焦失于运化,水谷精微无以布散化生痰浊水湿;然而脾胃运化失职,又可导致土壅木郁,加重肝气不疏。肝脾两脏密切关联,故治疗时应统筹兼顾。本案用柴胡、香橼疏肝理气解郁;紫苏梗、白术、薏苡仁健脾燥湿理气;三七、赤芍活血散瘀止痛;半枝莲、白花蛇舌草、山慈菇、重楼和醋鳖甲解毒抗癌,软坚散结。诸药合用,标本兼顾。二诊新见口干,故加石斛、沙参养阴生津。三诊见偶感乏力、舌暗红,原方减香橼、赤芍,加太子参补气养阴。五次诊疗据病情变化随证加减药物,但调和肝脾贯穿始终。

案例25:杨某,男,56 岁,2016 年 10 月 13 日因单位组织体检发现肝右叶占位,后于山东省某医院复查腹部核磁:肝右叶见 3.5 cm×3.7 cm×4.7 cm 再生结节,考虑肝癌。2016 年 11 月 8 日于山东省立医院行肝脏穿刺病理检查:肝细胞肝癌。完善 PET-CT 检查:肝右后叶及上段病灶,中心坏死,边缘仍有活性。侵及邻近肝右后叶包膜、肝周腹膜及膈肌;腹膜后多发淋巴结转移。右肺下叶基底段受侵可能性大,腰 5 椎体异常代谢增高灶。2017 年 1 月 30 日于中国中医科学院西苑医院肿瘤科门诊就诊,首诊临证见:消瘦,面色萎黄,头晕,乏力,纳差,大便不成形,右胁刺痛,连及后背。舌淡红、苔白腻,脉沉细。

处方:生黄芪 30 g,太子参 30 g,茯苓 30 g,浙贝 10 g,土贝母 10 g,白术 10 g,蛇六谷 30 g,伸筋草 15 g,石见穿 15 g,姜黄 10 g,清半夏 10 g,制天南星 6 g,土茯苓 10 g,郁金 10 g,青蒿 15 g,生薏苡仁 15 g。

二诊:2017 年 2 月 17 日。临证见:头晕、乏力、纳差好转,大便较前改善,仍消瘦,右胁刺痛,连及后背。舌淡红、苔白腻,脉沉细。处方:生黄芪 30 g,太子参 30 g,茯苓 30 g,浙贝 10 g,木香 10 g,白术 10 g,神曲 15 g,伸筋草 15 g,女贞子 10 g,姜黄 10 g,清半夏 10 g,白豆蔻 6 g,旱莲草 10 g,连翘 10 g,当归 10 g,生薏苡仁 15 g。

三诊:2017 年 3 月 15 日。复查肝脏磁共振:肝右叶前上段 S8 见占位,较前未见明显增大。临证见:头晕,乏力,纳差较前明显改善,大便成形,日行 1 次,体重增加 2 kg,咳嗽气急,咽痒。舌淡红、苔白腻,脉沉细。处方:生黄芪 30 g,太子参 30 g,茯苓 30 g,浙贝 10 g,桑白皮 10 g,白术 10 g,射干 10 g,伸筋草 15 g,女贞子 10 g,姜黄 10 g,清半夏 10 g,炙麻黄 6 g,杏仁 10 g,生甘草 6 g,当归 10 g,生薏苡仁 15 g。

谢湘兰,吴煜,郭中宁,等.三辨相和在肝癌治疗中的应用[J].中国医药导报,2019,16(12):138-140.

按语:本案患者原发性肝癌诊断明确,右胁刺痛,连及后背为肝气郁结,气滞血瘀,不通则痛;面黄消瘦、乏力纳差、便溏为脾虚生湿,水谷不得运化,精微不能输布;气血亏虚,清阳不升,故见头晕。舌脉为脾虚之征。四诊合参,辨证为肝瘀脾虚证,且以脾虚痰湿为主。治以疏肝健脾,化痰活血,并且注重辨证与辨病相结合,始终针对肝癌这个病遣方用药。方中生黄芪、太子参、茯苓、白术、薏苡仁健脾益气;郁金疏肝解郁,姜黄活血化瘀止痛;浙贝母、土贝母、蛇六谷、伸筋草、石见穿、清半夏、制天南星、土茯苓化痰解毒散结;青蒿燥湿化痰,又能补益气力;薏苡仁、蛇六谷、青蒿又具有抗肿瘤的作用。二诊头晕、乏力、纳差好转,大便较前改善,右胁刺痛,去土贝母、蛇六谷、制天南星等寒凉攻伐易伤脾胃之药,加木香、豆蔻、神曲等药加强行气化湿,健脾消食,加用女贞子、旱莲草等补益肝肾,防止病久损伤肝肾之阴。三诊患者出现咳嗽、咽痒,酌情加用麻黄、杏仁、射干等药解表利咽。虽有加减,但健脾扶正、抗癌解毒贯穿始终,体现了重视脾胃的学术思想和辨证辨病的有机结合。

【注解】蛇六谷,又名魔芋,味辛、苦,性寒,有毒,归心、肺、肝经。功效:化痰消积,解毒散结,行瘀止痛。常用于多种癌症的治疗。

案例26:患者唐某,男,76岁。2013年6月体检时发现肝脏占位性病变,遂就诊于当地医院行肝脏CT检查,考虑肝癌可能性大,随后于该院外科行手术切除,术后病理提示肝细胞癌(中分化),免疫组化示:AFP(+),CD24(+),Ki-67 50%,Hepcicyte(+)。因患者老年,随后行放化疗治疗,仅口服"槐耳颗粒"治疗。2013年9月复查肝脏增强CT时发现肝S8动脉处有一结节,后经介入治疗,在介入治疗过程中又发现另一处小结节,同时摘除两处结节。经2次治疗后,患者一直腹胀满明显,周身乏力,纳食极差,夜寐一般。患者既往有慢性丙型肝炎病史20余年,原发性高血压病史20余年,长期口服"马来酸氨氯地平片"以降压,血压控制良好。2014年2月24日初诊:患者来诊时症见:肝区胀痛,时作时止,腹部胀满,周身乏力明显,不能耐受正常生活,腰膝酸软,食欲明显减退,纳差,小便可,大便溏,夜寐一般。查舌淡红,舌体胖大、边有齿痕,舌苔白腻,脉弦涩。口唇上可见点状瘀斑。西医诊断:肝恶性肿瘤;中医诊断:肝癌(肝郁脾虚,痰瘀互阻)。治则:健脾疏肝,化痰祛瘀。予中药汤剂口服。

处方:党参30 g,黄芪30 g,熟地黄20 g,鸡血藤30 g,茯苓25 g,白术20 g,补骨脂20 g,柴胡15 g,清半夏15 g,陈皮15 g,何首乌20 g,鸡内金20 g,莪术15 g,乳香15 g,没药15 g,威灵仙15 g,牡蛎40 g,夏枯草20 g,当归15 g,白芍30 g,半枝莲15 g,白花蛇舌草30 g,鳖甲15 g,山慈菇15 g,赤芍15 g,蜈蚣2条,薏苡仁15 g,女贞子15 g,菟丝子15 g,炙甘草10 g,阿胶6 g,紫河车9 g。上药21服,水煎服,早晚餐前、日2次、口服,同时配合复方苦参注射液静点以抗肿瘤,予注射用胸腺五肽以提高机体免疫力,同时嘱患者避风寒、节饮食、畅情志。

二诊:2014年6月19日。2014年6月,患者复查时再次发现肝脏小结节,考虑局部存在复发,故行射频消融术,术后患者再次来诊,自述口服之前汤药后,肝区疼痛及食欲明显改善,后遂食欲改善后,体力较前明显改善,本次来诊时症见:肝区胀满,时有灼痛,口干咽燥,口苦明显,烦躁,腹满,排气减少,纳食一般,小便可,大便先干后溏,夜寐欠佳。查舌红,舌体胖大、边有齿痕、苔黄腻,舌下瘀斑明显,脉弦细。口唇上可见片状瘀斑,较前有所增大。西医诊断:肝恶性肿瘤;中医诊断:肝癌(肝郁化热脾虚,痰瘀互阻)。治则:健脾清肝,化痰祛瘀。予中药汤剂口服。处方:党参20 g,黄芪30 g,熟地黄20 g,鸡血藤30 g,茯苓25 g,白术20 g,柴胡15 g,香附15 g,郁金15 g,乳香15 g,没药15 g,姜黄15 g,虎杖15 g,山慈菇15 g,槟榔15 g,半枝莲15 g,白花蛇舌草30 g,蜈蚣2条,鳖甲15 g,旱莲草20 g,当归15 g,白芍30 g,鸡内金20 g,莪术15 g,清半夏15 g,龟甲胶18 g,夏枯草15 g,桃仁15 g,红花15 g,薏苡仁15 g,牡蛎30 g,紫苏15 g。上药21服,水煎服,早晚餐前、日2次、口服,同时配合复方苦参注射液静点以抗肿瘤,予注射用胸腺五肽以提高机体免疫力,同时嘱患者避风寒、节饮食、畅情志。此后患者长期以此方为基础,长期间断口服中药汤剂。

三诊:2018年7月17日。从2014年6月至今,患者长期定期于上级医院复查未见异常,现诸症缓解无明显不适,生活自理,行动正常,但喜食肥甘厚味之品,小便可,大便溏,夜寐正常。查舌淡红,舌体胖大、边有齿痕、苔白,舌下络脉色暗,脉弦细。口唇上可见小片状瘀斑。西医诊断:肝恶性肿瘤;中医诊断:肝癌(肝郁脾虚,痰瘀互阻)。治则:健脾疏肝,化痰祛瘀。予中药汤剂口服。处方:党参20 g,黄芪30 g,鸡血藤30 g,白术20 g,柴胡15 g,香附15 g,郁金15 g,鳖甲15 g,乳香15 g,姜黄15 g,山慈菇15 g,半枝莲15 g,白花蛇舌草30 g,鸡内金20 g,白芍20 g,莪术15 g,土鳖20 g,蜈蚣2条,薏苡仁15 g,牡蛎30 g,炙甘草10 g,当归15 g,荷叶15 g,生山楂30 g,陈皮15 g,苍术20 g,石菖蒲20 g,蒲公英30 g,茵陈20 g,五味子15 g,桃仁15 g,红花15 g,三棱15 g,茯苓30 g,龟甲20 g。上药21服,水煎服,早晚餐前、日2次、口服,同时配合康莱特注射液静点以抗肿瘤,予注射用胸腺五肽以提高机体免疫力。

张皓婷.齐泽华主任医师论肝癌经验浅谈[J].中国中医药现代远程教育,2019,17(3):40-43.

按语:本案患者为老年患者,多次手术及介入治疗后,正气受损,脾失健运,化痰生湿;肝气郁滞,血液瘀阻,痰瘀互结,表现为肝瘀脾虚的病机特点;肝气郁结故肝区胀痛,时作时止;脾失健运、胃失和降,脾胃升降失职故腹胀,乏力,纳差,便溏;《黄帝内经》云:"清气在下,则生飧泄;浊气在上,则生䐜胀。"舌体胖大、有齿痕,舌苔白腻为脾虚痰湿之象;口唇瘀斑为瘀血内停之征。治疗以疏肝健脾,活血解毒,扶正祛邪、标本兼治。方中六君子汤健脾益气,化痰除湿;四物汤加鸡血藤养血活血护肝;乳香、没药、柴胡、赤芍疏肝行气、活血止痛;莪术、夏枯草、威灵仙、牡蛎通络软坚;同时配合半枝莲、白花蛇舌草、山慈菇、蜈蚣解毒消积、以毒攻毒。女贞子、补骨脂、菟丝子、阿胶、紫河车等药补虚培元固本。二诊时患者行射频消融术,出现口干、口苦等症,类似中医火毒之邪,热与血结蕴于肝脏,故调整治法以清肝泻火、活血化瘀。在一诊方基础上用虎杖、郁金以清肝泻火;龟甲软坚散结兼滋肝阴;桃仁、红花、姜黄活血化瘀止痛,以助结块消散。三诊时便溏,舌体胖大为体内湿邪较重的缘故,故守上方加荷叶、山楂、石菖蒲、苍术等药以化湿去浊,继续服用,症状缓解,复查未见异常。

案例27:患者,男,42岁,1990年3月就诊。主诉:腹胀、乏力、下肢水肿1个月。患者近1个月感腹胀剧烈,不能纳食,稍进饮食则胀甚,乏力,不能户外活动,下肢水肿,按之凹陷不起,常出现鼻衄、齿衄,大便稀溏,小便黄赤。检查:面部及颈、胸部有多个蜘蛛痣,肝病面容及肝掌。唇红绛,舌红绛无苔,脉弦细数。肝功能:锌浊度为20 U,碘试验(+++),黄疸指数16 U,碱性磷酸酶:18 U,HBsAg为1:516。B超提示:①肝硬化(肝大,回声不均质,门静脉宽1.8 cm,脾厚6.4 cm)。②肝癌(肝右叶可见一3.4 cm×4.6 cm的光团)。证属肝胆气郁,日久化热,暗耗肝阴,正虚邪实。治宜枢转气机,扶正散瘀。予鳖甲煎丸化裁治疗。

处方:柴胡15 g,黄芩片12 g,姜半夏10 g,太子参15 g,龟板15 g,鳖甲(先煎)15 g,九节茶10 g,预知子10 g,三七10 g,白花蛇舌草30 g,半枝莲30 g,水蛭10 g,黄芪15 g,厚朴15 g,甘草片10 g,生姜5片,大枣5枚。每日1剂,水煎服。

服上方10剂后,患者腹胀减轻,鼻衄、齿衄好转,可进少量饮食。服药20剂后,复查B超提示:肝右叶包块缩小(0.9 cm×0.9 cm),门静脉缩至1.6 cm,脾厚减至5.6 cm。续服50剂,再行B超检查:肝右叶包块消失,门静脉及脾恢复正常,但患者仍感腹胀、便溏、纳差,上方去水蛭,加赤灵芝15 g,砂仁后下12 g,茯苓15 g,白术15 g。

再服20剂,患者病情基本稳定,有时仍感腹部胀闷,大便时稀。肝功能:锌浊度为15 U,碘试验(+),HBsAg仍为1∶156,其余正常。B超提示:肝大,光点粗,回声仍有不均质。患者感觉良好,可参加一般农业劳动。随访5年,无复发。

柳朝晴.柳少逸应用鳖甲煎丸易汤治疗肝癌的经验及验案举隅[J].中国民间疗法,2022,30(1):38-39,93.

按语:本案患者肝癌伴有肝硬化,导致肝失疏泄,肝气郁结,故见腹胀;血行不畅,停而为瘀,血不利则为水,停留于下肢,故见下肢水肿;肝木犯脾,脾失健运,脾气亏虚,故见纳差乏力便溏;瘀血停经,血不循经,溢出脉外,故见鼻衄、齿衄,面部及颈、胸部蜘蛛痣;邪毒郁而化火,伤及阴液,故见舌红绛无苔,脉弦细数。方药中小柴胡汤加黄芪调达枢机,疏肝健脾,扶正达郁;鳖甲、龟板、预知子、九节茶软坚散结;水蛭、三七入血分,活血逐瘀,以消症结;厚朴除满消胀;白花蛇舌草、半枝莲清利湿热瘀毒抗癌。复诊时患者衄血减轻,仍纳差便溏,故去水蛭,加茯苓、白术、砂仁健脾益气渗湿;谨守病机,辨证加减,扶正健脾贯穿治疗始终,患者方能感觉良好,且能从事劳动。

【注解】预知子,味苦,性寒,归肝、胆、胃、膀胱经。功效:疏肝理气,活血止痛,散结,利尿。

九节茶,别名草珊瑚,味辛,性平,归肺、心、肾经。功效:抗菌消炎,祛风除湿,活血止痛。

案例28:刘某,男,48岁,2018年7月因"肝内胆管癌置管引流2月"初诊。2018年5月14日因黄疸于我院行肝右叶胆管外引流,5月22日行胆囊切除、胆总管切开探查,右肝管-胆总管 T 管架桥内引流术,术中探查,肿瘤位于肝门胆管,大小 3 cm×2 cm×2 cm,肝总动脉与肿瘤关系密切,无法切除。2018 年 7 月肝功能:ALT 119 U/L,AST 55.9 U/L,TBIL 23.8 μmol/L,DBIL 13.6 μmol/L,IBIL 10.1 μmol/L,ALP 151 U/L,GGT 346.5 U/L。肝癌四项:AFP 7.89 μg/L,CA19-9 30.8 U/mL。初诊时症见:胁肋不适,气短,乏力,口苦,轻度黄疸,大便不成形,日行 1 次。舌淡紫、苔白,舌底静脉迂曲,脉弦细。西医诊断:肝内胆管癌。中医诊断:肝积,少阳郁热,太阴虚寒证。治以清胆热,温脾阳,佐以利湿、化瘀。方以柴胡桂枝干姜汤加减。

处方:柴胡 10 g,黄芩 10 g,桂枝 10 g,干姜 10 g,生牡蛎 30 g,炙甘草 6 g,炒薏苡仁 30 g,党参 10 g,炒白术 10 g,生黄芪 20 g,川芎 10 g,三棱 10 g,莪术 10 g,制鳖甲(先煎)10 g,虎杖 10 g,垂盆草 10 g。

二诊:2018 年 8 月。门诊查肝功能:ALT 94 U/L,AST 50 U/L。上症减轻,舌脉如前。原方续服。3 个月后复查上腹部磁共振平扫+DWI+水成像:肝门胆管壁增厚伴肝内胆管扩张(较前片未见明显变化)。ALT 60 U/L。症见:食欲欠佳,胃胀满,舌淡紫、苔白腻,脉濡缓。处方:柴胡 10 g,桂枝 10 g,干姜 10 g,厚朴 10 g,茯苓 30 g,炒白术 10 g,苏梗 10 g,郁金 15 g,青陈皮(各)10 g,三棱 10 g,制鳖甲(先煎)10 g,生牡蛎(先煎)30 g,赤芍 10 g,莪术 10 g,泽兰 15 g,炒麦芽 20 g。

管佳畅,李晶.李晶运用柴胡桂枝干姜汤治疗肝癌验案举隅[J].中医肿瘤学杂志,2020,2(1):81-84.

按语:本案患者胁肋不适,口苦,气短乏力、大便不成形,舌淡紫,舌底静脉迂曲,符合肝瘀脾虚的病机特点,治疗仍以疏肝健脾、活血解毒为治则,以柴胡桂枝干姜汤加炒薏苡仁、党参、炒白术、生黄芪健脾益气;加茵陈、垂盆草、虎杖清胆利湿退黄,加三棱、莪术活血消症、软坚散结。二诊患者诸症减,黄疸退,守方再进,后患者出现胃胀、纳差,去垂盆草、茵陈,加苏梗、厚朴、炒麦芽理气健脾消食。

案例 29:患者,男,64 岁,2019 年 9 月 16 日初诊。主诉:乏力、恶风、纳呆 2 月余,加重 1 周。患者诉 2 个月前出现神疲乏力、不思饮食、恶风易感曾于首都医科大学附属北京佑安医院求治,西医诊断:肝癌,肝硬化(代偿期),慢性乙型病毒性肝炎,脾大。予射频消融及对症处理后症状改善。近 1 周来自觉症状加重。刻下症见:神疲乏力,脘腹胀满不适,食欲不振,恶风,少气懒言,情绪低落,反应迟钝,两胁撑胀,面色㿠白无华,形体消瘦,大便溏薄,1~2次/d,夜寐不安,舌淡暗、苔薄白微腻,脉沉弱。既往有慢性乙型病毒性肝炎病史30余年。中医诊断:肝积,虚劳。辨证:脾虚肝郁,卫外不固证。治法:益气固表、健脾疏肝;方用加味玉屏风散。

处方:生黄芪120 g,麸炒白术30 g,防风15 g,醋柴胡9 g,白芍15 g,怀山药15 g,茯苓15 g,姜厚朴15 g,猫爪草12 g,焦山楂20 g,焦神曲15 g,焦麦芽15 g,酸枣仁15 g。14剂,水煎服,每日1剂,分2次温服。鼓励患者适当外出,参加社区活动,调畅情志,避免食用难消化、生冷及辛辣刺激性食物。

二诊:2019年9月30日。运动后稍感乏力,畏风改善,腹胀减轻,食欲增加,情绪可,眠可,大便成形,日1次,舌质淡暗、苔薄白,脉沉。上方改生黄芪为90 g,加醋莪术9 g,继服28剂。

三诊:2019年11月4日。乏力、腹胀、畏风明显好转,纳食增加,两胁撑胀消失,面色转润,眠可,二便调,舌淡红、苔薄,脉沉。上方改生黄芪为60 g,加醋鳖甲(先煎)15 g,半枝莲30 g。继服28剂。

2019年12月2日随访,患者服药后诸恙渐愈,嘱继续服用中药以巩固疗效。

强睿,吕文良.加味玉屏风散论治肝癌相关性疲乏[J].环球中医药,2021,14(10):1878-1880.

按语:本案患者老年男性,乙肝多年,正气受损逐渐亏虚,肝脾受损日久影响血运。脾虚故乏力纳差,便溏少气,卫气不能固表故恶风;肝郁故情绪低落,两胁撑胀;舌脉为兼瘀血之征。治疗以益气固表、健脾疏肝、活血解毒。方中重用黄芪益气健脾固护卫表;麸炒白术实脾御木,防风祛风胜湿,三药为玉屏风散的组成,具有健脾祛风益卫固表的功效。现代研究证实,玉屏风散能调节人体免疫,提高机体抗病能力。方中茯苓、怀山药、姜厚朴健脾理气,顾护中焦;醋柴胡、白芍、酸枣仁共奏疏肝、养肝、柔肝之效,恢复肝体之用;焦三仙消食化滞,和中开胃;猫爪草化痰散结,消肿解毒。二诊畏风症减轻,故生黄芪减量,而舌质淡暗,故加醋莪术增强活血化瘀之力。三诊乏力、腹胀、畏风明显好转,黄芪继续减量,加醋莪术、醋鳖甲软坚消癥,半枝莲抗癌,药物经醋制后还能增强入肝消积的作用。随访诸症渐愈,中药继续巩固治疗。

案例30：郑某,女,65 岁,2019 年 4 月 22 日初诊。2013 年患者体检发现肝内小结节,大小约 1 cm,于浙江某医院行肝癌根治术,术后病理检查提示:肝细胞肝癌,切缘阴性。2015 年因 AFP 水平升高,行肝脏磁共振(MRI)增强提示:肝 S 8 段小肝癌考虑。2015 年 7 月 10 日于外院全麻下行肝肿瘤射频消融术,术后定期复查,病情稳定。1 年半前患者多次复查,提示 AFP 水平呈进行性升高,行上腹部 MRI 增强提示左肝内侧段小结节影。排除禁忌证后,2019 年 1 月 9 日于外院再行肝肿瘤射频消融术。2019 年 2 月至 3 月多次复查,AFP 水平始终高于 60 μg/L;肝功能无明显异常;乙肝三系:乙肝表面抗原阳性,乙肝核心抗体阳性。3 月 18 日行肝脏增强 MRI 示:肝脏术后及射频消融术后改变;肝 S 7～8 段交界处病灶目前无存活现象;肝 S 4 段病灶旁结节灶,转移灶考虑,较前片(2020 年 1 月 7 日)相仿,建议定期复查;肝 S 7～8 段交界处另一小结节灶,强化不明显,建议密切随访;肝硬化、脾大,少量腹水;胆囊结石;右肾囊肿。考虑肿瘤复发,建议其再次行肿瘤射频消融术。患者因自觉不良反应大且肿瘤多次复发,治疗效果不佳,情绪低落,拒绝治疗。后自觉诸身不适,为求中药治疗,于 2019 年 4 月 22 日至黄教授门诊就诊。四诊见:情绪低落,喜叹息,乏力明显,心烦,入寐困难,胸胁不适,纳差,口苦明显,小便无殊,大便溏,舌暗红、苔偏腻,脉弦细。四诊合参,辨病属肝癌,辨证属肝郁脾虚,治以平补肺脾、柔木解郁、解毒抑癌,以自拟五花汤为基础方加减。

处方:黄芪30 g,炒党参15 g,炒白术15 g,八月札15 g,白芍15 g,茯神15 g,梅花10 g,玫瑰花10 g,代代花10 g,佛手花10 g,旋覆花10 g,郁金10 g,合欢皮20 g,干姜2 g,生甘草5 g。共14 剂,每次水煎至200 mL,一日2 次,早晚分服。

二诊:2019 年 5 月 6 日。服上药后自诉胸胁不适消失,乏力好转,口苦改善,心情略舒畅,心烦易怒好转,二便无殊,但仍入寐困难,胃纳仍欠佳,舌脉同前。予上方去干姜,加酸枣仁15 g,丹参15 g,半枝莲15 g,生麦芽30 g,木香3 g。续服14 剂。煎服法同前。

三诊:2019 年 5 月 20 日。患者自觉情绪恢复正常,心情较为舒畅,与医生交谈偶有笑容,入寐较前好转,胃纳一般,二便无殊,舌暗、苔薄白,脉弦细。效不更方,嘱其守方,续服14 剂。煎服法同前。

2019 年 6 月 3 日复诊。自诉不适症状明显好转,偶感心烦,然症状轻微,二便无殊,胃纳可,眠安,诸症皆消。复诊期间多次复查,肝区病灶较前稍增大,AFP 40.61 μg/L,考虑癌毒过重,黄教授与患者积极沟通,详细分析利弊,消除其不安,鼓励其应立即接受射频消融治疗,中西结合治疗效果更佳。患者欣然接受,于2019年6月10日外院行肝射频消融术。后定期门诊复诊,仍以上方加减服用,患者目前依旧健在,自觉身体、心理状况可,病情稳定,生活如常。

周河燃,林亦好,黄挺.黄挺教授治疗原发性肝癌相关抑郁状态经验撷萃[J].浙江中医药大学学报,2020,44(12):1205-1209.

按语:本案患者老年女性,素体虚弱,加之癌毒长期蕴积,阻滞气机,多次介入术后,正气大亏,身体和情志双重受损;肝失疏泄,心神失养,情志不畅,故情绪低落、喜叹息;肝木乘脾,脾失健运,故乏力、纳差、便溏,治以健运脾胃、疏肝解郁并兼解毒抗癌。五花汤以梅花、玫瑰花、代代花、佛手花、旋覆花5种药物命名,药性柔和,质地轻盈,专于疏肝解郁,又无耗伤肝阴之弊;配合郁金、白芍、合欢皮、茯神解郁安神;黄芪、党参、白术补脾益气治本;八月札解毒抑癌,干姜、甘草辛甘化阳、温补脾胃。二诊患者服药后,脾气得补,肝气得疏,仍纳差、入寐困难,故予木香、生麦芽醒脾开胃,酸枣仁、丹参养心安神,并加半枝莲增强抗癌解毒之力。三诊患者诸症好转,提示既要治身体之病,又当注重调养心神,畅达情志,方能取得较好疗效。

案例31:王某某,男,60岁,2010年9月16日初诊。主诉:肝癌术后2年,胃胀脘痞1周。现病史:2008年6月发现"原发性肝癌",大小为1.2 cm,行肝叶切除术,2010年7月发现肺转移、淋巴转移,AFP持续增高,最高曾达402 μg/L,行射频消融术治疗。刻下症:饭后胃胀,反酸,脘痞堵闷,右胁肋胀,口苦,乏力。大便成形,2~3行/d,小便不黄。舌质黯、边有齿痕,舌苔(-),舌下静脉有分叉及小结节。脉沉滑数。个人史:饮酒史(-),吸烟史(+)。查体:肝掌色红,蜘蛛痣明显,下肢无水肿。辅助检查:HBV-DNA(-),HbsAb(+),HbcAb(+)。肝功能:ALT 102 U/L,AST 114 U/L,ALB 159.3 g/L,CHE 3 948 U/L,GLU 6.06 mmol/L,AFP 97.86 μg/L。中医诊断:症积。辨证:肝郁脾肾气血虚,湿热瘀毒残未尽,兼胃失和降。西医诊断:①原发性肝癌伴肺转移、淋巴转移。②乙型肝炎肝硬化。治法:调补肝脾肾气血,兼以利湿解毒、活血通络、和胃降逆。

处方:①槲芪方加减,槲寄生30 g,生黄芪30 g,白花蛇舌草30 g,叶下珠30 g,丹参20 g,半夏曲15 g,郁金12 g,莪术6 g,苦参6 g,川连6 g,水红花子打碎5 g,干蟾皮2 g。15 剂,水煎服,饭后服用,每3 d 服2 剂。②西黄丸10 粒,每日1 次,随汤药服。患者一直坚持治疗。在坚守"调补肝脾肾气血为主,利湿解毒活血通络为辅"的治则下,根据患者症状及检查化验指征守方加减。依据病情缓急,急重时汤药每日服用1 剂,缓和时每2 d 1 剂或3 d 1 剂。其间患者肝癌曾4 次复发,均行射频消融治疗。患者身体基本状况一直保持稳定。

2018 年11 月29 日末次复诊,症见早醒,入寐难。余无明显不适。大便每日2 行,质调。舌边齿痕,舌苔正常,脉滑数。肝功能:TBIL 15 μmol/L,余正常。AFP 正常。治疗:加强利胆化湿。处方:茵陈(先煎)30 min 45 g,生黄芪40 g,槲寄生30 g,白花蛇舌草30 g,积雪草30 g,丹参20 g,生牡蛎(先煎)20 g,太子参20 g,夜交藤20 g,制鳖甲(先煎)15 g,郁金12 g,树舌10 g,莪术6 g,炒栀子6 g,大黄6 g,水红花子打碎5 g,20 剂,水煎服,饭后服用。每3 日服1 剂。

本案患者发病已10 年余,自2010 年起即在本人门诊坚持治疗。本人一直坚守"调补肝脾肾气血为主,利湿解毒活血通络为辅"的治则,以槲芪方守方加减进行治疗。现患者生存期已远远超过发病时就诊医院所预期的5 年期限,且病情一直保持稳定,生活基本如常。

钱英.槲芪方治疗原发性肝癌的临证经验[J].中西医结合肝病杂志,2019,29(2):106-108.

按语:本案患者肝癌多年,且肝外转移,正气逐渐受损,肝体不足,损及脾肾气血,肝用不畅,湿热瘀毒随之停留,形成正虚为本,邪实为标,虚实夹杂,病情缠绵的病机特点。胃脘胁肋胀满为肝气不疏,肝用失调;乏力、大便次数增多,舌边有齿痕为正虚之征;舌质黯,苔黄腻为湿热瘀血之象。治当以扶正为主,祛邪为辅,体用同调。方中槲寄生性平味苦,归肝、肾经,功可祛风湿、补肝肾、强筋骨、养血,研究表明槲寄生有多种抗肝脏肿瘤作用的机制,为治疗肝癌要药;生黄芪健脾益气以扶正固本;丹参、郁金解郁活血;白花蛇舌草、苦参利湿清热解毒;莪术、水红花子打碎化瘀消症,全方调补肝、脾、肾气血为主,利湿解毒活血通络消症为辅,切中肝癌病机。复诊时,患者寐差,舌边齿痕,脉滑、数为湿热伤阴,故用茵陈蒿汤加积雪草清热利湿,加丹参、鳖甲、首乌藤安神助眠。患者坚持治疗,遵循总的治疗原则不变的基础上灵活化裁,实现病情稳定,生存期限延长。

【注解】水红花子:咸,微寒。归肝、肾经。功效:散血、消瘕、消积止痛,利水消肿。

案例32：程某,男,66 岁,乌兰察布人。于 2017 年 10 月 19 日因肝癌 3 个月,伴肋痛进行性加重 1 个月就诊。就诊症见:右胸胁疼痛,腹胀,偶有口干、口苦、乏力,纳差,寐可,小便可,大便干,舌暗红、苔白厚,脉弦。中医诊断为:积聚,中医辨证:气滞血瘀证。治以理气活血、疏肝健脾、解毒抗癌,处方以逍遥散为主方加减。

处方:当归 10 g,赤芍 10 g,白芍 10 g,炒白术 30 g,茯苓 30 g,炒鸡内金 15 g,焦山楂 10 g,焦神曲 19 g,炒麦芽 10 g,醋香附 10 g,醋延胡索 30 g,白花蛇舌草 30 g,白英 10 g,醋柴胡 10 g,火麻仁 15 g,郁李仁 15 g。7 剂,水煎服,早晚分服。配合针刺以疏肝理气、活血止痛,选穴:期门、章门、膻中、太冲、合谷、肝俞、膈俞、足三里。嘱其调畅情志,清淡营养饮食,避免劳累。

二诊:10 月 26 日。服药 7 剂后,腹胀、乏力等症显著缓解,胁痛缓解不明显,舌暗红、苔薄白,脉弦。原方基础上加全蝎 3 g、蜈蚣 1 条通络止痛,继服 7 剂,配合针灸治疗。

三诊:11 月 2 日。患者右胁肋部疼痛减轻,纳可,二便调,舌暗红、苔薄白,脉弦。继续服用中药 3 月余,随症加减,患者右胁肋部疼痛明显减轻,精神状态及饮食情况明显好转。现病情稳定,仍间断治疗中。

魏静然,耿刚.耿刚导师治疗肝癌经验总结[J].内蒙古中医药,2019,38 (2):36-37.

按语:本按患者右胸胁疼痛,乏力,纳差,舌暗红四诊合参,辨证属肝瘀脾虚。肝气郁滞为始发因素,日久血液运行不畅形成瘀血,肝木乘脾,脾虚运化乏力,酿生痰湿,气郁瘀血痰湿相互作用,形成虚实夹杂、本虚标实的病理。治疗当以疏肝健脾以治本,化痰活血解毒以治标。脾胃为后天之本,始终固护脾胃在肝癌的治疗中尤为重要。方选逍遥散加减,方中柴胡疏肝解郁,香附、延胡理气止痛;当归、白芍养血柔肝,体现养肝体助肝用的特点;白术、茯苓健脾益气燥湿,配合焦三仙和胃助消;赤芍活血化瘀,白花蛇舌草、白英抗癌解毒;火麻仁、郁李仁润肠通便。二诊时,症状较前略缓解,守原方继续服用,并选用蜈蚣、全蝎以走窜攻毒。三诊时,症状进一步缓解,故守方继服。药物治疗的同时配合穴位针刺外治疗法,通过刺激穴位调理经络以调理脏腑,实现脏腑与经络同治,更好发挥治病抗病的作用。

【注解】白英:性味苦,微寒。归肝、胃经,有小毒。功效:清热解毒,利湿消肿,抗癌。

案例33:陈某,男,48 岁,2015 年 6 月外院检查示:肝脏右叶占位。于本市三甲医院在腹腔镜下肝右叶部分切除术,大小 4.1 cm×3.5 cm×3.2 cm。病理检查示:原发性肝癌,肝右叶 V 段中分化肝细胞癌。2015 年 10 月 14 日患者因时有胁痛、乏力来门诊就诊,实验室检查:肝功能示 ALT 186 U/L、AST 123 U/L、TBIL 36.9 μmol/L;HBV-DNA 2.58×10^6 IU/mL, HBV 标志物:HBsAg(+)、HBeAg(-)、抗-HBc(+);AFP 1 390.6 μg/L。既往有慢性乙肝病史,现服用恩替卡韦(ETV)抗病毒治疗。刻下:胁肋隐痛、神疲乏力,口干、口苦,目涩,大便稀,小便可,梦多寐差,舌紫暗、苔薄白,脉细弦。西医诊断:肝癌术后。中医诊断:胁痛(肝郁气滞,瘀血阻滞证)。治以健脾理气,清热解毒,活血软坚。方用二术解毒汤加味。

处方:苍术 15 g,白术 15 g,陈皮 9 g,青皮 9 g,半枝莲 10 g,白花蛇舌草 10 g,丹参 12 g,炙鳖甲 9 g,鸡内金 9 g,瓦楞子 30 g,夏枯草 12 g,决明子 12 g,夜交藤 30 g,灵磁石 30 g,合欢皮 12 g,炙甘草 9 g。14 剂,水煎服,每日 1 剂,分早晚饭后半小时温服。另口服抗病毒药:恩替卡韦 0.5 mg/次,1 次/d,口服。嘱多休息,饮食清淡,忌辛辣刺激。

1 个月后复查:肝功能 ALT 127 U/L,AST 100 U/L,TBIL 31.9 μmol/L,AFP 1 202.7 μg/L。服上方后诸症改善,继续上方加减治疗。恩替卡韦续服。

患者 2015 年 10 月~2019 年 10 月一直在门诊服用中药加恩替卡韦抗病毒治疗,定期复查,2016 年 12 月体检:腹部 CT 显示未见复发转移征象。肝功能正常,AFP 358.2 μg/L。2017 年 10 月 26 日实验室检查示 HBV-DNA 低于检测下限,AFP 45.8 μg/L,肝肾功能、血常规均正常。腹部 MRI 示:未见复发转移征象。患者目前继续随访中,现症情稳定,说明中药辨证论治联合抗病毒治疗肝癌术后可改善患者临床症状,能显著提高患者的生活质量。

成扬,倪赛赛,陈建杰.陈建杰教授运用中医辨证论治肝癌术后经验探析[J].海南医学院学报,2020,26(11):861-863,867.

按语:本案患者肝病多年,加上肝脏切除术后,气血受损,气机郁结,血停为瘀,正气受损,脾失健运为肝瘀脾虚之象;肝失疏泄故胁痛;气阴受损故乏力,口干目涩;清阳不升,水湿内生故大便质稀;魂不安舍故梦多寐差;舌脉为虚瘀之象。治疗以疏肝健脾、解毒活血为主。方中苍术、白术、陈皮益气健脾燥湿;青皮、决明子疏肝清肝;半枝莲、白花蛇舌草抗癌解毒;炙鳖甲、瓦楞子、夏枯草消症散结,配丹参、合欢皮增强祛瘀消症之力;夜交藤、灵磁石、合欢皮安神;鸡内金和胃助消,防止介类药物伤胃;甘草调和诸药。诸药相和,扶正祛邪、攻补兼施,共奏健脾和胃、疏肝理气,清热解毒,活血软坚之功。

案例34:患者,男,59 岁,2016 年 3 月 4 日初诊。主诉:肝细胞癌术后1 年,神疲乏力、腹胀 6 个月。患者 2015 年 1 月体检发现肝脏占位性病变,行"右肝癌根治术",术后病理检查示:右肝细胞中分化腺癌。术后 8 个月出现神疲乏力、腹胀、便秘、睡眠欠佳等症状。查 ALT 68 U/L,AFP 56 μg/L,腹部增强 CT 示:右肝癌术后改变,未见明显复发征象。刻诊症见:神疲乏力,面色少华,情绪抑郁,胸胁不畅,胃纳欠佳,入睡困难,舌红、苔浊腻,脉弦细。西医诊断:肝癌。中医诊断:肝积。辨证:肝郁脾虚,湿瘀留结。治以健脾疏肝,佐以活血利湿。

处方:太子参 30 g,北柴胡 12 g,五味子 9 g,丹参 30 g,玉米须 30 g,当归30 g,蒲公英 21 g,神曲 12 g,淫羊藿 15 g,薏苡仁 30 g,甘草 3 g。7 剂,每日1 剂,水煎分两次温服。

二诊:2016 年 3 月 11 日。服上药后疲乏略改善,能入睡,舌苔色见清。上方去蒲公英、玉米须,加枸杞子 15 g、白芍 12 g 以增加养肝之功。14 剂,每日 1 剂,水煎分两次温服。

三诊:2016 年 3 月 25 日。复查 ALT 46 U/L,AFP 44 μg/mL,纳食见增,抑郁情绪较前改善,舌淡红、苔略燥,脉弦细。效不更方,继以健脾疏肝、通阳化湿为治。处方:太子参 30 g,北柴胡 12 g,清半夏 12 g,淫羊藿 15 g,炒枳壳 12 g,枸杞子 15 g,女贞子 15 g,白芍 12 g,黄芩 12 g,薏苡仁 30 g,甘草 3 g。14 剂,每日 1 剂,水煎服。

此后患者每两周复诊一次,治以逍遥丸疏肝加减,患者情绪渐趋稳定,纳眠均明显改善,二便调。诸症平稳,定期复查 AFP 均在正常水平,肝脏 B超未见复发征象。随访至 2019 年 1 月无瘤生存时间已达 34 个月。

余志红,陈嘉斌,徐国暑,等.柴可群运用中医辨治肿瘤四则四法论治肝癌经验[J].中医杂志,2019,60(7):559-561.

按语:本案患者肝癌术后改变,正气已虚,又兼痰瘀、湿热为患。症见神疲乏力,面色少华,情绪抑郁,胸胁不畅,腹胀胃纳欠佳,入睡困难,舌红、苔浊腻,脉弦细。治疗以健脾疏肝为大法,佐以活血利湿。方以太子参、薏苡仁补虚护中,顾护正气;配淫羊藿、五味子温阳益气生津,调补阴阳;柴胡、当归、丹参疏肝活血;蒲公英、玉米须清热利湿消肿;其中淫羊藿、蒲公英兼有抗肿瘤之功;二诊舌苔色见清,湿热渐清,原方去去蒲公英、玉米须,加枸杞子、白芍养肝。三诊症状减轻,效不更方,继以健脾疏肝、通阳化湿为治,在原方基础上化裁治疗。整个治疗过程做到谨守病机,灵活加减,故能奏效。

案例35:杨某某,男,58岁。2003年3月26日初诊。主诉:发现右胁包块2月余。2月前患者自觉右胁疼痛不适,在当地作B超及CT提示:肝实质占位性病变包块大小10.0 cm×10.0 cm,AFP检查阳性,肝功能基本正常,乙肝两对半检测中乙肝表面抗原(HBsAg)、E抗体(HBeAb)和核心抗体(HBcAb)检测均是阳性。既往有20年肝炎病史。多家医院均诊断考虑为原发性肝癌,建议手术、介入、化疗等治疗。但家属不愿将病情告知患者且考虑手术等方法疗效不理想,故来我院采用中医药治疗。诊见:右腹部包块,质地较硬,固定不移,面色晦暗,饮食稍差,舌淡红、苔薄黄,脉弦细。方用扶正抗癌汤(经验方)。

处方:柴胡15 g,枳壳15 g,白芍50 g,郁金20 g,生晒参15 g,黄芪30 g,仙鹤草30 g,薏苡仁30 g,核桃枝40 g,苦荞头30 g,䗪虫10 g,一枝香30 g,甲珠(先煎)15 g,皂角刺30 g,莪术20 g,甘草10 g。7剂,2 d 1剂,日3次,水煎服。

二诊:2003年4月14日。患者诉右胁疼痛消失,包块无变化,精神尚可,饮食恢复,大便溏,5次/d,小便调,舌淡红、苔薄黄,脉弦细。上方去皂角刺、莪术,加车前子15 g、白术15 g健脾利水渗湿、利小便以实大便。7剂,日1剂,水煎服,日3次。

三诊:2003年5月17日。患者诉无右胁疼痛,神稍差,睡眠差,饮食尚可,小便调,大便成形质软,日行2~3次,舌淡红、苔薄黄,脉弦细。上方去甲珠、郁金加酸枣仁40 g、夜交藤50 g、茯苓30 g以养心安神。14剂,日1剂,水煎服,日3次。

服药1年零6个月,以上方为基础随症辨证加减治疗,患者病情稳定。

程勋,曾莉.原发性肝癌中医药证治探讨[J].四川中医,2009,27(12):39-40.

按语:患者多年肝炎病史,新近发现肝癌,病位在肝脾,肝气郁结,脾虚生湿,湿凝血瘀。症见右腹部包块,面色晦暗,纳差,脉弦细,属肝瘀脾虚。治以疏肝健脾兼活血化瘀,方中四逆散调和肝脾,郁金行气解郁;生晒参、黄芪、薏苡仁、仙鹤草健脾补虚扶正;䗪虫、皂角刺、莪术活血软坚;核桃枝、一枝香对症抗癌解毒。二诊患者右胁疼痛消失,原方去皂角刺、莪术,新见便溏,提示脾虚更明显,因便溏的核心病机是脾虚、湿盛,故加车前子、白术健脾利水,所谓"利小便实大便"。三诊患者胁痛消失,上方去甲珠、郁金;但病久伤神,眠差,故加酸枣仁、夜交藤、茯苓养心安神。全程谨守病机、随症加减,患者病情得以稳定。

【注解】核桃枝,性、味、归经不详,药理研究表明,具有抗癌作用。

一枝香,性凉,味辛,归肺经。功效:清热散郁,镇咳化痰。

甲珠,别名炮山甲,味咸,性凉,归脾、肝经。功效:消肿溃痈,搜风活络,通经下乳。

䗪虫,别名土元,土鳖虫,味咸,性寒,有小毒,归肝经。功效:破血逐瘀,续筋接骨。

苦荞头,苦荞的根及根茎,味苦、甘,性平,小毒,归脾、胃、大肠经。功效:健脾行滞,理气止痛,解毒消肿。

案例36:于某,男,79 岁,2012 年 1 月 16 日初诊。2011 年 5 月因咳嗽、咯血于某医院行彩超示:肝内实性占位;胆总管内实性占位;脾内多发钙化灶。行 CT 示:符合肝癌表现;肝囊肿。后患者行保肝、护肝治疗,一直口服中药,未行其他治疗。辅助检查:B 超示:肝右叶一实性回声包块约 8.5 cm× 5.5 cm,胆内总管见 2.4 cm×1.7 cm,脾脏探及范围 2.4 cm×1.8 cm 强回声团(2011 年 11 月 29 日当地医院)。现患者一般状况可,无明显不适,纳眠可,大便调,小便黄,体力可,体质量平稳。舌质淡红、苔白、可见肝瘿线。综合脉症,四诊合参,齐元富教授分析患者证属肝郁脾虚,正虚血瘀,治以疏肝解郁,健脾开胃。

处方:柴胡 15 g,白术 15 g,薏苡仁 30 g,陈皮 15 g,清半夏 12 g,夏枯草 15 g,茯苓 30 g,白花蛇舌草 30 g,金钱草 15 g,白芷 15 g,合欢皮 30 g,佛手 15 g,党参 30 g,炙甘草 15 g。24 剂,水煎服,日 1 剂。嘱浓煎少量频服,服 6 日休 1 日。

二诊:2012 年 3 月 5 日。症状较前减轻,服药平安,无明显不适,舌质淡、苔薄白,脉弦细。处理:前方加白英15 g,蛇莓12 g,苏梗12 g。剂量服法同前。参莲胶囊口服,每次6粒,每日3次。

三诊:2012年7月2日。患者左脚水肿,无腹胀,小便黄,大便调,纳眠可,体力可,体质近期略有下降。舌质红、苔薄白。辅助检查:B超示肝右叶一实性回声包块约5.7 cm×4.6 cm,胆内总管见2.7 cm×1.6 cm,脾脏探及范围2.7 cm×1.8 cm强回声团(2012年4月9日当地医院)。处方:金银花15 g,蒲公英15 g,金钱草30 g,蚤休15 g,白英15 g,蛇莓15 g,郁金15 g,莪术15 g,生甘草15 g,柴胡15 g,苏梗15 g,苦参15 g,炒麦芽30 g,泽泻30 g,虎杖15 g,薏苡仁30 g。剂量服法同前。

四诊:2012年9月3日。患者左脚水肿明显改善,余无明显不适。处方:陈皮15 g,清半夏15 g,金钱草30 g,蚤休15 g,枳壳15 g,郁金15 g,莪术12 g,苦参15 g,佛手15 g,厚朴15 g,炒莱菔子30 g,金银花15 g,蒲公英15 g,苏梗15 g。剂量服法同前。嘱定期复查生化及血常规,避风寒,调饮食,畅情志。

张暖,李慧杰.齐元富治疗肝癌经验[J].河南中医,2013,33(10):1688-1689.)

按语:根据本案患者的临床表现,辨证属肝瘀脾虚。肝郁为发病常见表现,且表现于各个时期;脾虚为正虚之本,亦存在于肝癌发生、发展整个过程中,故治疗中在疏肝解郁的同时重视健脾扶正,此外肝体阴而用阳,常配以柔肝敛阴以防疏泄太过;气郁容易血瘀,瘀血日久形成有形积块,加重病情,故需活血化瘀,同时针对肝癌之有形肿块,加用软坚散结之药物以软化肿块,实现辨病和辨证的结合。方药中运用柴胡、佛手、合欢皮疏肝解郁,六君子汤健脾化湿;夏枯草、白花蛇舌草、金钱草利湿解毒。二诊时患者服药无不适,故酌加抗癌解毒药物。三诊患者肢肿、小便黄、舌红,为湿热内蕴之象,故用金银花、蒲公英、金钱草、苦参、虎杖等清热解毒利湿,并用莪术、郁金化瘀活血。四诊时水肿改善,故去利湿药物,继续以疏肝健脾、化瘀解毒为法,整个治疗过程,肝脾同调,兼顾清热利湿与活血化瘀,灵活化裁。

【注解】蚤休,即七叶一枝花,苦、辛、寒,有毒,归心、肝经。功效:清热解毒,平喘止咳,熄风定惊。

蛇莓,味甘、苦,性寒,归肺、肝、大肠经。功效:清热解毒,散瘀消肿,凉血止血。

白英,味苦,微寒,有小毒,归肝、胃经。功效:清热,利湿,祛风,解毒。

案例37：马某,男,57岁,1985年6月25日初诊。患者1985年4月体检时发现肝大,6月4日,在某某医院检查,AFP阳性,免疫球蛋白1 000 ng/mL。并经CT扫描检查,诊为原发性肝癌。现口干、心烦、寐差、腹部肝右肋下7 cm,质硬,腹胀肠鸣,两胁不适、脉弦细,舌苔薄黄,诊为积症,给参赭培气逐瘀汤加减。

处方：生赭石15 g,太子参15 g,麦门冬15 g,生山药15 g,天花粉15 g,生鳖甲15 g,夏枯草15 g,杭白芍15 g,金钱草30 g,八月札10 g,猪苓片15 g,建泽泻30 g,蓬莪术10 g,京三棱10 g,龙葵30 g,焦三仙各10 g,生黄芪30 g,三七粉分冲3 g,并配合服用扶正解毒冲剂,半袋,日2服。

上方加减服至1986年8月,改扶正解毒冲剂为扶正冲剂,半袋,日2服,加味犀黄胶囊,2粒,日2服,一天汤药,一天成药,交替服用。

1987年1月9日,腹胀,腹水(+),咳嗽、痰多色白,口干,尿赤,巩膜稍黄,脉弦细,苔薄黄,诊为肝郁脾虚,湿热中阻,气滞血瘀,给茵陈五苓散加减。处方：茵陈30 g,桂枝7 g,云苓30 g,猪苓30 g,金钱草30 g,白术10 g,大腹皮10 g,八月札10 g,鳖甲15 g,北沙参15 g,杏仁10 g,浙贝10 g,桔梗10 g,酸枣仁15 g,六神曲30 g,焦山楂30 g,龙葵15 g,白英15 g,蛇毒15 g,生黄芪30 g,枸杞子30 g。加味犀黄胶囊,2粒,日两服。

张新华.段凤舞老师运用参赭培气逐淤汤治疗原发性肝癌的经验[J].黑龙江中医药,1988(1):7-8.

按语：本案患者肝郁气滞,脾失健运,癌毒瘀血互结成积,现症见口干、心烦、寐差、腹部肝右肋下质硬,腹胀肠鸣,两胁不适、脉弦细,苔薄黄。故治疗将消积,扶正,解毒三法联合使用,方中黄芪、太子参、山药、麦门冬、天花粉补气滋阴,护养正虚之本;鳖甲、夏枯草、莪术、三棱软坚祛瘀散结;代赭石、白芍平肝柔肝,共制木亢;金钱草、猪苓、泽泻清热利湿消肿;八月札、龙葵抗癌解毒;诸药合用,共奏疏肝健脾化瘀解毒之功。二诊患者出现巩膜黄染,痰热咳嗽,口干、尿赤,为湿热蕴结肝肺,损伤阴液,故在茵陈五苓散清热利湿基础上,加杏仁、浙贝母、桔梗等化痰止咳药和酸枣仁、枸杞子、北沙参等养阴药物,并继续清热抗癌解毒,体现了辨病论治与辨证论治的有机结合。

【注解】蛇毒,是毒蛇从毒腺中分泌出来的一种液体,具有抗癌、抗凝、止血、止痛等作用。

西黄胶囊,中成药,成分:人工牛黄、人工麝香、制没药、制乳香。功效:解毒散结,消肿止痛。

案例38:患者某,女,58 岁。2004 年 5 月 14 日就诊厦门市某医院。既往史:有慢性肝炎多年。现病史:患者右胁隐痛已 1 月余就诊。近期反复出现沉困倦怠,纳谷欠香,脘腹痞满,大便溏而不爽;伴口渴多饮,睡眠欠佳。眩晕时作,关节酸痛,筋脉拘急。观其面色晦暗,精神抑郁,眦赤,舌质暗、苔浊腻,脉弦滑。查体:肝上界位于第 5 肋间,右胁下可扣及症积,质地较硬而表面不平。实验室检查:经电子计算机 X 射断层扫描(CT)检查提示右叶巨块型肿瘤。肝功能无殊,AFP 800 μg/L。西医诊断:原发性肝癌。中医诊断:肝癌病(毒瘀肝脾证),治则:化瘀解毒、调理肝脾。处方:消症舒肝汤。

方药:九节茶 30 g,龙葵草 30 g,半边莲 30 g,白花蛇舌草 30 g,半枝莲 20 g,菝葜 30 g,仙鹤草 30 g,薏苡仁 30 g,黄郁金 10 g,蓬莪术 10 g,北柴胡 10 g,牡丹皮 10 g,佛手 10 g,田七粉 3 g。每日 1 剂,后 2~3 日 1 剂。

患者每 3-6 个月复诊 1 次,并化验检查,观察 5 年,胁痛减轻,脘腹胀满改善,食睡如常,能料理家务。其舌质偏暗红,舌苔黄腻,右胁下尚可扣及症积,质尚偏硬不平,触痛轻,脉细弦。多次 CT 复查提示肿块有所缩小,仍带瘤生存。肝功能无特殊,AFP 定量 78 μg/L,续行观察治疗。

章亭,康旻睿,张如棉.康良石教授病证结合治疗原发性肝癌经验[J].中华中医药杂志,2012,27(12):3147-3149.

按语:本案患者癌毒内停,肝气郁结,脾失健运,气滞血瘀,虚实夹杂、正虚邪实。脾虚气血乏源,故倦怠纳差,痞满便溏;肝气不疏,郁而化热,肝阳上亢,加之脾不升清故眩晕、寐差,津不上承故口渴;肝旺则筋急故关节酸痛,筋脉拘急。血瘀则面色晦暗,舌质暗,脾虚生湿故苔浊腻,脉弦滑。治疗以祛瘀解毒,调理肝脾,实现辨证与辨病的结合。方药中主以九节茶、龙葵草、白花蛇舌草、半边莲、菝葜、仙鹤草、半枝莲等药物抗癌解毒;柴胡、郁金、佛手疏肝解郁,缓肝之急;薏苡仁健脾化湿散结,配莪术、牡丹皮、田七粉增强活血化瘀,消肿止痛之力;全方以攻邪为主,兼护肝脾,诸药合用,疗效满意。

【注解】菝葜,别名金刚藤,味甘,性温,归肝、肾经。功效:祛风湿,利小便,消肿毒。

案例39：患者甲，男，52 岁。2010 年 6 月 20 日初诊。2 年多前发现乙肝小三阳，诊断为：乙肝肝硬化，活动性，代偿期。口服抗乙肝病毒治疗后 HBV–DNA 阴转。1 年多前 CT/mLR 发现肝左叶小肝癌，AFP 5.49 μg/L，正常；住我院肝外科行剖腹探查+肝占位射频深部热疗+胆囊切除术；术后 2 月超声造影提示：肝左叶低回声结节，造影剂减退快，考虑肿瘤。在超引导下行肝占位深部射频热疗；术后复查 CT：胆囊及脾脏切除术后，肝 CA 射频治疗术后改变，门静脉左右支及主干内癌栓或血栓形成。鉴于门脉栓子及肝功反复异常而转诊我科中医治疗。既往 26 年前曾因"胃出血"行"脾切除+脾肾分流术"，具体不详。否认药物过敏史，否认嗜酒史。刻下：纳可口干，夜寐尚安，尿黄，大便正常。舌淡紫有瘀斑、齿印、苔薄黄腻，脉弦细略涩。肝病面容，左上腹及右上腹部均可见陈旧性手术瘢痕，腹壁静脉无明显曲张。腹软，无压痛反跳痛，未扪及包块。肝肋下及剑突下未触及。移动性浊音(−)，肝区无叩击痛。中医诊断：肝癌、肝积(毒瘀内蕴，脾阳气虚)。西医诊断：肝癌射频后，乙型肝炎肝硬化，活动性，代偿期。治宜清热利湿、解毒、活血化瘀、温脾益气。方仿参芪三甲汤意化裁。

处方：黄芪 45 g，炒白术 12 g，仙灵脾 10 g，当归 10 g，干姜 5 g，藿香 6 g，滑石 30 g，泽泻 15 g，绵茵陈 30 g，白花蛇舌草 15 g，半边莲 15 g，鳖甲 10 g，醋莪术 10 g，赤芍 30 g，郁金 10 g，大枣 6 g。

上方为基础随症加减服用至今，病情稳定，已参加正常工作，舌脉象改善，近日复诊舌淡红略晦、苔薄，脉弦细。2013 年 2 月 26 日 CT 平扫+增强：左叶肝癌治疗术后，肝内未见明确复发及转移征象，肝左叶肝内胆管扩张。肝硬化，门静脉高压，门脉通畅。脾脏及胆囊缺如。2013 年 7 月 4 日超声造影：肝内未见富血供病灶。2013 年 7 月 17 日肝功：A/G 34/51(g/L)，TBIL 30.7 μmol/L，DBIL 5.3 μmol/L，ALT 49 U/L，AST 72 U/L，GGT 81 U/L，AFP 2.36 μg/L，AFP 异质体(−)，CA19-9 17.16 U/mL。HBV–DNA(−)。

阮清发，康旻睿，康素琼.康良石教授治疗原发性肝癌经验总结[J].中医临床研究，2014，6(20)：71-72.

按语：本按患者多年肝病发展为肝癌，多次射频消融后疗效欠佳，癌毒内盛，正气虚弱，病性属本虚标实。现症见纳可口干，尿黄，舌淡紫有瘀斑、齿印、苔薄黄腻，脉弦细略涩。辨病肝癌、肝积，辨证为毒瘀内蕴，脾阳气虚。治宜清热利湿、解毒、活血化瘀、温脾益气，方仿参芪三甲汤意化裁。方药中黄芪、白术、大枣、仙灵脾健脾益气，扶正补虚；赤芍、郁金、当归行气活血散瘀;藿香、滑石、泽泻、茵陈清热利湿;白花蛇舌草、半边莲抗癌解毒;鳖甲、醋莪术软坚散结。诸药合用,标本兼顾,攻补兼施,故能取得满意疗效。后以此方随症加减服用,病情稳定,已正常参加工作。

案例40:男,48 岁。患慢性肝炎 11 年,肝区胀痛逐渐加剧半个月,肝脏进行性增大,2012 年 4 月 6 日行腹部彩超:第一肝门前方探及一约 6.2 cm×4.2 cm 强回声光团,门静脉主干宽约 1.2 cm,门静脉左支被强回声充填。诊断为原发性肝癌。肿瘤标志物 AFP 化验结果:215. 734 μg/L(正常值 0 ~20 μg/L),乙肝表面抗原阳性。2012 年 5 月 2 日来诊,患者证见右胁部胀痛,胸闷不舒,善太息,食少纳呆,时有腹泻,右胁下肿块,按之硬痛,舌质暗红、苔薄白,脉弦细,证属肝气郁结型肝癌。治宜疏肝健脾、理气解郁为主。

方药:双枢解结消积汤(主要药物柴胡、川芎、白芍、青皮、陈皮、香附、郁金、丹参、三棱、莪术、八月札、半枝莲、薏苡仁、砂仁、生鳖甲、生牡蛎等,具体用量未记载)。日 1 剂。

服用 3 疗程后(1 疗程12 d),右胁胀痛减轻,食欲增加。2012 年 5 月 30 日行彩超示:肝强回声光团有所减小,患者继续服用中药汤剂加消瘤丸。于 2013 年 1 月 30 日复查,彩超示:第一门前方探及一约 3.4 cm×2.3 cm 强回声光团,门静脉主干宽约 1.3 cm。复查 AFP 3.569 μg/L,恢复正常。肿瘤明显缩小,门静脉栓塞消失,因经济困难,患者停止治疗。半年后,于 2013 年 6 月 29 日,彩超示:肝脏大小形态正常,被膜光滑,第一肝门前方探及一约 3.1 cm×3.0 cm 强回声光团,边界清晰。生化检查示:肝功一切正常,乙肝表面抗原转阴,AFP 0.372 仍在正常范围内。患者现一般情况好,身体恢复健康,已达到临床治愈。

宋云楼,徐作桐. 原发性肝癌治验 2 则[J]. 山东中医杂志,2014,33(7):601.

按语:本案患者肝病多年,正气愈虚,邪气愈实。肝郁日久,气留为滞,血停为瘀,气血积于肝脏,不通则痛,故见右胁胀痛,胸闷不舒,善太息;日久变生有形实邪,故右胁下肿块,按之硬痛;肝木乘逆脾土,脾胃气虚,故食少纳呆,时有腹泻,辨证属肝瘀脾虚,治以疏肝健脾、理气活血。方中柴胡、香附、青皮疏肝理气,白芍敛肝柔肝,符合肝体阴用阳的生理特性;陈皮、砂仁、薏苡仁健脾和胃,川芎、郁金、丹参活血化瘀,三棱、莪术、鳖甲、牡蛎软坚散结,破血消症,加用八月札、半枝莲对症抗癌解毒。全面兼顾患者的发病病机,故能奏效,患者坚持服药,久久为功,故能达到临床治愈。

案例41:某男,59 岁。2013-01-12 初诊。因"右上腹痛近二月,加重伴周身乏力2 d"收入院。曾经影像学及指标诊断为"原发性肝癌,腹腔多发转移,乙肝后肝硬化失代偿期"。发现时出现转移,失去手术治疗机会,对症治疗,效果欠佳,2 d 前患者病情加重伴乏力。查体:腹部略膨隆,可触及肝右肋缘下,剑突下质硬,触痛阳性,肝相对浊音界上界位于右锁骨中线第5 肋间,下界位于右肋缘下3 cm,脾大,移动性浊音(+)。双下肢指凹性水肿阳性,四肢末梢发绀,皮温低。行腹部 MRI 后提示肝多发占位性病变,怀疑恶性;门静脉栓形成;腹腔及腹膜后多发肿大淋巴结;腹水;肝硬化。生化:ALT 58 U/L,AST 188 U/L,LDH 1109 U/L,ALP 273 U/L,α-羟基丁酸脱氢酶(HBDH):704 U/L,TBIL 34.2 μmol/L,DBIL 27.4 μmol/L,IBIL 13.2 μmol/L;球蛋白61.1 g/L,白球蛋白比值0.4。肿瘤标志物:AFP>1 000 μg/L,癌胚抗原4.41 ng/mL。乙肝表面抗原阳性。快速血常规:WBC 7.8×10^9/L,NE:91.0%,L:7.3%,PLT 70×10^9/L,RBC 4.54×10^{12}/L,Hb 142 g/L。现症见:右上腹隆起伴疼痛,周身乏力,全身皮肤黏膜黄染,目黄,食少纳呆,时感恶心欲呕,双下肢瘀斑,大便日行2~3 次,质稀,不成形,小便短黄,脉沉弱。中医诊断:肝积肝郁脾虚,气滞血瘀,西医诊断:肝癌晚期。西医建议使用索拉菲尼进行分子靶向治疗,但患者由于经济原因未进行治疗。中医治疗以健脾疏肝,活血化瘀为主。

处方:黄芪30 g,茵陈30 g,白花蛇舌草30 g,半枝莲30 g,薏苡仁30 g,太子参20 g,茯苓20 g,白术15 g,枳壳15 g,陈皮15 g,夏枯草15 g,莪术15 g,山慈菇15 g,桃仁15 g,桂枝12 g,丹皮12 g,柴胡10 g,白芍10 g,6 剂。

复诊:2013 年1 月30 日。腹痛、乏力症状明显改善,嘱其遵医嘱按时服药,同时调畅情志,忌生冷硬辣,注意保暖。

郑昊龙,谢晓冬.中医药治疗原发性肝癌[J].实用中医内科杂志,2014,28(1):182-183.

按语:本案患者病情缠绵多年,正虚邪恋,最终进展至原发性肝癌。病机为肝失疏泄、脾失健运伴湿热瘀血。肝失疏泄,气机郁滞,不通则痛,故腹痛、胁痛;脾失健运,故乏力,纳呆,便溏;脾虚生湿,湿与热合,进入血液,熏蒸皮肤,故目黄,全身黏膜黄染;湿热阻胃,胃失和降,故恶心欲呕;湿热阻滞,血行不畅,故双下肢瘀斑。治以疏肝健脾,清热利湿,活血软坚为主。方中白术、茯苓、薏苡仁健脾利湿,黄芪、太子参健脾扶正,取四君子汤之意;柴胡、陈皮、枳壳疏肝理气,白芍敛阴柔肝,取四逆散之意;茵陈利湿退黄,白花蛇舌草、半枝莲、夏枯草抗癌解毒,配合桂枝茯苓丸、莪术、山慈菇等方药活血化瘀、消症散结。诸药合用,肝气得疏,湿热瘀血得除,脾胃得补,标本兼顾,故临床症状改善。

第三节　肝郁脾虚型

　　肝郁脾虚型以上腹部胀闷不适,消瘦乏力,倦怠短气,腹胀纳少,食后胀甚,口干不喜饮,大便溏数,小便黄短,舌质胖、舌苔白,脉弦细等症状和舌脉表现为特点,病机的核心是肝气郁结、横逆乘脾,脾失健运,治疗以健脾益气、疏肝软坚为主。符合肝郁脾虚辨证特点或所用方药中体现健脾疏肝这一治则的医案均汇总于此证型。

　　案例1:王某,男,45岁,2004年5月10日初诊。病史:患原发性肝癌在外院行TACE术治疗,术后出现呃逆不止,影响休息,夜间完全不能入睡,经常规止呕、镇静、解痉等处理后症状无缓解,患者痛苦不堪,遂求中医药治疗。诊见:精神疲倦,呃逆不止,夜间无法入睡,纳差,余无明显不适,舌淡红、苔白微腻,脉细。中医辨证为肝胃不和。治以疏肝和胃,降逆止呕,消症散结。

　　处方:党参25g,半枝莲30g,蜈蚣3条,莪术、溪黄草、布渣叶、穿破石、藿香、芒果核各15g,鸡内金、砂仁后下各10g。每日1剂,水煎服。服药1d后,呃逆明显减轻,继服3d后症状完全消失,精神转佳,夜间安然入睡。

　　艾文娟,傅伟,陈柏书,等.陈锐深教授治疗中晚期肝癌临床经验介[J].新中医,2012,44(01):142-143.

　　按语:本例患者经TACE术治疗后损伤正气,致肝气不舒,胃气上逆,见疲倦,纳差等症状。证属肝胃不和,肝郁脾虚,故治疗以疏肝和胃,降逆止呕为法。选用半枝莲、蜈蚣、穿破石、溪黄草等清热解毒药以解毒抗癌,选党参、布渣叶、鸡内金、砂仁等药以健脾和胃。"癌毒"在肝癌的发生及发展过程中具有重要作用,现代药理研究证明,清热解毒药有抑制肿瘤、诱导肿瘤细胞凋亡及调节机体免疫功能的作用。

【注解】布渣叶,味酸,性凉。归脾、胃经。功效:消食化滞,清热利湿。

溪黄草,俗称土黄连,味苦,性寒,归肝、胆、大肠经。功效:清热利湿、退黄祛湿、凉血散瘀。常用于肝病的治疗。

穿破石,味淡、微苦,性凉,归心、肝经。功效:祛风利湿,活血通经。常用于肝病的治疗。

芒果核,味酸、涩,性平,归胃、小肠经。功效:健胃消食,化痰行气。

案例2:王某,女,69 岁。2007 年 9 月 12 日初诊。患者肝硬化病史 2 年,2007 年 4 月查 AFP 450 μg/L,CT 示:肝左叶实性肿块 4.5 cm×4.0 cm,侵及肝门部。被确诊为左叶肝癌,即行肝左叶肿块切除术。近 2 个月来上腹部胀痛,逐日加重。开始西医用解热镇痛药和阿片类药物使疼痛有所缓解,用药 1 个月后加大剂量亦无止痛作用,故前来求治于尤建良教授。初诊时症见:痛苦面容,气急呻吟,上腹部近剑突处持续性胀痛,拒按,神疲乏力,食欲不振,夜寐极差,大便量少,舌质紫黯、苔薄白,脉弦滑。证属:肝郁气滞。治宜疏肝行气,顾护中焦。柴胡疏肝散化裁。

药用:炒柴胡 10 g,白芍 10 g,延胡索 40 g,枳壳 10 g,川楝子 10 g,片姜黄 10 g,制香附 10 g,赤芍 10 g,白术 10 g,茯苓 10 g,姜半夏 10 g,陈皮 5 g,佛手片 10 g,黄芩 6 g,八月札 30 g,炙甘草 6 g。1 个月后胀痛明显减轻,胃脘不适感消失,食欲及夜寐均有改善。2008 年 4 月随访 Karnofsky 评分 100 分。

李霞,尤建良.尤建良治疗肝癌经验[J].辽宁中医杂志,2010,37(1):30−31.

按语:《素问·举痛论》:"百病皆生于气也",说明气与许多疾病的发生有着密切关系。本案患者即因肝失条达,疏泄不利,气机升降失调,而后出现食欲减退等肝胃不和的表现,证属肝郁气滞,中焦亏虚。用柴胡疏肝散化裁,疏木培土,平调中焦,切中病机。方中用柴胡、枳壳、香附等药疏肝行气,使气机舒畅而又不至疏泄太过,而不用厚朴、枳实等峻猛破气之剂,同时注意顾护中焦。《素问·至真要大论篇》谓:"疏其气血,令其调达,而致和平",使用宣导疏通之法,使其通则不痛。

案例3:金某,男,67 岁,2007 年 1 月 30 日下午初诊。患者 2006 年 9 月底因两胁痛,门诊 B 超检查发现肝占位,遂入江苏省某医院治疗。CT 诊断:

肝占位,原发性肝癌可能,右叶病灶 2.5 cm×2.3 cm,左叶数个小病灶,其中大者 0.3 cm×0.2 cm。2006 年 10 月 5 日在该院行肝右叶部分切除术,病理诊断:肝右叶 V 段中分化肝细胞癌。患者术后恢复月余,采用 TACE(肝动脉化疗栓塞术)治疗肝左叶小病灶,行化疗 2 次,后因患者反应较大,拒绝化疗,寻求中医治疗。患者既往有慢性乙肝病史。主要实验室检查结果:HBsAg(+),HBeAg(+),HBcAb(+);AFP 303.0 μg/L;癌胚抗原(CEA):12.8 ng/mL;CA19-9 22.0 U/mL;ALT 98.0 U/L;AST 83.0 U/L。症状:患者自觉胃脘部有灼痛感,双目有火气上冲。口苦、口干、口气较大,手足心汗出发热。全身酸痛,神疲乏力,脱发,腰酸,略有咳嗽。胃纳差,大便稍干,小便尚可,夜尿 3 次。夜寐不佳。舌红、苔薄红、舌根腻。脉濡数。诊断:原发性肝癌术后。辨证:肝气郁滞,肝阴亏虚。治则:调神解郁,抗癌养阴。方药:柴胡 9 g,当归 6 g,赤白芍(各)9 g,茯苓 12 g,白术 9 g,炙甘草 4.5 g,炙鳖甲 12 g,桃仁 9 g,炙地鳖 6 g,半枝莲 30 g,白花蛇舌草 30 g,生薏苡仁 15 g,陈皮 4.5 g,制半夏 9 g,全瓜蒌 12 g,杏仁 6 g,川楝子 9 g,鸟不宿 30 g,制香附 9 g,生地 12 g,丹皮 6 g,佩兰叶 9 g,蒲公英 30 g。七剂。日一剂,水煎服,每日两次,每次 200 mL。

一周后患者胃纳好转,继守原方治疗。再经两月治疗,患者自觉精神状态良好,已无明显不适。患者在某医院检查 AFP 降至 25.0 μg/mL;CEA 降至 10.7 ng/mL;CA19-9 18.0 U/mL;ALT 37.0 U/L;AST 25.0 U/L。后依上法随症加减。患者经陈师治疗半年后,身体逐渐复原,遂于 2007 年 8 月行肝经皮肝穿刺射频消融术(PRFA)治疗肝左叶小病灶。同时继服上方治疗。2007 年 10 月在某医院检查:原发性肝癌术后;AFP 11.5 μg/L;CEA 4.3 ng/mL;CA19-9 17.0 U/mL;ALT 31.0 U/L;AST 23.0 U/L。此后患者未再接受西医治疗,仅服用中药治疗,一直无明显不适。患者长期服中药至 2012 年初,每半年体检一次,各项检查均正常,带病延年至今。

杨枝青,陈熠.陈熠主任医师应用调神解郁法治疗原发性肝癌术后经验[J].贵阳中医学院学报,2015,37(3):76-78.

按语:方用柴胡、当归、赤芍等散肝;香附、牡丹皮、半夏、茯苓等疏肝理气;桃仁、当归、炙鳖甲、炙地鳖等疏肝通络;生地黄、白芍、炙甘草等柔肝缓肝;陈皮、白术、茯苓、炙甘草、半夏等培土泄木;川楝子、白芍、佩兰叶、蒲公英等泄肝和胃;全瓜蒌、杏仁等抑肝和胃;鸟不宿为治疗肿瘤的特色药物,系五加科植物楤木的茎枝,《本草纲目拾遗》载其:"追风定痛,有透骨之妙。治风毒流注,风痹,跌打,劳怯,治虚劳如神。"取其定痛透骨之长,用于肝癌既可止痛又可通络散结,临床疗效颇佳。本例以调神解郁法逐步恢复患者的神机,激发患者自身抗癌能力,达到改善生活质量,益寿延年的目标。

案例4:刘某,男,57 岁。2010 年 5 月 7 日初诊。患者 2010 年 4 月 20 日行腹部 CT 提示:肝右后叶低密度影,大者 6.0 cm×5.0 cm,考虑肝癌并肝内转移,腹膜后淋巴结肿大。查:AFP>300 μg/L,ALP 240 IU/L。确诊为肝癌后行介入治疗 2 次,后欲寻求中医治疗。症见:上腹部胀满,餐后加重,体倦乏力,大便稀,每日 3~4 次,舌暗淡、苔白厚腻,脉沉细。证属:肝郁脾虚,痰湿内阻。治法:健脾化痰,佐以解毒抗癌。药用四君子汤合四逆散加减。

处方:太子参 30 g,黄精 15 g,茯苓 10 g,白术 10 g,柴胡 10 g,郁金 10 g,白芍 10 g,枳壳 10 g,浙贝母 10 g,法半夏 10 g,陈皮 10 g,制南星 6 g,山慈菇 10 g,蛇六谷 10 g,金钱草 15 g,炙甘草 6 g。每日 1 剂,30 剂。

二诊:2010 年 6 月 6 日。腹胀消失,体力及纳食明显好转,肝功转为正常。此后在此基础上加减。

孙超,吴煜,陈永伦,等.治痰三法治疗原发性肝癌的探讨——附验案 3 则[J].江苏中医药,2013,45(3):67-68.

按语:本则医案患者为肝癌后行介入治疗,因肝病乘脾,致土壅木郁,脾虚生痰,凝聚于肝,患者此时以气滞、痰阻为标实,脾虚为本,故见体倦,乏力,便溏等症状。《证治准绳》曰:"治痰宜先补脾,脾复健运之常而痰自化矣。"故治以健脾化痰,解毒抗癌;方用四君子汤益气健脾,平补脾胃之气,又加黄精补五脏虚劳;合四逆散加减,以疏肝健脾,脾健则痰湿化生无源;另加陈皮、法半夏、制天南星、浙贝母、蛇六谷理气燥湿而祛痰;山慈菇以解毒消积。诸药合用,共奏健脾化痰,散结抗癌之功。

【注解】蛇六谷,一般指花魔芋。味辛,性温,有毒。归肺、肝、脾经。功效:化痰散积,行瘀消肿。可用于各类恶性肿瘤的治疗。

案例5:患者沈某,男,65 岁,初诊时中医四诊:面色晦暗,神疲乏力,腹胀略感不适,睡眠欠佳,小便色黄,大便溏(3~4 次/d),舌质红、少苔,脉缓微弦。追问病史,患者 2011 年 B 超提示:肝脏占位,后行肝癌切除术,提示肝细胞肝癌。2013 年复查时发现 AFP 持续升高,于 2013 年至 2015 年行 TACE 术 3 次,术后患者仍感乏力明显,食欲欠佳,生活质量明显下降,特来柴老师门诊予中医药治疗。柴老师辨证此患者属肝郁脾虚兼有肝阴虚,治以疏肝健脾,养阴柔肝,方用四君子汤加味。

处方:太子参 30 g,茯苓 15 g,白术 12 g,甘草 3 g,半夏 12 g,当归 30 g,玉米须 30 g,薏苡仁 30 g,神曲 12 g,柴胡 12 g,丹参 30 g,杞子、女贞子各 15 g,天冬、麦冬各 12 g。

经过 3 周的治疗,乏力、大便溏及阴虚的症状明显改善。考虑患者年纪偏大,故在延用前方基础上,加用滋补肝肾之品,太子参 30 g,淫羊藿 15 g,甘草 3 g,肉桂 6 g,猪苓 12 g,茯苓 15 g,柴胡 12 g,五味子、补骨脂 15 g,绞股蓝 12 g,枸杞子 15 g 等。此后,在原方基础上随症加减,患者服药 3 个月后,复查 AFP 16.64 μg/L,基本维持正常水平,自感食欲增加,体力恢复,生活质量明显好转。

叶欣欣,柴可群,陈嘉斌. 柴可群从"脾肾"论治原发性肝癌临床经验[J]. 浙江中西医结合杂志,2017,27(03):175-177.

按语:此患者因肝癌癌毒侵袭,阻碍脾胃之运化功能,影响食物的消化和水谷精微的吸收,故出现纳呆、腹胀、乏力等症。且患者刚接受手术治疗,此时正气受损,人体虚弱。故以四君子汤(太子参、茯苓、白术、甘草)为基础,方中太子参甘、微苦而平,归脾、肺经,具有补气健脾,生津润肺之功,且太子参作用平和,为平补之品,具有补而不滞之功。白术苦温,入脾经,既可补气健脾又能燥湿利水,加强益气助运之力。茯苓性味甘、淡、平,归心、脾、肾经,具有利水渗湿,健脾宁心之功,苓、术相配,增强健脾祛湿之功效。佐以甘草益气和中,调和诸药。加当归、枸杞子益气养血、扶正培元,提高患者自身免疫力;加神曲以消食和胃;加天冬、麦冬养阴护肝。并且在后来的诊治中,考虑到患者的年龄偏大,加入滋补肝肾之品,达到改善症状及提高生活质量的目的。

案例 6:朱某某,男,79 岁,2014 年 1 月 6 日初诊。肝脏肿块术后半年余。患者既往有乙肝病史。2013 年 6 月体检发现,AFP 升高。2013 年 6 月 16 日于中山医院行肝左叶占位切除,术后病理(13975):肝细胞肝癌,LN (+)。术后化疗+介入(共行介入两次)。术后复查 AFP 正常。患者否认有高血压、糖尿病等内科疾病史,否认家族遗传史,否认药、食物过敏史。

2013 年 12 月 30 日中山医院复查 AFP 216.4 μg/L;B 超提示:肝硬化。刻诊:纳果,抑郁,情绪易波动,夜寐欠安;查体:双锁骨上未触及明显肿大淋巴结,腹部平软,无压痛、反跳痛及肌紧张。查其舌脉,脉细,舌苔薄质紫。西医诊断:肝癌术后。中医诊断:肝癌(肝郁脾虚,湿滞毒聚)。

处方:太子参、炒白术、茯苓、鸡内金、生山楂、牡蛎、珠儿参、制南星、莪术、当归、茵陈、山栀、淡豆豉、山栀各 9 g,青陈皮、天龙各 5 g,岩柏、马兰根各 30 g,生黄芪、土茯苓、荠菜花、田基黄、金钱草、蛇六谷先煎、石韦、鹿衔草、怀山药、淮小麦、大枣各 15 g,藿香 6 g,干蟾皮 9 g,炙甘草 3 g。14 剂,每日 1 剂,水煎服。

二诊:2014 年 3 月 10 日。患者华山医院(2014-2-27)复查血常规示:WBC 4.2×10⁹/L,Hb 103 g/L,PLT 191×10⁹/L。AFP 119 μg/L;肝肾功能正常;腹部 B 超示:肝硬化。食欲一般,情绪有所改善,大便日行 1 次,成形,夜寐欠安。处方:山栀、茵陈、郁金、香附、香橼、北沙参、天门冬、当归、莪术、炙鳖甲、夏枯草、制南星、佛手、鸡内金、生山楂、太子参、炒白术、茯苓、珠儿参、牡蛎各 9 g,金钱草、田基黄、土茯苓、荠菜花、半边莲、半枝莲、芙蓉叶、龙葵、蛇莓、生黄芪各 15 g,藿香 6 g,岩柏、马兰根各 30 g,青陈皮、天龙各 5 g。14 剂,善后。

潘传芳,沈克平. 邱佳信教授治疗肝癌学术经验[J]. 山西中医,2017,33(6):8-9,22.

按语:本案患者肝癌的发生,与其外感邪毒和情志郁怒密不可分,临床表现上为肝郁脾虚,湿滞毒聚。在治疗中注重健脾,方中太子参、炒白术、茯苓、生黄芪等健脾益气扶正;祛邪选用珠儿参、马兰根、岩柏诸药,即针对肝癌的清热解毒、利水抗肿瘤的药物;另外,在二诊方中香附、香橼、佛手、青皮、陈皮疏肝理气,使得气血流畅则邪无可着之处,且发现患者肝阴亏虚之候,因此加用北沙参、天冬护阴。《素问·至真要大论》中指出:"风气大来,木之胜也,土湿受邪,脾病出焉。"在肝癌的发生、发展过程中会出现不同程度的本虚标实的状况,脾虚贯穿肝癌发展过程的始终,在治疗上应注意健脾药物的使用,在健脾扶正的基础上加以驱邪消癌,邪去则正安;又因肝主疏泄,在治疗时应注重疏肝理气药物的应用,气血流畅而使邪气无处可着。

【注解】珠儿参,味苦、甘,性寒,归肝、胃经。功效:养阴,清肺,散瘀,止血,定痛。

岩柏,学名卷柏,又名还魂草,万年松。味微涩、淡,性平,归肝、心经。

功效:清热利湿止血。药理研究表明,具有抗肿瘤作用。

马兰根,味辛、苦,性寒,归肺、肝经。功效:清热利湿解毒、凉血止血。

天龙,即蜈蚣。辛、温、有毒,归肝经。功效:息风镇痉,攻毒散结,通络止痛。

荠菜花,味甘,性凉,归大肠经。功效:清热利湿、凉血止血。

田基黄,味甘、微苦,性凉,归肝、肺、胃经。功效:清热利湿,解毒消肿,散瘀止痛。

蛇六谷,一般指花魔芋。味辛,性温,有毒。归肺、肝、脾经。功效:化痰散积,行瘀消肿。可用于各类恶性肿瘤的治疗。

鹿衔草,味甘、苦,性温,归肝、肾经。功效:补虚,益肾,祛风除湿,活血调经。

芙蓉叶,味辛、苦,性凉,归肝、肺经。功效:清肺凉血;解毒消肿。

蛇莓,味甘、苦,性寒,归肺、肝、大肠经。功效:清热,凉血,消肿,解毒。药理研究提示,具有抗癌作用。

案例7:邱某,女,54岁。初诊日期:2004年5月28日。因"肝癌术后近2个月"就诊。患者发现慢性乙型肝炎(大三阳)数十年,肝功能一直稳定,未行治疗,2003年7月B超示:早期肝硬化。2004年3月复查AFP 1 509 μg/L;乙肝五项示:小三阳;MRI示:右肝肝细胞癌,确诊为"原发性肝癌"。2004年4月5日病理示:①肝右叶肝细胞癌,粗梁型Ⅲ级;②小结节型肝硬化。当日行右肝肿瘤切除术。2004年5月18日B超示:①肝癌术后,碘粒子置入术后;②胆囊息肉;③胸水(右侧)。AFP 130.2 μg/L,转氨酶正常,HBV-DNA 9.6×10^6 copies/mL。症见:体虚乏力,发热,口微渴,腹胀,右胁胀痛,腰部困重,脘腹胀满,耳鸣,无头晕,无恶心呕吐,纳可,寐差,小便量少,大便尚可。舌质淡、苔薄黄,脉弦滑。西医诊断:肝癌术后,乙肝后肝硬化。中医诊断:肝积(脾虚气滞,湿热毒聚)。治以健脾理气,化湿清热解毒。

拟方:苍术9 g,茯苓12 g,陈皮9 g,厚朴9 g,黄连3 g,白花蛇舌草15 g,半枝莲15 g,郁金9 g,炙鳖甲6 g,丹参15 g,珍珠母(先煎)30 g,夜交藤30 g,玉米须30 g。14帖,水煎服。

二诊:6月18日。患者仍有乏力,且腹胀不减,食后更甚,上方去厚朴,茯苓改为30 g,加橘核9 g、丝瓜络12 g、莱菔子30 g。14帖,加减续服。

六诊:8月13日。患者以上症状皆明显改善,但又出现时有恶心症状,舌质红苔薄黄腻,脉弦滑。证属痰湿碍胃,胃气上逆,治以化痰祛湿、理气和胃。拟方:苍术6 g,姜竹茹9 g,姜半夏9 g,陈皮9 g,大腹皮9 g,厚朴9 g,莱菔子30 g,木香6 g,白花蛇舌草30 g,半枝莲30 g,煅瓦楞(先煎)30 g,鸡内金9 g,珍珠母(先煎)30 g,夜交藤30 g。14 帖,加减续服。

十六诊:2005 年 1 月 26 日。肿瘤指标、肝功能皆正常,CT 示:肝癌术后、肝内囊肿、肝硬化。患者头晕耳鸣,烦热,盗汗,鼻衄,纳可,二便调,舌质红、少苔,脉细弦。证属肝肾阴虚,治以滋补肝肾。拟方:杜仲20 g,女贞子15 g,旱莲草30 g,稆豆衣30 g,南沙参15 g,石斛30 g,百合12 g,地骨皮12 g,嫩白薇9 g,黄芩15 g,木香9 g,白花蛇舌草30 g,煅瓦楞(先煎)30 g。14 帖,加减续服。

四十二诊:2007 年 9 月 21 日。患者病情一直稳定,今晨起患者手脚、眼睑浮肿,伴有鼻衄,手麻,全身刺痛,夜寐欠安,大便不成形,舌质淡红、苔薄白,脉弦滑。证属血瘀水阻,治以活血化瘀、利水消肿。拟方:苍术9 g,白术15 g,茯苓30 g,猪苓30 g,玉米须30 g,大腹皮12 g,黄连3 g,黄芩炭12 g,丝瓜络6 g,牡丹皮6 g,夜交藤30 g,合欢皮15 g,刘寄奴9 g。14 帖,加减续服。患者长期定期随访治疗,随证处方用药治疗至今。

张富永,陈逸云,叶青艳,等.陈建杰治疗肝癌术后经验[J].上海中医药大学学报,2013,27(05):1-3,114)

按语:此案患者乙型肝炎病史数十年未行治疗,发展为肝癌,且肝癌术后出现体虚乏力,脘腹胀满的中焦虚弱之象,辨证为脾虚气滞,湿热毒聚。在肝癌术后调治选方时,补益脾胃贯穿始终,使气血生化有源,使肝积自除,方中苍术、茯苓健脾益气,均为平补之剂,使中焦运化得健。肝癌通过手术消除肿瘤,有形之积虽已去,但无形之邪仍存,故采用清热解毒药清解无形之邪,选取的清热解毒药又未过于苦寒,以防败胃而加重中焦虚衰。故选半枝莲、白花蛇舌草等清热解毒药,使邪去而不伤中。且选陈皮、厚朴、郁金等药理气解郁;选珍珠母平肝潜阳;选夜交藤养心安神;选玉米须清肝利胆。在二诊治疗时,使用橘核、丝瓜络、莱菔子理气消胀。

六诊时,患者由于脾胃功能虚弱,水湿凝聚为痰,痰湿阻胃,胃气上逆而出现恶心症状,治疗以化痰祛湿,理气和胃。方中苍术、竹茹、半夏燥湿化痰;陈皮、大腹皮、厚朴、莱菔子、木香等药调畅气机,理气消胀;煅瓦楞化痰散结;珍珠母、夜交藤平肝潜阳,养心安神。

十六诊时患者由于患病日久,正气亏虚,出现头晕耳鸣,烦热,盗汗,舌红、少苔、脉细弦等一系列肝肾阴虚的症状,故当治以滋补肝肾。方中以杜仲、女贞子、旱莲草养肝益肾;穞豆衣、南沙参、石斛等滋阴养清热;地骨皮、白薇、黄芩等药清热除蒸凉血。

四十二诊时,患者由于瘀血和水湿内阻,导致出现手脚、眼睑浮肿,鼻衄,手麻,全身刺痛,舌淡红、苔薄白,脉细弦等症,治疗当以活血化瘀,利水消肿。药用苍术、白术以燥湿健脾;茯苓、猪苓、玉米须、大腹皮以利水消肿;黄连、黄芩以清热解毒;丝瓜络、牡丹皮、刘寄奴以活血散瘀,软坚散结。

本例患者在肝癌术后长期随访治疗,随证处方用药,疗效显著。对于肝癌术后的调护,病程较长,需长期服药,驱邪和扶正并施,以防复发,提高患者生存质量,延长患者生命。

【注解】穞豆衣,为黑大豆的种皮,甘、平。归肝、肾经。功效:滋阴养血,平肝益肾。

案例8:吴某,男,47岁。患者2010年8月21日因"剧烈腹痛伴头晕,血压下降",查B超示:肝左叶强回声占位,肝损害。诊断为"肝占位伴破裂",急诊行"肝脏Ⅱ、Ⅲ段切除术"。术后病理示:肝细胞癌,弥漫型、中分化,周围肝组织呈结节性肝硬化改变,术后行TACE治疗一次。2011年7月18日本院查上腹增强CT示:肝内多发占位,肝门及后腹膜多枚肿大淋巴结,脾稍大,门静脉稍增宽。因患者不愿行介入治疗,于2011年8月10日要求中药口服,症见:性情郁闷,体倦乏力,上腹部隐痛不适,纳食偏少,尿黄,便时溏,舌淡、苔薄腻,脉细弦。证属:肝郁脾虚,治当健脾和胃,疏肝理气,方用六君子汤化裁。

处方:党参15 g,白术15 g,茯苓20 g,陈皮10 g,半夏15 g,木香10 g,砂仁6 g,郁金10 g,柴胡10 g,枳实10 g,半枝莲30 g,白花蛇舌草30 g,白茅根30 g,炒麦芽15 g,焦山楂15 g。守方加减口服40余剂,患者精神明显转佳,上腹部隐痛不适轻,纳食增加,二便调,舌质红、苔薄腻,脉弦。于2011年10月13日查上腹增强CT示:肝尾叶至肝门区、胰颈体部肿块,较前明显缩小。随访5个月,患者病情稳定,中药继续治疗中。

崔德利.符成杰主任治疗肝癌经验举隅[C]//.2013年中医、中西医结合防治肝癌、肝病高峰论坛论文集.2013:106-108.

按语:本案患者临床见脾胃亏虚之症,形消乏力,脘胀,纳呆,便溏等,治疗遵健脾和胃,疏肝理气之大法,顾护脾胃运化功能,复其转枢之机,临证用六君子汤加减,药用党参、茯苓、半夏、砂仁、炒麦芽、焦山楂之属,以健脾和胃,助运化,资后天气血,使正气鼓动,御邪外出。然肝喜条达,恶抑郁,中焦之水谷精微疏布有赖肝气条达,在健脾基础上用柴胡、枳实、木香等,使气机舒畅而又不至生发太过。肝者,以血为体,以气为用,若气血失调,生化乏源,必致肝失所用。脾主运化,胃纳水谷,游溢精气,共为后天之本,坐镇中州。若脾胃虚弱则营卫乏源,正气亏虚,则致病邪乘虚而入,所谓积之成者,正气亏虚而后邪气踞之。

案例9:患者张某,女,76岁。患有慢性乙肝病史30余年,未系统治疗,自述近半年来体重下降10余千克,2012年12月出现右上腹闷胀痛,到医院检查发现"肝癌并肝内转移、左外叶及右后叶最大分别为6.1 cm×3.4 cm、5.8 cm×5.6 cm",AFP 10451 μg/L,转氨酶升高,患者有高血压病史10余年。查体:一般稍差,神清,扶入病房,身目无黄染,BP 140/80 mmHg,HR 92次/min,律齐,未闻及杂音,腹软,肝于剑突下5 cm、右肋下2 cm叩及,质地中等、表面光滑、肝区轻压痛,腹水症(-),双下肢不肿。首诊症见:面色萎黄,乏力神疲,右上腹胀闷隐痛、饭后明显,纳呆无食欲,嗳气,消瘦,身目无明显黄染,大便1次/d,小便可,脉沉弦,舌质淡暗、苔薄黄。首剂治以健脾兼以疏肝软坚,先安未受邪之地。

组方:太子参15 g,茯苓15 g,白术15 g,砂仁10 g,青皮10 g,炒川楝子15 g,炙延胡索15 g,炒枳实15 g,柴胡15 g,川芎15 g,赤芍10 g,白芍10 g,石见穿15 g,白花蛇舌草30 g,炮山甲兑服10 g,炙甘草10 g。7剂。煎汤口服,每日1剂,3次/日。

二诊:日间右上腹胀痛减轻,但夜间加重,呃逆、嗳气、胃纳不香,考虑脾虚未复及"久病入络",上方太子参改为30 g,茯苓改为20 g,加木香10 g、焦三仙30 g、五味子10 g、炙鳖甲15 g,继煎汤口服7剂。

三诊:胃纳恢复,纳谷有欲,再服5剂,腹胀痛好转,纳谷恢复,病情稳定。

冯妮.李斯文从脾虚论治肝癌浅析[J].江西中医药,2013,44(9):9-11.

按语:此患者乙肝30多年,邪毒积聚,发为肝癌,诊见神疲乏力,嗳气纳呆,肝郁脾虚症状明显,治以疏肝健脾。所拟方中太子参、茯苓、白术、砂仁健脾助运和胃以实脾气;柴胡、川楝子、延胡索、枳实、青皮清气疏肝;川芎、芍药、炙甘草缓急止痛,芍药既可柔肝化阴,又可防疏泄太过。《谦斋医学讲稿·痛症的治疗》曰:"治疗肝气胁痛以疏肝为主,疏肝的药物以柴胡、青皮入肝胆经,善于散邪理气,最为多用。"柴胡善于疏肝解郁;青皮优于疏肝行滞。佐以石见穿、白花蛇舌草、炮山甲攻积软坚。二诊方中重用太子参,加用木香、焦三仙重在益气健脾理气,五味子酸收入肝阴,鳖甲软坚散结。诊治中重视健脾,脾实则肝病自除。

案例 10:秦某,男,58 岁,退休司机。2007 年 5 月于北京某医院诊断肝癌Ⅲ期,肿块位于肝右叶,大小为 9.7 cm×13.0 cm,并发现肺转移。既往高血压病病史 20 余年,糖尿病病史 1 年余。求诊于花宝金教授。就诊时患者乏力,多汗,食欲不振,腹泻,日 3 次左右,眠可,舌质淡、苔薄黄,脉弦。综合舌脉症表现,患者属于肝郁脾虚、湿邪内阻,治以健脾除湿,疏肝和胃。

方药:党参 15 g,白术 15 g,茯苓 20 g,陈皮 6 g,柴胡 6 g,升麻 6 g,龙葵 15 g,白英 20 g,生薏苡仁 30 g,白芍 20 g,怀山药 30 g,天南星 15 g,猫爪草 30 g,焦山楂 15 g,焦神曲 15 g,生姜 5 片,大枣 5 枚。复诊时患者乏力症状明显好转,腹泻减轻,体重上升。此后一直以健脾疏肝为法随证加减治疗。随访至 2008 年 11 月,患者一般情况可,症状基本缓解。

杨瑶瑶,花宝金. 健脾疏肝法治疗肝癌验案[C]. //第七次全国中西医结合中青年学术研讨会暨福建中西医结合研究院 2009 年学术年会论文集. 2009:514-516.

按语:患者肝癌Ⅲ期,癌毒盘踞,肝气郁结,辨证属肝郁脾虚引起运化失调,湿邪内阻,治疗时以四君子汤为主方,加陈皮调畅气机,健脾益气以固中土,四君子汤四味药物皆为平和之品,温而不燥,补而不峻,适合长期调理。其人舌苔薄黄,微有热象,柴胡、升麻有升阳散火之功,白芍亦能益阴调胃而和中,龙葵、白英、生薏苡仁利水兼清热,天南星、猫爪草化痰解毒抗癌,生姜、大枣调和营卫。对于肝癌的治疗,多从肝脾两脏出发,而脾为后天之本,"内伤脾胃,百病由生"。

【注解】猫爪草,味甘辛、温,性平,归肝、肺经。功效:解毒化痰散结。

白英,味苦,微寒,入肝、胆经。功效:清热解毒,祛风利湿。尚有抗癌作用。

案例 11:患者甲,患者乙肝病史 12 年,平素嗜酒,经常过量饮酒,一个月前自觉腹胀满闷,右胁肋阵发性剧痛,在当地治疗无效,进一步到上级医院检查确诊为原发性肝癌并腹水,已属晚期,前来中医治疗。症见:腹胀满闷,右胁部胀痛,厌食纳呆,大便溏,每日 3~4 次,小便黄,舌质淡红、苔白厚,脉弦滑。查体巩膜轻度黄染,肝大,右锁骨中线胁下 4 cm,剑突下 5 cm,质地硬,压痛,移动性浊音阳性。辨证属肝郁血瘀,脾虚水停。治以疏肝理气化瘀,益气健脾。方用柴胡疏肝散合春泽汤加减。

处方:柴胡 7 g、当归 9 g、白芍 12 g、川芎 9 g、枳壳 7 g、香附 9 g、党参 12 g、白术 15 g、泽泻 12 g、猪苓 15 g、茯苓皮 20 g、肉桂 7 g、半边莲 30 g、莪术 9 g、炮山甲 6 g、茵陈 15 g、元胡 10 g。水煎服,日一剂。并嘱饮食调理。患者先后共服上方汤剂加减 110 剂,自觉症状有所好转,腹水减轻,肝脏较前回缩,病情较为稳定。治疗后带病存活 14 个月。

范宏宇.中医药治疗肝癌体会[C].//2008 中国中医药肿瘤大会暨全国中医药名医学术思想研究大会论文集.2008:132,135.

按语:本案患者乙肝病史 10 余年,且长期饮酒,损伤肝脏,最终演变为肝癌。其纵酒日久,酒为湿热之品,而脾喜燥而恶湿,长期饮酒,必然影响脾的运化功能,导致湿热停滞于脾,气、湿、痰日久不化,肝脾不调,久则及肾、肝、脾俱损,气、湿凝聚腹中而成腹水。诊见肝郁脾虚症状明显且合并腹水,所以在治疗时,应遵《黄帝内经》"木郁达之"之旨,治宜疏肝理气之法。选用柴胡疏肝散合春泽汤加减,柴胡疏肝散中以柴胡功善疏肝解郁,用以为君。香附理气疏肝而止痛,川芎活血行气以止痛,二药相合,助柴胡以解肝经之郁滞,并增行气活血止痛之效,共为臣药。陈皮、枳壳理气行滞,芍药、甘草养血柔肝,缓急止痛,均为佐药。甘草调和诸药,为使药。诸药相合,共奏疏肝行气、活血止痛之功。合春泽汤,则针对患者元气不足造成的水湿停聚所形成的腹水,以及因水湿停聚在小腹部而出现的膀胱不利。

案例 12:张某,男,64 岁,2005 年 2 月就诊。患者于 2004 年 10 月体检发现肝内占位病变 3 处,就诊于某大学附属肿瘤医院,查 AFP 阳性(具体不详),确诊为原发性肝癌(巨块型)。遂行肝癌手术治疗,病理检查为肝细胞癌。术后甲胎蛋白(AFP)降低,1 个月后再次升高,行肝动脉灌注化疗栓塞(TACE)治疗 1 次,转中医治疗。症见:神志清,精神可,稍倦怠,腹胀,进食后加重,口干不欲饮,纳眠欠佳,大便偏溏,每日 1~3 次,尿黄,舌质胖、苔白,脉弦细。查体:全身皮肤黏膜无黄染、出血点及蜘蛛痣,肝掌(+)。腹部平软,右上腹壁沿肋弓下缘有长约 18 cm 手术瘢痕,伤口愈合良好。剑突下有轻微压痛,无反跳痛、叩击痛,肝脾肋下未触及,双下肢轻度水肿。中医诊为症积,证为肝盛脾虚型。治以健脾益气、疏肝消症:以小柴胡汤合四君子汤加味。

处方:柴胡、白芍、黄芩、法半夏、白术、山慈菇各15 g,党参、白扁豆、半枝莲各30 g,茯苓25 g,大枣10 g,甘草6 g。每日1剂,水煎服。中成药予金克槐耳冲剂,每次1包,每日3次。

二诊:2005年3月1日。患者进食增加,腹胀、剑突下压痛减,夜寐可,大便每日1~2次、成形,小便黄,舌脉同前。守方加减治疗1个月。

复诊:2005年3月31日。AFP 908.44 μg/L,外院CT检查示:肝及肺内少许肿瘤。诊断为肝癌肺转移。症见:刺激性咳嗽,无痰,仍腹胀,进食后明显,右上腹微痛,纳欠佳,夜眠差大便调,小便黄。舌暗红胖、苔黄,脉弦细。证属:肝盛脾虚、热毒内蕴。治以疏肝健脾、清热解毒。处方:柴胡、黄芩、厚朴、白芍、郁金、虎杖、栀子各15 g,木香(后下)10 g,党参、土茯苓各20 g,半枝莲、白花蛇舌草各30 g,甘草5 g。

同时于2005年4月开始行肝脏肿物介入治疗3次。介入治疗后出现恶心、呕吐、发热(体温最高达39.5 ℃)、右胁部胀满疼痛、时放射至肩部等肝热脾虚的症状,诊断为肝癌介入术后综合征。治以清肝凉血、健脾和胃法。方用小柴胡汤合香砂六君子汤加减,处方:柴胡、赤芍、黄芩、法半夏、虎杖、栀子、牡丹皮各15 g,党参、茯苓各25 g,木香、砂仁后下各10 g,茵陈30 g,甘草6 g。治疗后介入术后综合征得到控制,肝功能:AST 69 U/L,ALT 76 U/L,GGT 91 U/L,均维持在正常值2倍以内。2006年1月肝功能 AST 29 U/L,ALT 36 U/L,GGT 50 U/L,降至正常,一直坚持门诊中医药治疗。2007年1月复查CT示:右肺上叶背段及下叶背段胸膜下1.0 cm×1.5 cm结节,肝未见复发病灶。AFP 176.58 μg/L。2008年5月复查CT示:肝癌术后介入治疗后改变,病灶情况较前未见明显变化;右肺结节直径<1 cm。随访至今健在。

郑心婷.林丽珠教授治疗原发性肝癌经验介绍[J].新中医,2009,41(02):11-12.

按语:此例患者因肝气不舒,气机不畅,从而侮脾犯胃,出现腹胀(进食后加重)、倦怠、纳差及便溏等肝郁脾虚之象,予小柴胡汤合四君子汤以疏肝健脾益气。复诊时,以柴胡黄芩相配,使少阳之邪外透内清,且见患者热毒内蕴,故加虎杖、半枝莲、白花蛇舌草等清热解毒,同时又时刻注意行气健脾。治疗肝癌介入术后综合征时,以小柴胡汤合香砂六君子汤,得以凉肝疏肝,扶脾之本,行气和胃,标本兼顾。小柴胡汤贯穿本案治疗,其组方严谨,配伍精妙,升降并用,攻补兼施,切中肝癌的病机。

案例13:患者李某,男,58 岁,因"发现肝癌 3 月余"就诊。患者 3 个月前因腹部胀满、食欲下降、体重 3 个月内下降 10 kg 而就诊。查上腹部 MRI 平扫加增强检查示:肝脏实性占位,肝硬化,腹腔中等量积液;AFP 423 μg/L。既往有慢性乙型肝炎史 10 余年,不规则服用阿德福韦酯抗病毒治疗。因发现时即为晚期,无法进行手术、介入、放化疗。症见:患者腹部胀满,食后加重,脘腹时有疼痛,食欲食量下降,大便偏稀溏,夜寐可,舌淡红、苔薄白、脉细弱。辨证首辨虚实,本例为脾气亏虚,气滞血瘀湿阻相杂而成,治当健运脾胃,理气活血利湿为主。

处方:党参 30 g,白术 30 g,茯苓 30 g,陈皮 15 g,木香 15 g,砂仁 6 g,黄芪 30 g,山药 30 g,当归 15 g,炒白芍 30 g,佛手 15 g,香橼 15 g,赤芍 15 g,白花蛇舌草 15 g,半枝莲 15 g,麦芽 30 g,泽泻 15 g,薏苡仁 30 g。5 剂,每日 1 剂,分两次早晚温服。后患者多次复诊,原方化裁,随访 3 个月,患者症状缓解,病情未有明显进展。

罗宏伟,孟祥.以"中和"理论为指导中医药辨治肝癌心得[C].//第十六届全国中医肝胆病学术会议论文集.2015:307-309.

按语:本案中患者脾胃虚弱,健运失职,后天气血津液生化乏源,出现便溏,食欲食量下降之脾气亏虚征象,加之肿瘤严重消耗,引起恶病质。治疗当以健运脾胃为中心,只有脾胃健运,气血有源,正气强盛,方有可能去除病邪,获得良效。故案中治予香砂六君子汤加减以健脾益气,选用黄芪、党参、茯苓、薏苡仁、砂仁、白术、山药等。同时,补脾不忘兼以运脾,加陈皮、香橼、佛手等理气药及麦芽等消食药以助脾胃运化,以防理气伤脾及滋腻碍脾,体现了"时时顾护胃气"的思想。患者又有脾虚导致水湿停聚腹中,形成鼓胀,加猪苓、泽泻之类渗湿利水。

案例14:患者,男,48 岁,因"发现肝癌 1 月余"就诊。患者 1 个月前因腹胀、纳食减少、体重进行性下降而就诊,查腹部 CT 示:肝脏弥漫性结节,肝硬化,腹腔淋巴结转移,腹腔少量积液,腰椎多发性转移。AFP 63 μg/L。既往有慢性乙型肝炎史10余年,不规则服用拉米夫定治疗。因发现时即为晚期,无手术、介入、放化疗指征。刻诊:患者腹胀,食后加重,无脘腹疼痛,纳食量少,胃口较差,二便尚调,夜寐可,舌淡、苔薄,脉细。辨证首辨虚实,本例为肝脾亏虚,气瘀湿毒相杂而成,治当健运脾胃,理气化湿解毒为主。

处方:白术30 g,党参30 g,黄芪30 g,茯苓15 g,灵芝30 g,黄精10 g,当归10 g,炒白芍10 g,女贞子15 g,枸杞子15 g,陈皮15 g,香橼10 g,佛手10 g,泽兰15 g,路路通15 g,楮实子30 g,龙葵30 g,藤梨根10 g,白英10 g,麦芽30 g,炒谷芽30 g,龟甲10 g,全蝎5 g,九香虫10 g。后患者多次复诊,原方化裁,随访半年,患者症状缓解,病情未有明显进展。

夏宁俊,章永红.原发性肝癌中医辨治心得[J].中医杂志,2013,54(14):1237-1239.

按语:肝气郁结,气机阻滞是肝癌的常见病机之一。脾胃虚弱在本案患者肝癌发生、发展过程中起到了至关重要的作用,因脾胃为后天之本,气血生化之源,脾胃健运,水谷精微得以灌注四旁,布散全身,肝亦得养。治疗时当以健脾为中心,只有脾胃健运,气血有源,正气强盛,方有可能去除病邪,获得良效。本案选用灵芝、黄精,这两味药皆已被证实具有调节免疫和抗肿瘤的作用。并且,选补益药时力求选用平和之品,同时佐加陈皮、香橼、佛手等理气药及谷芽、麦芽、焦山楂等消食药以助脾胃运化。加全蝎、九香虫等虫类药物搜剔逐瘀,散结止痛,运用虫类药物亦应保护胃气,做到祛邪而不伤正。

【注解】楮实子,味甘,性寒,归肝、肾经。功效:滋肾益阴、清肝明目、利水消肿。

白英,味苦,微寒,入肝、胆经。功效:清热解毒、祛风利湿。尚有抗癌作用。

九香虫,性温,味辛、咸,归肝、脾、肾经。功效:行气止痛、温肾壮阳。

藤梨根,即猕猴桃根,味酸、涩,性凉,归肺,肝,大肠经。功效:清热利湿,祛风除痹,解毒消肿,止血。常用于各种癌症的治疗。

案例15:患者甲,男,68岁,因"腹胀伴下肢浮肿半月余"入院。患者半月前无诱因出现腹部胀满、胁痛纳差、乏力、下肢浮肿、身目黄染,大便稀溏,舌淡红,苔薄白,脉细弱。查体全身皮肤黏膜轻度黄染,腹部膨隆,无压痛及反跳痛,肝脾肋下未触及,肝区叩击痛阳性,移动性浊音(+),双下肢轻度水肿。腹部 MRI 示:肝脏实性占位,门脉癌栓存在,腹腔中等量积液;AFP 423 μg/L。本证为脾气亏虚,气滞血瘀,湿邪聚积而成,治疗当以健运脾胃,理气活血化湿为主。

药用:黄芪30 g,白术30 g,党参30 g,茯苓30 g,陈皮15 g,砂仁10 g,佛手15 g,香橼15 g,泽泻15 g,薏苡仁30 g,赤芍15 g,半枝莲15 g,麦芽30 g。配合应用胸腺肽针剂、复方苦参针剂及利尿消肿之品,1 周后患者腹水量显著减少,临床症状明显减轻,后患者多次复诊,原方化裁,随访3 个月,患者症状基本消失。

孟祥林,罗宏伟.原发性肝癌中医辨治体会[J].中医临床研究,2016,8(1):52-53.

按语:患者由于脾气亏虚、运化失职,导致阴阳气血失和,脏腑功能紊乱,并在邪毒的影响下出现气滞、血瘀、湿聚等一系列病理变化,辨证为脾气亏虚,气滞血瘀湿聚。《伤寒杂病论》云:"夫治肝病者,见肝之病,知肝传脾,当先实脾。"本案治疗中,以健运脾胃为中心,兼以理气活血化湿,加香橼、陈皮、砂仁等理气药及麦芽消食药以助脾胃运化,体现了"时时顾护胃气"的思想,又选用茯苓、泽泻、薏苡仁等化痰利湿。并且在肝癌的治疗过程中,强调理气活血、化痰利湿、抗癌解毒的重要作用。选药以不伤胃、不耗气、不伤阴等花类及果皮类药物为佳。

案例16:傅某,男,53 岁,2009 年 4 月 27 日初诊,患者 2006 年 5 月因急性胰腺炎手术切除,检查为乙肝"小三阳"伴肝硬化。2009 年 1 月某医院查 B 超显示:肝内多发实质性占位伴融合。MRI 显示:肝右叶自发性肝癌,肝硬化,脾大,肝多发囊肿。2009 年 2 月 16 日在东方肝胆外科医院行 TACE 手术,2009 年 4 月 13 日行第二次 TACE 术,2009 年 4 月 15 日生化:TBIL 36.6 μmol/L,ALT 48 U/L(+),AST 96 U/L(+),AFP 202 μg/L。刻下:精神差,慢性面容,乏力,懒言,声低,动则气喘,双腿无力,不思饮食,腹胀。右胁下时有隐痛,大便2~4 次/d,便质溏。小便调,舌红,苔白厚腻,脉细弱。西医诊断:肝多发占位。中医诊断:肝积,证属于气血两虚,痰瘀毒互结。治疗以健脾益气养血为主,佐清热利湿。拟参苓白术散加减,处方如下:生黄芪30 g,焦白术15 g,白茯苓15 g,陈皮9 g,生米仁30 g,怀山药30 g,白扁豆30 g,枸杞子30 g,女贞子15 g,生地15 g,茵陈30 g,田基黄15 g,垂盆草15 g,木香9 g,灶心土15 g,炒谷麦芽(各)30 g,焦楂曲(各)15 g,延胡索

15 g,鸡内金 15 g,7 剂。嘱咐患者保持情致舒畅,合理的饮食调理及饮食禁忌并坚持长期服用中药进行调理,定期复查了解肿块和身体状况。

二诊:5 月 4 日。服中药后出现恶心呕吐,腹胀减,大便质可。2~3 次/d,乏力稍减,气喘减,饮食可,舌质淡、苔白厚腻,脉细弦,此乃肝郁脾虚,脾胃气机失调,胃气上逆所致。治以化痰降气和胃,加旋覆代赭汤。故上方:加炮姜 9 g,紫苏梗 18 g,旋覆花 18 g,枇杷叶 18 g,竹茹 12 g,代赭石 30 g,公丁香 6 g,柿蒂 9 g,沉香粉 32 g,1 剂。

三诊:5 月 25 日。2010 年 8 月 14 日在东方肝胆外科医院上腹部 CT 示:肝癌介入术后,多发活动病灶,肝硬化,脾大,副脾可能性大,肝脏多发囊肿。刻下:诸症减,大便行,双腿有力,饮食恢复正常,二便调,舌质淡红、苔薄白腻,脉细缓。考虑患者体质渐渐恢复,结合检查肿瘤处于活跃期,在扶正的同时抗癌,故上方加天龙 6 g,苦参 30 g,21 剂。

四诊:6 月 15 日。患者乏力明显改善,微有恶心,纳可寐安,二便调,舌质淡红、苔白腻,脉缓濡。结合舌苔,脾胃微有湿邪,用荷叶利湿。故上方去炮姜加荷叶 12 g,21 剂。

五诊:7 月 6 日。患者恶心、呕吐大减,精神明显好转,二便可,夜寐安,舌质淡红、苔薄白,脉滑,故缓缓减慢降气其力,故上方去公丁香、柿蒂,21 剂。

六诊:8 月 3 日。患者无恶心、呕吐,无恶寒发热,但动则汗出多,二便调,夜寐安,舌质淡红、苔薄白,脉缓,故去降胃气之力,拟收敛止汗防消耗正气,上方去沉香粉、代赭石,加麻黄根 30 g,糯稻根 30 g,14 剂。

七诊:患者动则汗多之证未减,稍微心悸,二便调,夜寐安,舌质淡红、苔薄白,脉较前有力。汗为心之液,故心慌,加强止汗之力及宁心安神。故上方加浮小麦 15 g,五味子 15 g,14 剂。

八诊:9 月 14 日。精神明显好转,无恶心呕吐,汗出减,纳可、寐安。二便调,舌质淡红、苔薄白,脉缓有力,目前患者的免疫力有很大的改善。胃气升降调和,在扶正的同时加强抗癌的力度。上方去旋覆花、竹茹,加蜂房 9 g,山慈菇 15 g,14 剂。

十八诊:2010 年 6 月 28 日。患者汗出减,二便调,夜寐安,舌质红、苔薄白,脉滑而有力。考虑热毒所致,拟清热解毒。上方去山慈菇加白花蛇舌草 15 g,14 剂。

十九诊:7 月 28 日。患者微有汗出,无恶寒发热,肝区无疼痛,二便调,夜寐安,舌质淡红、苔薄白,脉滑。故减去行气活血之力,以免耗正气。上方去灶心土、延胡索,28剂。

二十诊:10月15日。2010年8月16日在东方肝胆外科检查结果如下:生化:谷草、谷丙正常,乙肝病毒(−),AFP 37.5 μg/L(+)。2010年10月8日B超:肝癌TACE术后,肝囊肿。目前无汗出,纳可,二便调,夜寐安,舌质淡红、苔薄自,脉滑弦。减去收敛止汗药以免恋邪,故上方减去麻黄根、糯稻根、浮小麦、五味子。14剂。嘱咐患者必要时行介入术治疗。

李要轩.李雁教授辨治肝癌验案1则[J].中国美容医学,2011,20(z2):351−352.

按语:本例患者脾虚为主,脾虚导致气血生化乏源,又属于肝癌中晚期,行TACE术后,更容易伤精耗血;身体更加虚弱,则出现乏力,动则气喘;木不疏土,肝郁导致脾更虚,脾不运化津液,湿邪下注,出现便溏,脾运化无力,则食后腹胀。证型为肝郁脾虚,痰瘀毒胶结。治以健脾益气养血,清热利湿解毒。以参苓白术散为主方进行加减。方中以生黄芪、焦白术、白茯苓、怀山药、白扁豆、生米仁(即生薏苡仁)健脾益气,利水渗湿,其中以重用生黄芪代替人参为君药,此药不但具有健脾补中,升阳举陷,益卫固表的功效,还有利尿,托毒生肌的功效。既能扶助正气,又能祛邪外出,防治外邪侵犯。枸杞子、女贞子、生地黄补肾阴,因为肝其体阴柔,主藏血,具有刚强之性,其气主升主动,易亢易逆,体阴而用阳。患者手术之后,其阴血必虚,肝肾之间有"肝肾同源、乙癸同源"的关系,通过补肾阴达到补肝阴的效果。三药药味平和,具有补阴不恋邪的特点。炒谷麦芽和焦楂曲具有健胃消食的功效。田基黄、垂盆草具有清利肝胆湿热的作用,二味性味甘,作用缓和,减缓对阴液的损伤,现代研究二药有保肝利胆的作用;木香、陈皮行气,使诸药补而无滋腻,兼有化痰消食的作用。在诊治过程中时刻顾护胃气为先,根据患者体质不同时期进行诊治;在手术之后,患者的身体十分虚弱,不能耐受攻邪药物的作用,故前期时候以扶正为主;等到患者体质恢复以后,临床症状缓解稳定,以扶正祛邪为主,达到抗肿瘤的作用。

案例17:患者,女,46岁。2009年10月在某医院诊断为原发性肝癌,胆囊炎,并行肝动脉介入治疗,术后一月肝区疼痛加重,腹胀,纳差乏力,便干消瘦;查腹水少量,舌红、苔腻,脉弦滑;ALT 103 U/L,AST 122 U/L,AFP>1 000 μg/L。诊断:原发性肝癌。中医辨证:胁痛,气滞血瘀,脾虚失运。肝癌介入术后,腹胀消瘦,乏力纳呆。见肝之病,知肝传脾,当先实脾。先予香砂六君子,半夏泻心汤加味。

处方:木香6 g,砂仁6 g,陈皮6 g,半夏6 g,茯苓10 g,甘草6 g,党参10 g,白术10 g,黄芩10 g,黄连6 g,干姜6 g,枳实10 g,白芍10 g,生龙骨15 g,生牡蛎15 g,乌贼骨15 g,大黄6 g,厚朴10 g。

服药10剂后精神食欲好转,右上腹疼痛,后背胀,症属气滞血瘀。方药:胆胰合症方加"兰州方"。柴胡10 g,枳实10 g,白芍10 g,炙甘草6 g,木香6 g,丹参10 g,草寇6 g,大黄10 g,黄芩10 g,黄连6 g,元胡10 g,川楝子20 g,制乳没(各)6 g,干姜6 g,蒲公英15 g,败酱草15 g,北沙参15 g,太子参15 g,人参须15 g,路党参15 g,三棱10 g,莪术10 g,黄芪30 g,丹参30 g。

患者带药回家,坚持按方服药,服用此方半年余,症状明显好转,精神渐佳;肝右肋下1 cm,剑下3 cm;肝区疼痛减轻,舌红、苔黄,证属肝郁气滞、湿热蕴结;于上方加海藻15 g,昆布15 g,生薏苡仁60 g,鸡内金15 g,鳖甲15 g,继续服用,巩固疗效。于2010年6月26日查AFP阴性,CT扫描肝脏未见明显占位性改变,全身情况良好。

展文国.裴正学教授治疗肝癌的临床经验[J].甘肃医药,2011,30(8):491-492.

按语:肝属木,性喜条达,疏泄失职,肝气郁滞,出现腹胀;横克脾土,脾虚生湿,出现纳差乏力,证属气滞血瘀,脾虚失运,选用香砂六君汤扶脾治本,理气畅中;又合半夏泻心汤以辛开苦降,消痞除满。复诊选用自拟胆胰合症方疏肝理气,清热解毒,活血化瘀以治其标,此方以四逆汤为基础,方中三棱、莪术可软坚散结,又因患者肝癌合并胆囊炎、肝功能异常,故加蒲公英、败酱草,重用党参、黄芪、丹参等扶正固本药。"兰州方"扶正固本,可抑制肿瘤生长,同时对放化疗的患者可减毒增效,防止复发,标本兼治。此后在患者肝郁气滞,湿热蕴结时,加薏苡仁健脾清热化湿,鸡内金消积化滞,健脾和胃,鳖甲软坚散结,三药合用能增强机体的体液免疫功能和细胞免疫功能,加强抗癌之疗效。

【注解】兰州方,系自拟方,药物组成有黄芪、党参、人参、太子参、生地黄、山药、山萸肉、麦冬、五味子等,功效为扶正固本。

案例18:患者男性,44岁。2009年在某院确诊为原发性肝癌。行动脉介入治疗,术后1月肝区疼痛,腹胀,纳差,乏力,消瘦,查腹水少量,舌红、苔腻,脉弦滑,ALT 133 U/L,AST 98 U/L,AFP 2 200 μg/L。诊断:原发性肝癌。中医辨证:肋痛,气滞血瘀,脾虚失运。治则:活血化瘀,行气健脾。肝癌介入术后,腹胀消瘦,乏力纳呆。见肝之病,知肝传脾,当先实脾。

先予香砂六君子汤加味:木香6 g,砂仁6 g,陈皮6 g,半夏6 g,茯苓10 g,甘草6 g,党参10 g,白术10 g,黄芩10 g,黄连6 g,干姜6 g,枳实10 g,白芍10 g,生龙骨15 g,生牡蛎15 g,乌贼骨15 g,大黄6 g,厚朴10 g。

服药15剂后,食欲好转,但右上腹疼痛,后背胀,症属气滞血瘀,方药:胆胰合症方加味。柴胡10 g,枳实10 g,白芍10 g,炙甘草6 g,木香6 g,丹参10 g,草豆蔻6 g,大黄10 g,黄芩10 g,黄连6 g,元胡10 g,川楝子20 g,制乳、没各6 g,干姜6 g,蒲公英15 g,败酱草15 g,三棱10 g,莪术10 g,海藻10 g,昆布10 g,黄芪30 g,丹参30 g。服用此方半年余,症状明显好转,精神渐佳,肝右肋下1.2 cm,剑下3 cm,肝区疼痛减轻,舌红、苔黄,证属肝郁气滞,湿热蕴结,于上方加"兰州方"核心,生薏苡仁60 g,鸡内金15 g长期服用,巩固疗效。于2012年11月26日查AFP阴性,CT扫描肝脏未见明显占位性改变,全身情况良好。

陈光艳,赵孝鹏,王鑫.裴正学教授中西医结合治疗原发性肝癌的经验[J].中国医药指南,2013,11(18):300-301.

按语:患者肝气郁结,气滞血瘀为标,正气不足是本,治疗时以标本兼治,扶正祛邪为原则,治以活血化瘀,行气健脾。在行肝癌介入术后,气血亏虚加重,气血生化之源亏虚,故选香砂六君汤扶脾治本,理气畅中。此后,患者气滞血瘀明显,自拟胆胰合症方,疏肝行气、清热解毒、活血化瘀以治其标,该方以柴胡四逆散为基础,方中三棱、莪术、昆布、海藻软坚散结;后又加生薏苡仁健脾和胃,清热化湿,加鸡内金消积健脾和胃。在手术、放化疗、介入手术等西医治疗时,配合中药以扶正固本,减少放化疗不良反应,增强疗效。

【注解】胆胰合症方,系自拟方,药物组成有柴胡、枳实、白芍、大黄、黄芩、黄连、元胡、川楝子、制乳香、制没药、白花蛇舌草、半枝莲等。功效为疏肝化瘀、清热解毒。

案例19:曹某某,男,55岁,农民。1991年12月23日入院(住院号41409)。右上腹胀痛伴纳差、乏力2月余。入院查体:一般情况欠佳,消瘦明显,轻度贫血貌,浅表淋巴结不大,腹软,右上腹局限性膨隆,肝上界右锁骨中线第 5 肋间隙,下界右肋下 8 cm,剑下触及,质硬,边缘钝,表面欠光滑,无压痛,脾未触及,腹水征(−),双下肢无水肿。入院查 B 超示:肝右前叶多发性占位病变(肝癌);CT 示:肝右叶(右前叶)肝癌(多发结节型);AFP 为 334 μg/L。因原发性肝癌晚期西医缺乏有效的治疗方法,采用中医药辨证治疗。中医辨证为肝郁脾虚,瘀血内结。治疗以健脾理气、软坚散结抗癌为大法。

自拟消积散:白术、半枝莲、半边莲(各)25 g,茯苓 20 g,清半夏 12 g,丹参 30 g,生地、枸杞子、三棱、莪术、枳实(各)15 g。水煎服,每日 1 剂分两次服。服上方 4 剂症状有所改善,食欲欠佳。上方加焦山楂、六曲(各)20 g,再服 28 剂后肝脏包块变软、缩小,肝肋下 3 cm。因家中经济困难出院治疗。住院期间西药仅给一般保肝药。出院后继服上方 40 剂后复查 B 超示:肝大,弥漫性肝损害。服药至 1992 年 4 月停药。3、4 月两次 B 超均提示:肝、胆、脾未见异常。1994 年做 CT 复查:肝、胆、脾未见异常。一直从事体力劳动至 1999 年 1 月病情复发,做 CT 示:肝右叶占位性病变,提示肝癌;AFP>400 μg/L,再次住院治疗。病情迅速恶化,于 1999 年 3 月死亡。

李仁廷.原发性肝癌 1 例治验[J].四川中医,2000(8):32.

按语:本例患者就诊时已属肝癌晚期,属中医"积聚"范畴,气血阴阳失和,脏腑功能失调,以肝郁脾虚为主,兼有气滞血瘀凝滞,治疗时肝脾同治,扶正与抗癌同用,健脾理气,软坚散结。方中以白术健脾益气,半边莲、半枝莲清热解毒,丹参活瘀通经,三棱、莪术软坚散结,食欲欠佳时,加焦山楂、六曲健脾和胃。患者经中医治疗获良好临床疗效 7 年余,多次检查未见复发,表明此方不仅有直接的抗肿瘤作用,更主要的还能激活自身免疫机制,使肿瘤细胞产生诱导分化,逆转为正常细胞,瘤体逐渐消除。

案例 20:韦某某,男,59 岁。2007 年 6 月 25 日初诊。主诉:原发性肝癌术后 6 年,肝内转移 5 年。患者于 2007 年 5 月 20 日在某医院行"肝左叶部分切除术",术后病理提示:肝左叶肝细胞癌。术后未行化疗。2008 年 6 月查腹部 CT 提示:肝脏多发低密度影,考虑转移;遂行肝动脉化疗栓塞术 3 次,2008 年 10 月复查腹部 CT 提示:肝脏多发低密度影,介入治疗后改变。之后患者坚持门诊服用中药治疗,王师以自拟疏肝消癌汤随症加减。诊见:右胁部隐痛,乏力,精神倦怠,口干口苦,胃纳一般,夜眠安,二便调。舌黯红、苔薄黄,脉象细弦。辨证为肝郁脾虚,治宜疏肝健脾,补肾祛瘀散结。

处方：醋柴胡、参三七各6 g，黄芩、白芍、郁金、太子参、炒白术、茯苓、制半夏、莪术、苦参、山茱萸、枸杞子、炒谷芽各10 g，陈皮6 g，半枝莲15 g，黄芪、半边莲、白花蛇舌草、薏苡仁各30 g。水煎服，日1剂。

二诊：药后右胁疼痛及口苦症状好转，乏力及精神状况改善，舌红、苔薄黄，上方去郁金、半枝莲、半边莲、苦参，加生地、三棱各10 g。

三诊：患者无明显不适，精神状态良好，复查腹部CT提示：肝内多发转移灶与介入后改变比较无明显变化，仍用上方。

2013年6月28日三十七诊：患者目前诸症均得到缓解，定期多次复查，病情相对稳定。

徐萍，王居祥.王居祥治疗肝癌经验探微[J].浙江中医杂志，2016，51（4）：276-277.

按语：肝癌肿瘤位置，不言而喻病位在肝，但是其发病内因是全身正气虚弱，《医宗必读·积聚篇》谓："积之成也，正气不足，而后邪气踞之。"本案患者见脾胃病候，表现出乏力、神倦等症状，辨证为肝郁脾虚证。肝木疏畅则脾胃功能方能健运，且肾为先天之本，肝肾同源，同居下焦，所以补肝扶正应从肝肾同补着手，肾气充足则滋水涵木，肝得以补。故以疏肝和胃，补肾祛瘀散结为其治法。选用自拟的疏肝消癌汤随症加减，方中柴胡、郁金疏肝解郁；三七化瘀止血、活血定痛；白芍、炒白术、太子参、炒谷芽等健运脾胃、理气和胃；制半夏、茯苓、薏苡仁、苦参清热利水渗湿；山茱萸、枸杞子补益肝肾；半边莲、半枝莲、白花蛇舌草清热解毒抗癌。二诊时加入生地黄、三棱以清热凉血行气。此后坚持服用上方，在稳定病情、延长生存期、改善临床症状、提高生活质量等方面都取得了良好的效果。

案例21：吴某，女，56岁，农民。有慢性肝炎病史10余年，近1月来腹胀明显，查AFP>34 568 μg/L，肝脏B超、CT扫描均示：右肝占位性病变，诊断为原发性肝癌，曾行介入治疗。就诊时，患者上腹胀满，纳呆乏力，恶心欲呕，消瘦明显，舌淡胖、苔薄白腻，脉细弦。属肝郁脾虚，治当益气健脾、疏肝解郁。

处方：虎杖20 g，炙鳖甲15 g，半枝莲30 g，莪术15 g，白芍20 g，黄芪20 g，白术12 g，鸡内金10 g，元胡15 g。

半月后，乏力腹胀、恶心明显好转，双下肢微肿。上方加龙葵、泽泻各15 g，川连10 g，车前子、白花蛇舌草（各）30 g，广木香12 g，门诊治疗半年，病情稳定,CT 复查:肝脏占位未见明显增大。

陈月雀.原发性肝癌的病因病机及治则治法探讨[D].武汉:湖北中医学院,2005.

按语: 患者有慢性肝炎病史 10 余年,病邪羁留体内缠绵难消,最终引起肝癌,所谓"邪之所凑,其气必虚"。肝失疏泄,无力助脾运化,而致肝郁脾虚。因此,在治疗中,以"清肝解毒通络"为主,辅以"调和肝脾"。方中虎杖、半枝莲清热解毒。其中虎杖,苦、寒,归肝、胆经,既能清热解毒,又能活血法瘀止痛。选用莪术,归肝脾经,破血祛瘀,《日华子本草》谓其:"消瘀血……下血及内损恶血等。"《本草纲目》云鳖甲可"下瘀血,破症积",故选用炙鳖甲既可滋阴又可活血。辅以黄芪、白芍、白术调和肝脾,补益气血,扶助正气。黄芪,不仅有较强的补气作用,同时能升提益气,调畅气机。《侣仙堂类辨》曰:"黄芪……补益脾气也,脾气者,元真之气也。"又加元胡理气止痛。半月后,加龙葵、泽泻、白花蛇舌草等清热解毒、利水消肿。全方清热解毒,补益脾胃,抗癌毒而扶正气,攻补兼施,收获良效。

案例 22: 陈某,女,60 岁。于 2010 年 1 月初诊。患者既往有慢性乙肝病史多年,入院前 10 d 出现右上腹胀满不适,当地 B 超:肝内多发巨大占位,AFP 205 μg/L,上腹部及胸部 CT:符合肝癌两肺转移。症见:诉右上腹胀满不适,疼痛不显,纳一般,二便如常,体重稳定,察舌质淡红、苔薄白,脉细濡。中医诊断:肝癌病,脾虚肝郁证;西医诊断:原发性肝癌两肺多发转移(肝功能分级 Child A 级,Ⅳ期)。患者于 2010 年 1 月 17 日行肝动脉栓塞术治疗一次。中医治疗法:健脾益气,清热解毒,软坚散结。

处方:太子参 12 g,炒白术 12 g,茯苓 15 g,陈皮 4.5 g,青皮 4.5 g,岩柏 15 g,马兰根 15 g,生牡蛎(先煎)15 g,夏枯草 9 g,制鳖甲 15 g,地龙 4.5 g。

二诊:服药至 2010 年 3 月第 2 次入院,患者腹胀较前缓解,无其他不适症状,胃纳可,二便调畅,舌红、苔薄白,脉弦细。肝功能分级 Child A 级;AFP 614 ng/mL。于 2010 年 3 月 15 日行第 2 次肝动脉栓塞术,并继续口服中药原方稍作加减。

三诊:至 2010 年 6 月第 3 次入院,患者出现干咳,仍有腹胀,舌红少苔,脉弦细。肝功能分级 Child A 级;AFP 1 000 μg/L。上腹部及胸部 CT 提示:肝内碘油沉积,周围仍有活性病灶,肺内结节明显增多。考虑目前治疗未能完全控制病情,肿瘤较大,如继续予肝动脉栓塞术可能对患者肝脏造成较大伤害,调整治疗方案。因患者拒绝索拉菲尼治疗,遂单用中药汤剂治疗,在原方基础上加用滋阴润肺、清热化痰药物:石上柏15 g,石见穿15 g,石打穿15 g,山慈菇9 g,干蟾皮9 g,北沙参9 g,天门冬9 g等。患者服药至2010年10月复诊,患者无明显咳嗽,无腹胀,胃纳可,体重、生活质量较前增加,肝功能分级Child A级;AFP 4.12 μg/L,上腹部及胸CT提示:肝内未见明显活性病灶,肺内转移灶明显减少、缩小。患者继续服药并随访至2011年11月,病情仍稳定。

王强,高峰,曹妮达.杨金坤治疗肝癌经验[J].中医肿瘤学杂志,2020,2(1):76-80.

按语: 本案患者乙肝病史多年,肝内多发巨大占位,且已发生两肺转移,属邪实正虚。肝气郁滞故腹胀,脾气亏虚故纳食一般,舌质淡红、苔薄白,脉细濡亦为肝郁脾虚之征。治以疏肝健脾,解毒软坚。方中太子参、炒白术、茯苓、陈皮健脾益气,青皮疏肝理气,岩柏、马兰根清肝解毒,生牡蛎、夏枯草、天龙、制鳖甲软坚散结。服药治疗后肝内病灶部分控制,肺内病灶控制不佳,出现干咳,为热毒袭肺、肺阴亏耗,故在原方基础上加沙参、天冬以滋阴润肺,石上柏、石见穿、石打穿、山慈菇、干蟾皮以清热解毒、化痰散结。治疗过程兼顾扶正与祛邪,整体把握病机,又做到随症加减,故能显效,病情稳定。

【注解】岩柏,学名卷柏,又名还魂草,万年松。味微涩、淡,性平,归肝、心经。功效:清热利湿止血。药理研究表明,具有抗肿瘤作用。

马兰根,味辛、苦,性寒,归肺、肝经。功效:清热利湿解毒、凉血止血。

天龙,即蜈蚣。辛、温、有毒,归肝经。功效:息风镇痉,攻毒散结,通络止痛。

石上柏,为深绿卷柏的全草。味甘、微苦、涩,性凉,归肺、肝经。功效:清热解毒,抗癌,止血。

石见穿,别名紫参,小丹参。味辛、苦,性微寒,归肝、脾经。功效:活血化瘀;清热利湿;散结消肿。

石打穿,味辛、苦,性平,归胃、膀胱经。功效;清热利水,散结。对各种肿瘤具有治疗作用。

案例23: 何某,男,50岁,既往有乙肝病史20余年,2001年11月常规体检时发现肝内占位,行全麻+硬膜外麻醉下右肝肿瘤切除+胆囊切除术,术后病理示:①肝细胞癌,粗梁型,Ⅲ级;②小结节型肝硬化;③慢性胆囊炎。2002 年 1 月 10 日于该院行肝动脉栓塞术 1 次。2009 年 7 月起,患者 AFP 值开始缓慢升高,遂行上腹部 CT 示:肝癌术后,肝右叶前段动脉期见小片状增强影,肝左叶近第二肝门处门脉期见稍低密度影。2009 年 9 月行上腹部 MRI 示:肝左内叶原发性肝癌可能性大,肝硬化,脾肿大,考虑患者肝内病灶复发。2009 年 9 月 21 日于中山医院行全麻+连续硬膜外麻醉下剖腹探查+术中射频。术中探查:重度肝硬化,硬化结节 0.6 cm,无腹水,肿瘤位于肝左叶Ⅱ段,大小约 2.5 cm×2.5 cm×2 cm,界清,无包膜,肝门淋巴结无肿大,门脉主干及左、右分支无癌栓。因肝硬化较重且肝脏较小,遂行局部射频及多点无水酒精注入术。术后患者 AFP 值波动于 300～400 μg/L,无明显下降。2009 年 12 月我院复查上腹部 MRI 提示:肝癌术后,肝癌射频治疗后转移;肝硬化,脾大。初诊时症见:偶感肝区闷痛,腹胀,神疲乏力。纳可,便溏,舌淡、苔白,脉弦细。中医诊断:肝癌病,脾虚肝郁证;西医诊断:原发性肝癌术后复发,射频治疗后(肝功能分级 Child A 级)。治疗采用静滴华蟾素、岩舒注射液抗瘤保肝。中药治以健脾疏肝益气、清热解毒、软坚散结法。

处方:四君子汤基础上加用珠儿参 12 g,岩柏 30 g,马兰根 30 g,生牡蛎 30 g,夏枯草 15 g,天龙 4.5 g,八月札 15 g,川朴 9 g,白芍 15 g,延胡索 15 g,生米仁 15 g,制鳖甲 15 g,地肤子 9 g,当归 9 g,生侧柏叶 15 g,佛手 9 g,郁金 9 g,生山楂 9 g,鸡内金 9 g。每日 1 剂,水煎服,服药 14 剂。患者复诊症状改善,守上方继续服用。

后于 2010 年 1 月再次行肝动脉化疗栓塞术(肝左叶 3.0 cm×2.0 cm),介入术后 AFP 仍未下降。2010 年 3 月查胸部 CT 提示:两肺多发转移瘤。2010 年 6 月 17 日胸部 CT:两肺弥漫性转移瘤;两侧胸膜稍增厚;纵隔多发小淋巴结。

二诊:2010 年 7 月起再用中药汤剂。以前方加石上柏 30 g,芙蓉叶 30 g,山慈菇 30 g,生南星 15 g,生半夏 15 g。嘱患者生南星、生半夏先煎 1 h 后再与诸药同煎。其间静滴华蟾素、岩舒注射液。至 2010 年 9 月 7 日复查胸部 CT:两肺多发转移瘤,与 2010 年 6 月 17 日片比较明显缩小。AFP 亦明显降低,患者无显著毒性反应。此后生南星、生半夏按照每周 3 g 逐步加量,至生南星、生半夏用量各 40 g 时出现轻度舌麻、肝酶升高,予嘱患者加长煎煮时间,减量至各 30 g,加熟附子 9 g,白芥子 12 g 以温阳散结,垂盆草 30 g,平地木 30 g,鸡骨草 30 g 等利湿解毒,后不良反应消失。后随访至 2013 年 10 月,其间坚持中药汤剂口服,间中静滴中成药制剂,未行其他治疗,肝、肺内病灶基本稳定。

王强,高峰,曹妮达.杨金坤治疗肝癌经验[J].中医肿瘤学杂志,2020,2(1):76-80.

按语:本案患者病情反复,加之多次手术,致使肝气郁滞,脾气亏虚,正气受损。肝气郁结,不通则痛,故肝区闷痛、腹胀;脾气亏虚,健运失司则神疲乏力、便溏,舌脉亦为肝郁脾虚之征。治以疏肝健脾益气治其本,清热解毒散结治其标。方中四君子方合珠儿参健脾扶正;八月札、川朴、延胡索、佛手、郁金、白芍疏肝柔肝、缓急止痛;岩柏、马兰根清肝利湿解毒;生牡蛎、夏枯草、天龙、制鳖甲软坚散结。正虚日久,损及阳气,痰湿毒邪等阴邪滋生,发于肺部。故二诊治以温化痰结之法,中药加用熟附子、白芥子、生天南星、生半夏以温阳化痰散结,石上柏、芙蓉叶、山慈菇、垂盆草、平地木、鸡骨草等药以利湿化痰解毒。生天南星、生半夏用量逐渐增加,两药性燥、有毒,体现了以毒攻毒的用药思想,然对于体虚之人,用量当谨慎,且不可久用。

【注解】珠儿参,味苦、甘,性寒,归肝、胃经。功效:养阴,清肺,散瘀,止血,定痛。

八月札,味甘,性寒,归肝、脾、肾经。功效:舒肝理气,散瘀止痛,除烦利尿。

岩柏,学名卷柏,又名还魂草,万年松。味微涩、淡,性平,归肝、心经。功效:清热利湿止血。药理研究表明,具有抗肿瘤作用。

马兰根,味辛、苦,性寒,归肺、肝经。功效:清热利湿解毒,凉血止血。

石上柏,为深绿卷柏的全草。味甘、微苦、涩,性凉,归肺、肝经。功效:清热解毒,抗癌,止血。

芙蓉叶,味辛、苦,性凉,归肝、肺经。功效:清肺凉血,解毒消肿。

平地木,辛、微苦,性平,归肺、肝经。功效:化痰止咳,利湿,活血。

鸡骨草,味甘、微苦,性凉,归肝、胃经。功效:利湿退黄,清热解毒,疏肝止痛。

案例24:赵某,男,66岁。2018年12月28日入院。自诉:腹胀、纳差、乏力、厌油、消瘦、双下肢浮肿近3个月。胁肋疼痛,胸闷善太息,情志抑郁易怒,脉弦。腹胀呈持续性并进行性加重,起病后体重减轻10 kg。无恶心、呕吐,无反酸,无口干,2018年9月在宁夏某大学附属医院经腹部CT、全身

PET/CT检查确诊为原发性肝癌。为求中医治疗,遂就诊于宁夏医科大学附属回医中医医院门诊。刻诊:腹胀腹痛,食少,乏力,不欲活动,面色萎黄,舌苔薄白,脉弦。马教授诊断为原发性肝癌早期,肝郁气滞证,治法:疏肝解郁,行气散结。

处方:陈皮(醋炒)6 g,柴胡6 g,川芎4.5 g,香附4.5 g,枳壳(麸炒)4.5 g,芍药4.5 g,炙甘草1.5 g,黄芪30 g,半枝莲30 g,白花蛇舌草30 g,昆布15 g,藤梨根15 g,醋鳖甲10 g,姜半夏6 g,大青叶30 g,茵陈30 g,北沙参30 g。水煎服,每日1次,连服7 d。叮嘱患者,服药期间饮食清淡,忌辛辣刺激,多饮水,适当活动,保持心情愉快。

二诊:2019年1月4日。患者精神尚可,面色近如常人,自诉服药后,腹胀减轻,饮食较前转好,双下肢胀感减轻。腹胀于情绪不畅时仍感不适,睡眠不佳,时感乏力,多汗,多口渴,手足烦热。导师临证予以逍遥散合六味地黄丸。睡眠不佳属血虚不养神,神不守,寐不安,予酸枣仁、远志加减,时感乏力属脾虚失运,气血不升,时时倦怠,予党参、山药、大枣。共奏补中益气之用。水煎服,每日1剂,服2个月。服药期间忌食辛辣,保持心情舒畅。

三诊:2019年1月11日。患者精神状态明显改善,症情稳定,肝区胀痛消失,自诉食欲旺,精神佳。医院行腹部B超示:肝大较前增长不明显。继服上方半年以巩固疗效。嘱咐患者精神调摄,生活节制,远隔房事等,以调整人体内部功能活动,增强抗病能力以获显效。

马璐,马科,夏舒敏,等.马科教授辨治肝癌临床验案[J].中国民族民间医药,2020,29(2):67-68.

按语:本案患者处于肝癌发病之初,病机为肝气郁滞,肝木乘逆脾土,脾脏亏虚;肝郁则腹胀腹痛,脾虚则食少乏力,面色萎黄。治以疏肝健脾;方选柴胡疏肝散加减行气疏肝,方中醋炒陈皮、麸炒枳壳健脾消滞,柴胡疏肝解郁,川芎活血行气,香附理气止痛,芍药、炙甘草柔肝缓急。配合半枝莲、白花蛇舌草、藤梨根抗癌解毒,昆布、醋鳖甲、姜半夏化痰软坚,大青叶、茵陈清利湿热,北沙参、黄芪益气养阴,防止苦寒药物伤及正气。二诊患者时感乏力,睡眠不佳,为脾虚心神失养,故加党参、山药健脾,酸枣仁、远志安神。除药物治疗外,强调做好生活、情志和饮食等方面的调摄,以扶助正气,增强抗病能力。

【注解】藤梨根,即猕猴桃根,味酸、涩,性凉,归肺、肝、大肠经。功效:清热利湿,祛风除痹,解毒消肿,止血。常用于各种癌症的治疗。

案例25：吴某,女,67 岁。2010 年 9 月因"肝癌综合治疗后复发 3 月余"初诊。患者 2006 年 11 月在全麻下行肝右叶肝癌切除术、胆囊切除术,2006 年 12 月在全麻下行腹腔动脉及肝左右动脉造影,肝右动脉灌注+栓塞术;2010 年 6 月 23 日复查上腹部 CT 提示复发,行肝癌微波消融术。既往乙肝家族史,心悸、胃胀病史 20 余年。初诊时症见:腹胀及两胁,口苦,大便频,2~3 次/d,质稀,舌淡、苔白腻,脉弦。辅助检查:AFP 39.22 μg/L;HBV-DNA 8.43×104 IU/mL;上腹部平扫+强化 CT:肝右叶占位微波治疗后,肝右叶占位伴碘油沉积;肝右叶异常强化灶,考虑癌灶;肝右后叶边缘低密度灶;肝硬化,脾大;胆总管稍扩张;胆囊未显示。西医诊断:原发性肝癌(综合治疗后复发);中医诊断:积聚,少阳郁热,太阴虚寒证。治以清胆热,温脾阳,佐以祛湿解毒。方以柴胡桂枝干姜汤加减。

处方:柴胡 10 g,桂枝 10 g,干姜 10 g,黄芩 10 g,紫苏梗 15 g,天花粉 10 g,生牡蛎 30 g,茯苓 30 g,炒白术 15 g,郁金 15 g,八月札 10 g,凌霄花 10 g,鸡内金 10 g,制鳖甲(先煎)10 g,半枝莲 10 g,厚朴 10 g,炙甘草 6 g。

二诊:2010 年 9 月 27 日。患者诉腹胀减轻,胃胀,舌淡、苔白腻,脉濡缓。原方加苍术 10 g,炒薏苡仁 30 g,枳壳 10 g。

后随症加减,主要以柴胡桂枝干姜汤辨治肝癌,并根据少阳胆火、太阴虚寒的轻重,权衡寒热药的比例;兼下肢水肿加猪苓、车前子;腹胀加枳壳、厚朴、苏梗;兼心悸、乏力,加黄芪、柏子仁、党参;血瘀用莪术、郁金、凌霄花;软坚散结用牡蛎、鳖甲等。其间复查稳定。2018 年 9 月复查 CT 提示:肝脏病灶稍增大,行碘油栓塞介入治疗一次。

2019 年 11 月复诊:复查结果:AFP 8.05 μg/L。血常规、肝肾功能未见明显异常。上腹平扫+增强 CT(2019 年 11 月 7 日):肝右叶术后改变;静脉期肝多发稍低密度影,较前 2019 年 3 月 15 日未见明显变化;胆总管扩张;肝硬化、脾大。

管佳畅,李晶.李晶运用柴胡桂枝干姜汤治疗肝癌验案举隅[J].中医肿瘤学杂志,2020,2(1):81-84.

按语:本按患者原发性肝癌多次手术及介入术后,肝胆疏泄功能失司、气机不畅,横逆犯脾,脾阳受损,健运失司。因此治疗应肝脾同治,以调理脾胃为主线,体现"见肝之病,知肝传脾,当先实脾"的古训。本案患者腹胀及两胁,口苦同时又有便溏等症状,辨证属肝胆有热,脾虚有寒,治疗原则为清肝疏肝健脾。方选柴胡桂枝干姜汤加减肝脾同调,恰合肝癌的病机特点,同时针对肝癌为有形癌毒实邪的病机特点,加入鳖甲、半枝莲、八月札、凌霄花等药软坚抗癌。八月札疏肝理气,凌霄花活血化瘀,二药合用气血同调,亦能发挥抗肿瘤作用。并根据症状灵活加减,仍以健脾为主,重视后天之本。

案例26:赵某,男,68 岁,患者因"确诊肝癌 3 年余,皮肤瘙痒及全身黄染 6 月,加重 1 周"于 2019 年 12 月 6 日初诊。3 年前因腹胀、腹泻行彩超提示:右肝实性占位,遂行腹部 CT 发现右肝实性占位,行肝穿刺术,术后病理提示肝癌,再行 2 次肝癌肿瘤动脉选择性化疗栓塞术(TACE),随后长期服中药治疗。6 个月前患者肿瘤再次复发,查 AFP 386 μg/L,AST 94 U/L,ALT 129 U/L,TBIL 22.34 μmol/L,出现皮肤瘙痒及全身黄染,患者拒绝针对肿瘤的西医治疗,予水飞蓟宾保肝治疗,左西替利嗪及依巴斯汀抗过敏,外用倍他米松及夫西地酸乳膏止痒治疗。1 周前患者皮肤瘙痒及黄疸加重,遂来本处寻求中医治疗。既往史:8 年前诊断"慢性乙型肝炎",5 年前诊断"肝硬化"。刻症:神倦乏力,两胁胀满,身黄目黄、黄而不泽,腹部胀满,按之如囊裹水,食欲不振,大便稀溏,日 2 次,小便黄少,舌淡胖、苔黄腻,脉弦细。患者平素性格急躁。查:AFP 669 μg/L,AST 141 U/L,ALT 549 U/L,TBIL 23.34 μmol/L,DBIL:10.22 μmol/L,腹部 CT 示:右肝癌,少量腹水。西医诊断:原发性肝癌。中医诊断:肝积。辨证:肝郁脾虚,湿热内蕴。治则:疏肝健脾,清热利湿退黄。方药:逍遥散合茵陈五苓散加减。

处方:香附 15 g,白芍 15 g,白术 15 g,茯苓 15 g,当归 10 g,茵陈 30 g,猪苓 15 g,泽泻 30 g,厚朴 15 g,南沙参 30 g,鸡内金 15 g,金钱草 30 g,白花蛇舌草 30 g,甘草 6 克。7 剂,每日 1 剂,水煎服。

二诊:患者两胁胀满及腹部胀满较前减轻,仍精神较差,纳差便溏,效不更方,前方基础上加黄芪 30 g,芡实 30 g,继服 7 剂。

三诊:患者两胁胀满及腹部胀满明显好转,精神好转,身黄目黄减退,纳食增加,尿量增加,大便成形,仍皮肤瘙痒,在原方基础上加苦参 15 g,白茅根 30 g,再服 7 剂,诸症均明显好转。此后患者门诊随访,随症加减,复查肝功能基本正常,彩超示未见腹水,服药至今。

曾玲玉,胡陵静,李后地.胡陵静教授运用疏肝健脾法治疗肝癌经验[J].云南中医中药杂志,2021,42(3):6-8.

按语:根据患者首诊时以胁胀、乏力纳差便溏、身黄目黄,辨证为肝郁脾虚兼湿热内蕴。患者长期感染乙肝湿热疫毒,肝失疏泄,气机郁结,故两胁胀满,肝气横逆犯脾,脾之健运失职,气血生化不足,故见乏力,纳差,便溏;脾虚生湿,水饮停滞,见腹部如囊裹水;湿热相合,熏蒸于肝胆,胆汁外溢于肌肤,故见身黄目黄,皮肤瘙痒;舌淡胖、苔黄腻,为脾虚湿热之象,脉弦细乃肝郁脾虚之征。《金匮要略》所谓"见肝之病,知肝传脾,当先实脾",选用逍遥散疏肝健脾,茵陈五苓散清热利湿退黄,配以南沙参、黄芪、芡实益气健脾,鸡内金消导化食,金钱草清热利尿,白花蛇舌草解毒抗癌。二诊患者纳差便溏,为脾虚之征,故加黄芪、芡实以健脾;三诊,仍皮肤瘙痒,为湿热作祟,故加苦参、白茅根清热除湿止痒。药证相符,诸症得愈。

案例27:康某,男,75 岁,患者因"确诊肝癌 8 年,右胁胀满及腹泻 1 月"于 2020 年 1 月 3 日就诊。8 年前因体检发现肝占位,经腹部 CT 示:肝占位性病变,即行手术切除,术后病理:中分化腺癌。先后行两次肝介入术,长期在本院门诊中医治疗,病情稳定。近 1 月因饮食不节出现右胁胀满及腹泻,自服健胃消食片,上症未缓解,故来本院就诊。既往史:确诊慢性乙型肝炎病史 25 年,确诊肝硬化病史 10 年,长期服用抗病毒药物及保肝药物。平素性格急躁。刻症:右胁肋闷胀,隐痛不适,嗳气不舒,肢软乏力,纳食减少,大便稀溏,4~5 次/d,小便短少,舌红、苔白厚腻,脉弦滑。查 CEA:87 ng/mL,AFP 56 μg/L,AST 44 U/L,ALT 78 U/L。西医诊断:原发性肝癌术后介入后。中医诊断:肝积,中医辨证:肝郁脾虚,气滞湿阻,治则:疏肝解郁,健脾化湿。方药:柴胡疏肝散合胃苓汤加减。

药物:柴胡 15 g,黄芩 15 g,香附 15 g,炒白术 15 g,茯苓 15 g,泽泻 30 g,苍术 15 g,厚朴 15 g,白芍 15 g,八月札 15 g,红豆杉 6 g,白花蛇舌草 30 g,鸡内金 15 g,甘草 10 g。7 剂,日 1 剂,水煎服。

二诊:患者右胁肋闷胀,隐痛不适较前减轻,大便次数减少,2~3 次/d,仍肢软乏力,嗳气不舒,舌红、苔白薄腻,脉弦滑。效不更方,在原方基础上加党参 30 g、柿蒂 15 g,继服 7 剂。

三诊:患者右胁肋闷胀,隐痛不适明显减轻,尿量增加,大便正常,仍饮食减少,舌红、苔少乏津,脉弦细,在原方基础上去泽泻、苍术,加神曲 15 g、鳖甲(先煎)15 g,继服 7 剂。诸症均明显好转,此后患者门诊随访,随症加减,肝功能基本正常,未再出现胁胀、腹痛及腹泻等症状,服药至今。

曾玲玉,胡陵静,李后地.胡陵静教授运用疏肝健脾法治疗肝癌经验[J].云南中医中药杂志,2021,42(3):6-8.

　　按语: 本案患者以右胁闷胀隐痛,乏力,纳差,便溏为主要症状,中医辨证为肝郁脾虚,兼水湿内生。肝气郁结,气机不畅,故右胁闷胀隐痛;肝气犯胃,胃失和降,则嗳气连连;犯逆于脾,脾失运化,故乏力纳差大便稀溏;脾虚生湿,湿阻气滞,故小便短少;苔白厚腻为脾虚湿阻。治疗以疏肝健脾,利水化湿,予柴胡疏肝散疏肝理气止痛,胃苓汤燥湿利水,配以香附、八月札增加疏肝解郁之力,红豆杉、白花蛇舌草解毒抗癌,鸡内金消积化食。二诊患者呃逆、乏力,故加党参益气健脾,柿蒂和胃降逆;三诊纳食不佳,故加神曲助食物运化,加鳖甲辅助软坚散结,方药对证,疗效满意。

　　【注解】 红豆杉,味甘、苦,归肾、心经。功效:利尿消肿、温肾通经,药理研究表明,红豆杉能够抑制癌细胞的生长和繁殖。

　　八月札,味甘,性寒,归肝、脾、肾经。功效:舒肝理气,散瘀止痛,除烦利尿。

　　案例28: 患者甲,男,54岁,2011年9月初诊。患者1998年发现乙肝两对半HBsAg、HBeAg、HBcAg三项阳性,后未作系统检查和治疗。2011年8月出现右胁下隐痛,AFP 470 μg/L,CT检查提示肝脏右叶占位性病变,大小为2.0 cm×2.3 cm,随即至武汉某医院行手术切除。刻诊:神疲乏力,腹胀纳差,频繁嗳气,泛吐酸水,便溏,舌淡、苔薄白,脉细弦。证属肝郁脾虚,治以健脾疏肝理气。

　　处方:黄芪30 g,太子参20 g,炒白术40 g,山药30 g,茯苓20 g,薏苡仁20 g,柴胡10 g,青皮15 g,陈皮15 g,枳壳15 g,郁金20 g,丹参20 g,赤芍15 g,川芎15 g,半枝莲15 g,鳖甲30 g,山楂10 g,神曲10 g,麦芽10 g,谷芽10 g。7剂,水煎服,每日1剂,分2~3次服。

　　7 d后复诊,患者肝区疼痛减轻,腹胀减轻,食欲明显好转。此后患者在门诊以上方为基础进行临症加减调理治疗至今,情况尚好。

姜兰,李华成,邵志林.冯文忠治疗肝癌经验[J].中医临床研究,2013,5(08):84,86.

　　按语: 本案患者肝炎病史多年,正气受损,邪气留恋,表现为肝郁脾虚;肝气郁结故腹胀;肝气犯胃故嗳气泛酸,脾虚故纳差便溏,舌脉亦为肝郁脾虚之象。治疗以健脾疏肝、抗癌软坚为主。用参苓白术散加减健脾渗湿,补土扶正,方中黄芪、太子参补气健脾;炒白术、茯苓健脾燥湿,山药、薏苡仁健脾化湿。《难经》云:"见肝之病,则知肝当传之于脾,故先实其脾气。"用柴胡疏肝散加减疏肝解郁,行气止痛。《黄帝内经》云:"木郁达之。"方中柴胡、青皮、郁金疏肝解郁;陈皮、枳壳理气行滞,川芎行气活血以止痛,丹参、赤芍活血化瘀;半枝莲、鳖甲抗癌软坚;焦三仙消食导滞,助胃和降;切中病机、奏效明显。

案例29:患者李某,男,50 岁,2007 年 11 月 14 日初诊。患者于 3 个月前诊断为原发性肝癌,介入治疗 1 次,因出现不良反应而中断,寻求中医中药治疗。刻诊:右胁时痛,疲乏,大便每日 2 次,不成形。舌淡红、苔黄腻,脉弦滑。肝功能检查:ALT 134.1 U/L,AST 100.9 U/L,AKP 142.4 U/L,GGT 121.4 U/L。有慢性乙型肝炎、肝硬化、胆囊炎、胆结石等病史。中医辨证属肝郁血虚脾弱。以疏肝解郁,健脾降酶为法。

处方:当归 10 g,白芍 10 g,猪苓 10 g,茯苓 10 g,白术 10 g,黄芪 10 g,黄芩 10 g,柴胡 6 g,制僵蚕 6 g,垂盆草 20 g,五味子 3 g。7 剂,水煎服。

复诊:药后右胁不痛,饮食正常,疲乏,舌脉如上。仍宗原法,原方化裁:潞党参 10 g,白术 10 g,茯苓 10 g,黄芪 10 g,当归 10 g,白芍 10 g,刺五加 10 g,枸杞子 10 g,黄芩 10 g,薏苡仁 20 g,白花蛇舌草 15 g,垂盆草 15 g,甘草 6 g。7 剂,水煎服。后上方出入,持续服用中药。

二十三诊:2008 年 7 月 9 日。药后右胁不痛,晚餐后上腹饱胀,舌淡红、苔白腻,脉弦滑数。证系脾胃气虚,寒湿滞于中焦。以健脾和胃,理气消积为法。处方:木香 5 g,陈皮 5 g,香橼 6 g,砂仁后下 5 g,潞党参 10 g,炒白术 10 g,茯苓 10 g,法半夏 10 g,仙鹤草 10 g,垂盆草 10 g,全蝎 2 g,甘草 3 g。7 剂,水煎服。

四十二诊:2009 年 1 月 7 日。药后右胁隐痛间作,大便每日 2 次,成形,右手指及足趾时抽筋,舌淡红、苔薄白,脉沉弦。证系脾虚湿阻,气滞热毒。以健脾利湿,行气解毒为法。处方:太子参 10 g,黄芪 10 g,苍术 10 g,白术 10 g,茯苓 10 g,刺五加 10 g,红景天 10 g,炒薏苡仁 10 g,枸杞子 10 g,茵陈 10 g,郁金 10 g,煨木香 6 g,七叶一枝花 6 g。7 剂,水煎服。

八十八诊:2010 年 9 月 8 日。药后饮食增进,肝区不痛,二便如常,舌质淡红、苔黄腻,脉沉弦。以疏肝健脾,解毒散结为法。处方:柴胡 6 g,女贞子 6 g,当归 10 g,黄芪 10 g,猪苓 10 g,茯苓 10 g,茵陈 10 g,山慈菇 10 g,制鳖甲

(先煎)10 g,白花蛇舌草15 g,甘草3 g。7剂,水煎服。

一百零四诊:2011年8月3日。药后精神好,饮食正常,小便色黄,舌淡红、苔薄白,脉弦滑数。以健脾利湿、清热解毒为法。处方:潞党参10 g,白术10 g,茯苓10 g,黄芪10 g,女贞子10 g,茵陈10 g,鸡骨草10 g,地耳草10 g,龙葵10 g,薏苡仁30 g。7剂,水煎服。

一百一十九诊:2012年3月7日。右胁疼痛间作,进食油腻即感右胁隐痛,胃脘不适,舌苔黄、质淡红,脉沉弦。以疏肝利胆为法。处方:柴胡6 g,大黄(后下)6 g,枳实6 g,黄芩10 g,法半夏10 g,白芍10 g,茵陈10 g,郁金10 g,潞党参10 g,白术10 g,茯苓10 g。7剂,水煎服。

患者经用上述辨治124诊次,状态良好,病情稳定。2012年6月28日CT复查,上腹部平扫,印象:肝脏介入术后改变;肝硬化、脾大、胃底食管下端壁增厚考虑静脉曲张,门脉高压;胆囊炎、胆囊结石;胆总管下端结石伴其上段胆总管及肝左叶胆管扩张;左心缘旁不规则软组织低密度影;肝内小囊肿可能;后腹膜多发小淋巴结。同年8月诊治后停服中药。

李惠义,李飞.中药辨证治疗肝癌1例[J].浙江中医杂志,2014,49(8):610.

按语:本案患者肝癌发病与肝脾密切相关。肝气郁滞,气机阻滞故右胁时痛;脾失健运,正气不足,故疲乏;脾虚生湿故便溏,苔黄腻,脉弦滑,病机总属正虚邪实。《活法机要》云:"壮人无积,虚人则有之。"治以健脾疏肝、抗癌扶正。首诊方中柴胡疏肝解郁,当归、白芍养血柔肝,猪苓、茯苓、白术、黄芪健脾利湿,用药为逍遥散加减,黄芩、制僵蚕、垂盆草清热利湿解毒;二十三诊时,患者餐后饱胀,为脾虚气滞,故加木香、陈皮、香橼、砂仁以理气健脾;四十二诊时,患者出现手足抽筋,为湿痹拘挛,故加炒薏苡仁化湿缓急,茵陈、郁金清利湿热;八十八诊、一百零四诊,湿热毒邪仍在,治疗以健脾清热利湿为主;一百一十九诊时,患者胁痛间作,进食油腻即加重,为少阳胆腑不通,用大柴胡汤加茵陈、郁金通腑利胆。前后共复诊一百多次,均是围绕健脾扶正、疏肝养肝、抗癌解毒的治疗大法展开,并灵活化裁,随症加减。患者经治疗状态良好,实现病情稳定,延长生存期,确属难能可贵。

【注解】七叶一枝花,又名蚤休,重楼,草河车。味苦,性寒,有小毒,归心、肝、肺经。功效:清热解毒、消肿止痛。

鸡骨草,味甘、微苦,性凉,归肝、胃经。功效:利湿退黄,清热解毒,疏肝止痛。

地耳草,又名田基黄,黄花草,味甘、微苦,性凉,归肝,肺,胃经。功效:清热利湿,解毒消肿,散瘀止痛。

龙葵,味苦,性寒,有小毒,归膀胱经。功效:清热解毒,利水消肿。

第四节　脾虚湿困型

脾虚湿困型以腹大胀满,神疲乏力,身重纳呆,下肢浮肿,尿少,伴口黏不欲饮,呕恶、便溏,舌淡,舌边有齿痕、苔厚腻,脉细弦或滑或濡为临床表现特点。病机的核心是脾虚生湿、水肿内停,治疗以健脾理气,利湿消肿,化瘀解毒为主。符合脾虚湿困证型特点或者所用方药中体现健脾利湿这一治则的医案均汇总于此证型。

案例1:彭某某,男,58岁。2010年3月6日诊。患乙型肝炎、肝硬化10余年,经治疗基本正常。去年检查发现肝脏占位,诊断为原发性肝癌,手术切除半年后复发,作介入治疗后又发现肝脏肿块复发。B超:肝右前叶数个占位病变,大者2.1 cm×2.5 cm×1.6 cm;AFP 670 μg/L,因患者坚持转中药治疗。刻诊:面色灰暗,形体消瘦,神疲乏力,纳差恶心,咳吐白痰,多言气短,下午小腿浮肿。舌淡、苔薄腻,脉弦数小滑。治则:补气健脾,化痰消积。

处方:党参、黄芪、白术、海藻、白花蛇舌草各30 g,当归、半夏、制南星各10 g,茯苓20 g,桂枝、陈皮各8 g,醋鳖甲15 g,炙甘草6 g。每日1剂,3个月后,自觉症状改善,复查B超示:肝脏肿块较前缩小;检查AFP 253 μg/L。上方随症加减,续服3个月,病情稳定,改隔天服药,至今2年有余,除肝脏尚有占位病灶外,余如常人。

吕萍,沈丹,车重临.从脾虚夹痰瘀毒论治中晚期肝癌探讨[J].浙江中医杂志,2012,47(12):859-860.

按语:张洁古说:"壮人无积,虚者有之。"本例肝癌患者虽表现虚实夹杂,但是核心在于脾气虚亏,脾虚则湿滞,湿阻成痰,痰聚成积,诊见"纳差,乏力,气短,小腿浮肿",故从虚从痰论治,治以补气健脾,化痰消积。方中党参、黄芪、白术等益气补脾;半夏、制天南星燥湿化痰软坚;当归补血活血。全方使用健脾药与化痰散积药同用以增强治疗效果。大凡中晚期肝癌不宜手术患者,使用介入化疗治疗虽然有效,但是术后容易复发。特别是对于本案有肝硬化病史患者,肝脏有多发结节,中药不但能够改善患者的症状,并能有效地控制肝脏结节的增大与恶变。

　　案例2:患者高某,男,68 岁。2013 年 1 月无明显诱因出现纳少,腹痛,到医院求治,检查发现"肝右叶巨型肿块并肝内弥漫性转移,门静脉右支受累,肝门区及腹膜后淋巴结转移可能",在他院行介入治疗后 2 周患者出现身目黄染,查体:一般情况差,神清,扶入病房,身目黄染。BP 110/75 mmHg,HR 80 次/min,律齐,未闻及杂音,腹软,肝于剑下 3 cm,右肋下 1 cm 叩及,质地中等,表面不平,肝区轻压痛,腹水症(+),双下肢不肿,AFP 903 μg/L,胆红素明显升高。首诊症见:身目黄染、色晦暗,皮肤瘙痒,脘腹闷胀,食少纳呆,畏寒,神疲,便溏,舌质淡暗、苔白腻,脉细滑。

　　处方:茵陈 20 g,附片(先煎)40 g,干姜 10 g,茯苓皮 15 g,猪苓 15 g,泽泻 10 g,炒苍术 10 g,厚朴 10 g,炒白扁豆 30 g,虎杖 15 g,垂盆草 20 g,鸡骨草 15 g,炒鸡内金 10 g,甘草 5 g。本方源自《医学心悟》的茵陈术附汤加减而来,煎汤服用 7 剂,每日 1 剂、3 次/d,口服。

　　二诊:畏寒减轻,大便成形,拟方如下:茵陈 20 g,附片(先煎)40 g,干姜 5 g,茯苓皮 15 g,猪苓 15 g,泽泻 10 g,炒白术 15 g,炒白扁豆 30 g,虎杖 15 g,柴胡 15 g,炒黄芩 15 g,垂盆草 20 g,鸡骨草 15 g,炒鸡内金 10 g,甘草 5 g。再服 7 剂,黄疸、皮肤瘙痒减轻。

　　三诊:上症均减,继服 5 剂。

　　冯妮.李斯文从脾虚论治肝癌浅析[J].江西中医药,2013,44(9):9-11.

　　按语:该患者由于肝癌术后,脾胃虚弱,中阳不振,寒湿留滞于中焦,出现便溏,腹水;肝胆气机不畅,脘腹闷胀,胆液外溢,而致身目黄染。治以温阳利湿,补中健脾,选用茵陈术附汤加减。方中茵陈、附片、干姜重在温化寒湿、利湿消腹水;苍术、厚朴以燥湿健脾;茯苓、猪苓、泽泻、虎杖健脾利湿理气;垂盆草、鸡骨草归肝经、降肝酶、可退黄疸。《临证指南医案·疸》曰:"阴黄之作,湿从寒化,脾阳不能化热,胆液为湿所阻,渍于脾,浸淫肌肉,溢于皮肤,色如薰黄,阴主晦,治在脾。"二诊方中加入柴胡以疏肝理气消胀,且引诸药入肝经;黄芩入肝利湿泻肝;柴胡、茵陈引诸药入肝经,即可利湿又可退黄;白术即可健脾助运,以御肝木相克,现代医学研究发现白术有较强的抗肝癌的作用。《沈氏尊生书·寒·积聚痃癖癥瘕》曰:"故治积聚者计,惟有补益攻伐相间而进,方为正治。病深者伐其大半即止,然后俟脾土健运,积聚自消。"

【注解】鸡骨草,味甘、微苦,性凉,归肝、胃经。功效:利湿退黄,清热解毒,疏肝止痛。

案例3:周某,男,71岁,干部。初诊:2005年3月4日。主诉:右上腹胀闷不适1年半。现病史:缘患者于2003年9月初出现右上腹胀闷不适,肿瘤医院CT检查提示肝癌,同年9月18日在肿瘤医院行手术切除,术后予中药治疗,今天来诊。症见:右上腹胀闷不适,神疲、纳差,夜眠一般,无恶心呕吐,身目不黄,二便调。既往史:有乙肝病史10余年,胆囊炎病史3年,余无特殊。查体:皮肤巩膜未见黄染,腹软,肝肋下未及,脾左肋下5 cm,质软,光滑,腹水征(一),双下肢无浮肿。舌质暗红、苔薄白,脉细。辅助检查:CT肝癌术后复发。中医诊断:肝岩(气虚湿停)。西医诊断:①肝癌术后复发。②乙型肝炎后肝硬化。③胆囊炎。治则治法:健脾养肝,行气化湿。

方药:合欢皮10 g,山药15 g,枳壳10 g,厚朴10 g,丹参15 g,知母5 g,沙参15 g,龟板10 g,鳖甲10 g,猪苓15 g,泽泻10 g,扁豆10 g,陈皮10 g,瓦楞子50 g,海螵蛸15 g,每日一剂,水煎服。配合静脉点滴中药针剂参麦、康莱特、复方苦参针,疗程15 d。

复诊:5月16日,病人右上腹胀闷不适,精神好转,纳可,二便调。肝肋下未及,脾左肋下5 cm,质软,表面光滑,腹水征(-),双下肢无浮肿。舌质暗红、苔薄白,脉细。原方加茯苓12 g,佛手10 g,丹皮10 g,每日1剂,水煎服。配合静脉点滴参麦、康莱特、复方苦参针,疗程15 d。

三诊:7月26日,右上腹胀闷减轻,精神好转,纳可,二便调。肝肋下未及,脾左肋下5 cm,质软,表面光滑,腹水征(-),双下肢无浮肿。舌质淡红、苔薄白,脉细。原方继服,配合静脉点滴参麦、康莱特、复方苦参针,疗程15 d。其后,分别于10月及11月再各按原方案行两个疗程治疗,后仅12服上方加减,定期复诊。随访至2007年7月,病人精神,胃纳良好,无明显腹部不适,二便调。肝肋下未及,脾左肋下5 cm,质软,表面光滑,腹水征(-),双下肢无浮肿。

卢秋红.陈庆强主任治疗肝癌的经验介绍——跟师体会[C].//广州2007年中医药学术大会论文集.2007:121-123.

按语:患者平素摄生不慎,饮食不节,损伤脾胃,聚生痰湿;脾虚血行不畅,停而为瘀,痰瘀夹邪毒蕴结于肝络,日久积结而成肝癌。治疗以疏肝健脾,行气化湿为法。用药以合欢皮、枳壳、陈皮疏肝理气;山药、厚朴补益脾胃;知母、沙参泻火养阴生津;猪苓、泽泻利水渗湿;龟板、鳖甲退热软坚散结;瓦楞子化瘀软坚。"脾为后天之本""善治脾胃者,即可以安五脏"。肝癌患者多见脾虚,脾虚痰湿内阻,气机不利,故以益气健脾、化湿理气,湿除气顺则病愈。临床多用党参、白术、厚朴、枳壳、佛手等,可使患者气机通顺,二便通畅,使邪气外排。

案例4:患者李某某,女,75 岁,2012 年 5 月就诊。患者患慢性乙型肝炎病史 10 余年,无明显不适感,曾在当地市级医院就诊服药,一直未经正规治疗。后因身体出现不适于当地医院进行相关检查后,B 超示:右肝弱回声团,复查 CT 示:右肝有占位性病变,大小为 3.5 cm×4.5 cm;AFP 1 023 μg/L,于当地医院确诊为"肝癌"。患者右胁肋部胀痛不适数周,伴发热、乏力、体倦、纳差、便溏、口干、口苦、睡眠欠佳、小便短少。患者面色萎黄,颜面浮肿,精神欠佳,白睛黄染,肝肋下约 2 cm,边锐质硬,舌淡体胖、边有齿痕、苔薄白腻,脉弦。辨病:积聚。辨证:脾虚湿困,气血不足证。初诊:治宜健脾化湿,补益气血,兼以活血。

拟方:柴胡 15 g,黄芪 30 g,党参 20 g,焦白术 15 g,鸡血藤 20 g,陈皮15 g,佛手 15 g,砂仁 15 g,茯苓 15 g,鸡内金 20 g,焦三仙 20 g,薏苡仁 20 g,茵陈 50 g,虎杖 15 g,香附 15 g,当归 10 g,石见穿 20 g,重楼 30 g,蜂房 20 g,7 剂,每日 1 剂水煎服,150 mL 早晚温服。

二诊:中药服用 7 剂后复诊,患者食欲好转,饮食稍增,精神渐起,大便渐成形,但仍日行 3~4 次,上方去当归,加白扁豆 20 g,桔梗 10 g。继续服 7 剂以巩固疗效。

三诊:患者自诉饮食好,精神尚可,大便日行 1~2 次,便质颜色基本正常,球结膜黄染消,舌淡、边有齿痕,脉缓。于上方加莪术 15 g,半枝莲 25 g,白花蛇舌草 15 g,土茯苓 20 g。30 剂继续巩固疗效治疗。

四诊:上方服用后症状平稳,乏力时有,睡眠一般,舌脉同前,给予去茵陈、虎杖,加陈皮 35 g,服用 30 剂。

五诊:1 个月后自觉症状较好,精神可,饮食基本正常,大便性状及次数正常,查肝脏 CT 肝癌大小为:1.5 cm×2.5 cm。依上法加减改为丸剂巩固治疗。

王海强,刘朝霞,郑丽红.谢晶日教授治疗原发性肝癌临床经验[J].中医药信息,2014,31(1):60-61.

按语:患者患乙型肝炎多年,由于未经正规治疗,湿热疫毒未净,迁延不愈致湿毒之邪长期困遏体内,损伤肝体,肝失疏泄之能,脾失健运之职,病久肝脾气血生化贮藏之职亦受损,终致正气不足,病久脏腑功能失调,痰结湿聚,热毒内结,气滞血瘀,相互胶结难化,聚于肝内,久而久之发为肝癌。结合患者四诊资料,属脾虚湿困、气血不足之证。此病病程日久,病机复杂,预后不佳,需积极治疗,以缓解症状,提高患者生活质量,延缓肝癌发展。肝为刚脏,主疏泄,喜调达,恶抑郁;肝藏血,体阴而用阳;故用药以柴胡、佛手、香附疏利肝胆;虎杖、茵陈利湿退黄;黄芪、陈皮调养脾胃;鸡内金、焦三仙健胃消食;鸡血藤、当归补益气血;焦白术、砂仁、茯苓、薏苡仁健脾化湿;石见穿、重楼清热解毒,软坚散结,全方攻补兼施。正气大虚时需先扶其正,待其正气渐复,可适当逐渐加重祛邪之力,寓攻于补。因此本病的治疗多以调养脾胃、清热解毒、活血祛瘀、软坚散结为其法,并在此基础上调达明辨,标本缓急有度,体用结合,补泻适宜。

案例5:陈某,男,45岁,慢性肝炎病史数年,于2011年8月16日体检查B超示:肝右叶实质占位;查腹部CT示:肝右叶上段占位,肝癌可能,脾囊肿。遂于2011年8月24日行右肝肿瘤切除术,术后病理:切面可见灰白色肿块7.5 cm×7.1 cm,镜下见癌周包膜旁有小病灶,小量血管癌栓形成,(肝右叶)肝细胞癌粗梁型Ⅲ级,慢性肝炎G2S3。术后出现双侧胸腔积液,伴体倦乏力,纳食减少,西医对症治疗效差,经月不愈。于2011年9月30日初诊,症见:体倦乏力,活动后气喘明显,纳食量少,睡眠欠馨,大便微溏,尿淡黄,舌淡胖、苔薄腻,脉弦细。B超提示:右侧大量积液,左侧中等量积液。治当益气温阳,利水消肿,方用予补中益气汤化裁。

党参15 g,生黄芪30 g,白术15 g,陈皮10 g,柴胡10 g,升麻10 g,当归12 g,炒麦芽15 g,焦山楂10 g,郁金10 g,茯苓15 g,泽泻10 g,桂枝10 g,生甘草6 g。10剂,每日一剂,煎服。药后患者精神转佳,饮食及睡眠好转,B超提示:左侧胸水基本消失,右侧胸水明显减少。予右侧胸腔置管引流,配合上方加减续服10剂,胸水不生,遂拔除引流管。目前患者身体良好,继续口服健脾疏肝中药调理。

崔德利.符成杰主任治疗肝癌经验举隅[C]//.2013年中医、中西医结合防治肝癌、肝病高峰论坛论文集.2013:106-108.

按语：患者缘于手术治疗，伤及机体阳气，温煦固摄无权，水湿停滞不运，出现"体倦乏力、活动后气喘明显、纳差、便溏、腹胀腹水、舌质胖淡"等阳虚表现，采用益气温阳、利水消肿法治疗，采用补中益气汤，方证适宜，投药之后缓解消除如上诸症，提高机体的抗瘤能力和适应能力，而无化火之虞，收获良效。方中生黄芪味甘微温，入脾肺经，补中益气，升阳固表；党参、炙甘草、白术，补气健脾；当归养血和营，协党参、黄芪补气养血；陈皮理气和胃，使诸药补而不滞；升麻、柴胡升阳举陷；炒麦芽、焦山楂消食和胃；郁金行气解郁；茯苓、泽泻利水渗湿。脾胃为后天之本，气血生化之源，肾为先天之本，先后天相互促进、滋养、补充。"壮火食气"，患者体弱，注意温阳药物不能过度，可用益气药物少佐温阳药物，以防耗气伤阴。

案例6：患者，男，68岁。经常右胁隐痛、乏力、腹胀、大便干坚。中西药治疗，症状时轻时重。B超检查提示：肝右叶占位性病变。CT扫描：肝右叶可见5.4 cm×3.5 cm密度增高区，肝体积增大。AFP阳性，火箭电泳＞1 000 μg/L。诊断为原发性肝癌。即行动脉插管"化疗"。因患者年纪大，体质差等因素，当即昏迷不醒，经抢救转危为安。后决定"放疗"治疗。不及2周，患者难以支持，于1989年10月8日延余就诊。当时形体羸瘦，语声低微，面色晦暗，肝区时有针尖样刺痛感，脘胀，痛剧时上引右胸膈，口干苦，恶心未吐，食欲不振，每餐约50 g，大便秘结，小便色黄，舌质紫暗、苔腻微黄，脉细带滑。临床诊断：原发性肝癌。证属：湿热瘀滞，凝结肝络，积聚为瘤。治拟清热解毒、化瘀消结。

方药：藤梨根50 g，白花蛇舌草30 g，八月札30 g，梅花20 g，炒全瓜蒌20 g，半夏10 g，丹参30 g，枳实12 g，香附10 g，炒延胡索50 g，茯苓12 g，炒白术30 g。水煎服，每日1剂。另用鳖甲煎丸15 g，每日2次吞服。

二诊：6月13日。服上药肝区疼痛好转，脘胀减轻，口干苦不甚，纳食稍增，每餐约100 g，二便正常，精神转佳，舌质暗、苔腻渐化，脉细带滑。守上方去炒全瓜蒌、半夏，加当归12 g，山药12 g，泽兰10 g。另用猫人参50 g加水煎沸至200 mL当茶饮。

三诊：6月20日。肝区疼痛好转，脘胀消失，饮食精神较佳，仅夜间口干苦，面色转暗淡，舌质稍红、苔薄腻，脉弦细。守6月13日方加沙参12 g，麦冬10 g。

四诊：6月27日。服上药后，自觉无明显不适，精神佳，每日进食500 g

左右,能骑小三轮车来院。治宗原意,服药半年余。经 B 超提示:肝右叶占位性病变,暗区密度减低,占位病灶枯萎,体积缩小。CT 扫描:肝石叶可见 2.4 cm×2.5 cm 密度增高区,同第一次 CT 扫描对照肿瘤明显缩小。火箭电泳<510 μg/L,AFP 阴性。以后再根据前方出入加减治疗 2 年多。再多次 B 超检查,提示肝内无明显占位性病变。复查火箭电泳<310 μg/L,AFP 阴性随访至今 8 年余,感觉良好。

冯爱根.肝癌治验[J].浙江中医学院学报,1997(2):52.

按语:本案肿瘤,是由于湿热瘀滞,阻滞肝络,气血运行不畅,聚而成瘤。症见舌质紫暗、苔腻,脉滑,证属湿热瘀滞,用药以藤梨根、白花蛇舌草清热解毒,利湿消肿;八月札、梅花、香附等药疏肝解郁;炒后瓜蒌清热涤痰,半夏燥湿化痰,丹参活血化瘀;又加茯苓、炒白术补益脾胃。二诊时用猫人参,此药味苦,性凉,入肝、脾、胃经,有清热解毒消肿之效。在三诊阴虚症状明显时,加沙参、麦冬养阴生津。在辨证时,当分清湿、热、瘀,孰轻孰重。湿热重于瘀血,则清热为主,化瘀为次;反则瘀重热轻,则化瘀为主,清热为次,湿热与瘀血并重,清热化瘀并举。忌用破血药,谨防耗伤正气,致使肿瘤扩散或转移,甚则引起动血、出血等病变。

案例7:刘某,女,75 岁,自幼有慢性乙型病毒性肝炎小三阳病史。2013 年 10 月出现腹胀,CT 发现肝占位,在当地医院行穿刺活检:疑似原发性肝细胞肝癌,至省某医院行肝动脉灌注化疗多次,至 2015 年 7 月病情进展,行吉西他滨肝动脉灌注化疗及碘化油肝动脉栓塞治疗,治疗后 AFP 仍升高。外院治疗后消化道出血停止,腹水未消,腹部胀满,进食量少,乏力,口干渴,小便少,大便正常。2015 年 11 月 30 日上腹部 CT 检查提示:原发性肝癌介入治疗后、放射性粒子治疗后,消化道出血栓塞术后改变,肝硬化、脾大、脾梗死,左侧胸腔积液,左下肺鼓胀不全,腹腔积液。2015 年 12 月 7 日来本院住院治疗。入院时检查结果:Hb 87 g/L,ALT 17 U/L,ALB 24.8 g/L,Na$^+$ 128 mmol/L,K$^+$ 3.36 mmol/L,AFP 58 μg/L。入院后查体:患者面色青黄,腹部胀大,舌红、苔薄白,脉弦。给予逍遥散合五苓散为主方治疗,纠正低蛋白血症,补充电解质,继续引流腹水,但腹水持续不退,患者腹部胀满,痛苦异常,进食量少。后诊患者左右手脉寸、关、尺三部均呈弦脉,略带紧象,根据《医宗金鉴》"脉双弦者,寒也,脉偏弦者,饮也"的论述,考虑为阳虚水泛,给予调肝散结方加用真武汤后,患者腹水迅速消退,继续给予六君子汤合理中汤调养善后,患者病情稳定。此后门诊间断以六君子汤、调肝散结方、逍遥散等方剂治疗。

罗银星,蔡小平.蔡小平治疗原发性肝癌经验[J].河南中医,2021,41(2):211-215.

按语:患者老年女性,确诊肝癌后经多次微创治疗,癌肿较为稳定,但相关并发症反复发作,难以控制,虽给予补充人血白蛋白纠正低蛋白血症、利尿、抽放腹水等多种治疗方法,但腹水仍难消退。就诊时患者面色青黄,腹部胀大,舌红、苔薄白,脉弦,给予逍遥散合五苓散为主方治疗,纠正低蛋白血症,补充电解质,继续引流腹水,但腹水持续不退,患者腹部胀满,痛苦异常,进食量少。虽患者全无阳虚之像,无怕冷、便溏、喜热饮、手足寒等症状,但仔细诊其左右手脉寸、关、尺均为弦脉,考虑为阳虚水泛,给予调肝散结方加真武汤治疗,"真武"者,有镇伏水泛之义。水湿为病,或聚而不化,溢于肌肤,则四肢沉重疼痛,甚则水肿;或以下注,则腹泻便溏;或以上冲,则呕逆喘满,清阳不得以升,浊阴不得以降,头眩短气,小便不利,故以助阳行水之法治之。方中诸药相伍,温中有散,利中有化,脾肾双补,阴水得制。水之所制在脾,水之所主在肾。脾阳虚,则湿积而为水;肾阳虚,则聚水而从其类。古云:"治水责之于脾肾""益火之源以消阴翳。"故真武汤是治疗脾肾阳虚,水气内停的主要方剂。服药后腹水迅速消退,继续给予六君子汤合理中汤调养善后,患者病情稳定。此后门诊间断以六君子汤、调肝散结方、逍遥散等方剂治疗,近年来病情处于稳定状态。

案例8:某男,69岁,2016年5月12日初诊。主诉:身目尿黄、皮肤瘙痒2月余。患者自诉2016年3月无明显诱因出现全身皮肤、巩膜黄染,皮肤瘙痒,以胸腹部及双上肢明显,伴有轻度厌油,小便黄,大便白陶土样,外院完善相关检查后,诊断为"肝癌、梗阻性黄疸",在外院行肝内胆管外引流术,黄疸不退,为求进一步治疗来本院就诊。症见:身黄,黄色晦黯,目黄、小便黄,皮肤稍感瘙痒,恶心呕吐,呕吐物为痰涎,厌油,纳少乏味,乏力,活动后气促,偶有咳嗽,少寐,大便2次/d,色黄质软,舌黯红、苔白厚腻,脉沉细。有血吸虫病史20余年,自诉已治愈。饮酒50余年,1斤/d,已戒酒3个月。查肝功能:TBIL 135.9 μmol/L,IBIL 29.6 μmol/L,ALT 55 IU/L,AST 70.10 IU/L,谷氨酰转肽酶:610 U/L。中医诊断:黄疸(阴黄),寒湿阻遏、脾胃虚弱证。西医诊断:肝癌、梗阻性黄疸。治法以温中化湿,健脾和胃为主,方用茵陈术附汤合归脾汤加减。

药用:茵陈30 g,白术20 g,制附子(先煎)10 g,干姜10 g,茯苓15 g,黄芪30 g,人参10 g,当归15 g,酸枣仁10 g,赤芍20 g,丹参15 g,厚朴10 g,半夏10 g,苍术10 g,陈皮10 g,甘草5 g。14剂,煎服,每日1剂,早晚分服。

二诊:患者身黄目黄较前减轻,感小便短少不利,纳食欠佳,睡眠恢复正常,舌黯、苔白腻,脉沉细。原方去茯苓、酸枣仁,加滑石(包煎)10 g,通草10 g,黄柏10 g,继续服用半月。

三诊:患者身黄、目黄较前明显减退,诉小便量较前增多,小便黄不明显,感口干、烦热、腰膝酸软,舌淡红、苔薄白,脉细。查肝功能黄疸指标减退明显。上方中加枸杞子15 g,女贞子10 g,牛膝10 g,继续服用,后续随访黄疸退如常人。

袁晶,李菁,赖桂花,等.从《临证指南医案·疸》论治肝癌晚期并发黄疸[J].辽宁中医杂志,2019,46(11):2296-2299.

按语:患者中老年男性,长期饮酒,又血吸虫感染,导致脾胃受损,中阳不振,寒湿滞留,肝胆失于疏泄,胆汁外溢发为黄疸;脾虚失运,水湿内胜,酿湿生热,阻滞肝胆;肝胆疏泄失常,胆汁排泄不畅而瘀滞,外受风邪夹湿蕴结于皮肤。故患者症见身黄,黄色晦黯,目黄、小便黄,皮肤稍感瘙痒,恶心呕吐,纳少乏味,乏力,舌黯红、苔白厚腻,脉沉细。治疗以温中化湿,健脾和胃为主,方选茵陈术附汤合归脾汤加减。方中茵陈量大利湿退黄,制附子、干姜温中散寒以化水湿且制茵陈寒凉之性,芪、参、术甘温之品补脾益气以生血,使气旺而血生,脾胃运化有权;酸枣仁养心安神;"脾色必黄,瘀热以行",用当归、赤芍、丹参活血化瘀以退黄;半夏、厚朴、苍术、陈皮健脾燥湿,行气和胃,取燥化中焦之意;甘草调和诸药。二诊时患者黄疸已减轻,但小便短少不利,用滑石、通草、黄柏清利下焦,使湿热之邪从小便而去,体现叶天士分消三焦之法。湿热之邪久郁而从火化,深入营血,耗伤阴精,或耗血动血,损伤肝阴,而乙癸同源,肝病日久,累及肾阴亦虚,故肝癌晚期多表现为肝肾阴虚之证,三诊时可见患者口干、烦热、腰膝酸软,故加用枸杞子、女贞子、牛膝补益肝肾的药物,收获了较好的临床效果。

案例9:患者,男,54岁,2018年3月26日初诊。主诉:身目黄染2个月余。患者2017年10月诊断为"原发性肝癌",2017年11月行TACE术治疗,术后服用阿帕替尼靶向治疗。后因无法耐受不良反应,自行改服索拉菲尼治疗,并于 2018 年 1 月行第 2 次 TACE 术。2018 年 1 月 20 日复查 ALT 18 U/L,AST 113 U/L,AFP>2 000 μg/L。2018 年 3 月 5 日复查 CT 示:原发性肝癌碘油栓塞后,原发病灶较前增大,病灶内及周边仍有血供,考虑腹膜及腹膜后转移;门静脉多发癌栓和血供。刻诊:身目黄染,腹胀,呃逆反酸,疲倦乏力,右下肢乏力,纳差,夜寐欠安,大便 1 次/d,质稀,小便黄;舌暗淡、苔白润,脉数。近 1 个月体重下降 2 kg。西医诊断:原发性肝癌合并黄疸。中医诊断:积聚(积证),黄疸(阴黄)。辨证:寒湿困脾证。治以温阳健脾,养血活血。

处方:土鳖虫 6 g,桃仁 10 g,北柴胡 15 g,白芍 15 g,麸炒枳壳 10 g,泽泻 15 g,车前子 15 g,茜草 15 g,醋莪术 10 g,茯苓 25 g,白术 15 g,山慈菇 15 g,半枝莲 30 g,龙葵 30 g,肿节风 30 g,甘草 6 g。14 剂,每日 1 剂,水煎服,早晚分服。

二诊:2018 年 4 月 18 日。患者神清,精神可,身目黄染较前消退,无呃逆反酸,无腹胀、腹痛,胃纳较前改善,大便成形,1~2 日 1 行,小便色清,量可;舌暗淡、苔白,脉弦。予前方 14 剂,每日 1 剂,水煎服,早晚分服。

三诊:2018 年 5 月 3 日。诸症好转,但身目仍黄染。予前方加当归、香附等养血、活血之品,守方巩固 3 个月。

四诊:2018 年 8 月 3 日。患者神清,精神可,身目黄染已消退,无腹胀、腹痛,胃纳一般,大便 1~2 次/d,质偏软,小便正常;舌暗、苔白,脉弦。处方:土鳖虫 6 g,桃仁 10 g,北柴胡 15 g,白芍 15 g,麸炒枳壳 10 g,茯苓 25 g,白术 15 g,山慈菇 15 g,半枝莲 30 g,龙葵 30 g,肿节风 30 g,甘草 6 g,当归 10 g,香附 10 g,女贞子 20 g,墨旱莲 20 g。14 剂,每日 1 剂,水煎服,早晚分服。嘱患者继续服用索拉菲尼联合中药治疗,定期复查。

罗嘉敏,李菁,林丽珠.林丽珠从血分论治恶性肿瘤并发黄疸的辨证思路[J].中医药导报,2020,26(11):184-186,189.

按语: 患者是原发性肝癌经 2 次 TACE 术联合靶向治疗后病情进展,原发灶增大并出现腹膜转移、门静脉癌栓。肝功能受损,癌栓梗阻肝内胆管,胆汁淤积,发为黄疸。患者初诊时症见:身目黄染,小便黄,兼见纳差,疲倦乏力,大便质稀;舌暗淡、苔白润。四诊合参,辨病为积聚(积证)和黄疸(阴黄),辨证为中阳不振,寒湿困脾。本病属中晚期黄疸,缘患者积聚日久,湿毒之邪郁积体内日久,由表入里,已进一步侵犯人体正气,故身目黄染,小便黄;加之介入、靶向治疗等抗肿瘤手段进一步损伤机体正气,使肝脾受损,中阳不振,湿邪困遏脾胃,故纳差、疲倦乏力、大便质稀。治疗上应以扶正为要,宜以温阳健脾、养血活血为法。方中尤其注重固护正气、温阳健脾疏肝,重用茯苓、白术健脾益气;柴胡、白芍、麸炒枳壳疏肝健脾;土鳖虫、桃仁活血祛瘀,祛肝胆之瘀毒,使肝胆气血疏泄有度,胆汁行于胆道而黄自退;白芍、茜草、莪术等凉血祛瘀,解除肝胆之瘀热互结;治病求本,患者黄疸,究其根本仍为癌瘤所致,予山慈菇、半枝莲、龙葵、肿节风等以清热解毒,消症抑瘤。患者服药1月后,虽症状有所缓解,但仍身目黄染,考虑患者正气虚弱,瘀邪非短期内可清,应加强活血之力又不可逐瘀太过,破血伐气,故予当归、香附养血活血之品缓缓行血逐瘀,养新血而挫旧瘀。服药3个月后,患者黄疸消退,正气恢复,嘱其继续服用索拉菲尼靶向治疗,但考虑患者体质本虚,中药加予女贞子、墨旱莲等补益肝肾之品,预防靶向药物在杀伤肿瘤的同时,挫伤人体正气。本案病机为中阳不足,正气亏虚,林师在治疗时以固护肝脾正气为重点,辅以祛瘀活血以退黄。待黄疸消退,治疗重心转变为原发癌瘤,慎重选择靶向药联合中药,遣方用药时除了加强抑瘤以外,还不忘扶正固本,预防靶向药物损伤机体正气,体现了林师参透中西,把控全局,整体出发的灵活辨证思维。

【注解】肿节风,味苦、辛,性平,归心、肝经。功效:清热解毒凉血,活血消斑散瘀,祛风除湿通络。

案例10:患者,男,53岁,主因"发现肝占位性病变1年,乏力消瘦1月余"于2015年12月19日初诊。20余年前,患者体检发现HBsAg(+),肝功能具体情况不详,此后患者未系统监测肝功能及行腹部超声检查。10年前,患者自诉开始口服核苷类似物行抗病毒治疗(具体药物不详),服用约10个月后自行停用。此后患者未系统监测肝功能及行腹部影像学检查。1年前,患者体检,腹部CT提示肝脏占位,考虑为肝恶性肿瘤,予口服中药内科保守治疗,未行介入等治疗。2015年11月,患者无明显诱因出现乏力、消瘦、腹胀、腹泻、纳食差、尿黄等症状,就诊于当地医院,行腹部MRI检查结果提示:肝左叶占位病变,考虑为肝癌,肝中静脉近端、肝左叶静脉、下腔静脉及右心房瘤栓形成可能,腹水,双侧胸腔积液,予内科抗炎保肝、利尿消肿、抗肿瘤等对症治疗后,效果不佳,腹水消退不明显,TBIL升至479 μmol/L,凝血酶原活动度(PTA)38.6%,现为求进一步治疗,收入我科。刻下症见:患者精神差,重度乏力,纳食差,腹胀明显,尿黄,腹泻,每日4~5次,大便不成形,颜色正常,舌淡、苔白,脉弦细。入院检查(2015 年 12 月 19 日)急诊肝功:ALT 191.5 U/L,AST 405.1 U/L,TBIL 453.2 μmol/L,DBIL 330.2 μmol/L。2015 年 12 月 21 日查肝功:ALT 173.4 U/L,AST 372.6 U/L,TBIL 372.6 μmol/L,DBIL 329.7 μmol/L,PTA 47%。西医诊断:肝恶性肿瘤(BCLC-D 期);门脉栓塞;肝炎肝硬化(活动性、失代偿期、乙型);腹水;低蛋白血症;慢性肝衰竭。入院后予抗炎保肝、抗感染、抗肿瘤、利尿消肿等治疗。中医诊断:黄疸病,辨证属湿热内蕴,脾失健运,热毒蕴结。治则:健脾和胃,利湿退黄,软坚散结,解毒散结。

方药组成:茵陈 45 g,白术 30 g,茯苓 30 g,山药 30 g,薏苡仁 30 g,炒扁豆 15 g,莲子肉 15 g,七叶一枝花 15 g,蜈蚣 3 条,夏枯草 10 g,太子参 30 g,陈皮 15 g,法半夏 9 g,木香 15 g,黄芪 15 g。3 剂,水煎服,日 1 剂。服药后患者精神有好转,乏力,纳食差,腹胀略明显,尿黄,腹泻,每日 4~5 次,大便不成形,颜色正常,舌淡、苔黄白薄腻。2015 年 12 月 24 复查肝功能:ALT 150.7 U/L,AST 377.5 U/L,TBIL 485.6 μmol/L,DBIL 367.8 μmol/L,PTA 51%。辨证:脾胃不和,热毒蕴结,治则:健脾和胃,清热解毒。方药组成:茵陈 30 g,白术 30 g,茯苓 30 g,山药 30 g,薏苡仁 30 g,炒扁豆 30 g,白茅根 30 g,芡实 30 g,五味子 15 g,酸枣仁 30 g,黄芪 45 g,柴胡 15 g,升麻 15 g,太子参 30 g,陈皮 15 g。7 剂,水煎服,日 1 剂。

二诊:2015 年 12 月 30 日。患者精神有所好转,临床症状好转,水肿消退明显,黄疸有所下降,舌暗、苔薄黄,脉弦。2015 年 12 月 28 日复查肝功能:ALT 114.5 U/L,AST 323.2 U/L,TBIL 435.6 μmol/L,DBIL 376.8 μmol/L,PTA 57%。辨证:脾气虚弱,湿邪内蕴,治则:健脾、理气、化湿。组成:白术 30 g,茯苓 30 g,薏苡仁 30 g,炒扁豆 30 g,白茅根 30 g,芡实 30 g,五味子 30 g,酸枣仁 30 g,黄芪 60 g,柴胡 15 g,升麻 15 g,太子参 30 g,陈皮 15 g。3 剂,水煎服,日 1 剂。经治疗后,患者临床症状好转,水肿消退明显,于 2015 年 12 月 31 日出院。

后患者先后 4 次(2016 年 1 月 1 日、2016 年 1 月 21 日、2016 年 2 月 17 日、2016 年 3 月 11 日)因乏力、腹胀、尿黄等症状加重就诊于我院,经治疗后,PTA 恢复正常,TBIL 40~60 μmol/L,症状好转出院。

孟晓峰,王宪波.王宪波健脾护肝散结法治疗肝癌的临证思路与临床应用[J].北京中医药,2019,38(7):654-657.

按语:患者有肝病病史多年,肝脏功能受损,气机升降失调,湿热之邪阻滞中焦,致肝脾俱损,脾失健运,湿浊内生;迁延日久,伤及于肾,气、湿、水等互结,蕴结体内。故患者精神差,腹胀,腹泻,舌淡、苔白,脉弦细。治疗上应健脾和胃,利湿退黄,软坚散结,解毒散结,以扶正解毒散结为主。方中茵陈清热利湿退黄;白术、茯苓、炒扁豆化湿健脾;山药、太子参、陈皮、黄芪补脾益气;莲子、薏苡仁补脾止泻;夏枯草清热解毒散结;蜈蚣攻毒散结。二诊时可见患者精神好转,黄疸有所下降,舌暗、苔薄黄,脉弦,证属脾气虚弱,湿邪内蕴,治疗上以健脾益气利湿,遂根据治则调整用药,方中加用白茅根清热利尿;芡实补脾除湿;五味子、酸枣仁燥湿收敛;柴胡、升麻升举阳气。治疗后,患者临床症状好转,水肿消退明显。在此病例治疗中注意到黄疸、消化道症状均与脾胃运化功能失常有关,且中医有言"木植于土",治疗时辨证酌加健脾和胃方药,有助于正复邪去,对疾病的预后起到十分关键的作用。

案例11:徐某某,男,67 岁,因"乏力、右胁疼痛、腹胀 3 个月余"为主诉于 2016 年 11 月 18 日就诊。饮酒史 30 年,多次达 500 g 左右,常醉酒。查CT:肝脏多发占位,考虑原发性肝癌,肝硬变,脾大,少量腹腔积液。AFP>1 000 μg/L,确诊为原发性肝癌,行 1 次介入治疗。术后患者出现右胁隐痛,食欲差,腹胀,小便量少。至本院门诊复查腹部 B 超见:大量腹腔积液,遂至门诊要求中药治疗。刻诊:右胁、胶腹、脐下胀,自诉心窝处按之疼痛,纳差,寐欠佳,大便尚可,小便量少,色淡黄。舌紫、苔薄黄,脉沉弦滑尺弱。查体见:面色萎黄晦滞,可见蜘蛛痣及肝掌,腹部膨隆,肝区叩击痛阳性,移动性浊音阳性,双下肢凹陷性水肿。中医诊断:症积(脾虚血瘀),鼓胀(脾虚水停)。西医诊断:原发性肝癌,肝硬化,腹水。治则:扶正抗癌、活血化瘀、清热解毒、化痰通络、柔肝软坚、渗湿利水。

选方:肝癌条达饮化裁,具体药物组成:黄芪 15 g,白术 12 g,茯苓 15 g,山药 30 g,陈皮 12 g,砂仁 6 g,分心木 30 g,法半夏 12 g,生麦芽 30 g,广郁金 12 g,夏枯草 30 g,白英 30 g,蛇莓 30 g,重楼 30 g,石见穿 30 g,煅石燕 40 g,商陆 10 g,防己 12 g,大腹皮 12 g,炙鸡内金 15 g,红小豆 30 g,杠板归 30 g,半边莲 30 g,三棱 15 g,莪术 15 g,炙水蛭 10 g,三七 5 g,王不留行 15 g,铁树叶 30 g,地鳖虫 12 g,炮穿山甲 5 g,蝼蛄 3 g,泽漆 20 g。7 剂,每日 1 剂,水煎,分 2 次温服。

二诊:2016 年 11 月 24 日。药后无不适,大便溏,每日 2 次,腹不痛,腹胀好转,小便量增加,舌红、苔薄,脉沉弦涩尺弱。上方改泽漆 30 g,王不留行

20 g,黄花 20 g,炙鸡内金 15 g,丹参 15 g。继服 10 剂。

三诊:2016 年 12 月 30 日。药后大便溏,每日 1～2 次,脐下觉胀 1 周余,纳谷不香,不知饥饿,寐尚好,小便色黄。舌红有裂沟,苔薄白,脉沉弦。上方去商陆,加台乌药 12 g,砂仁(后下)10 g,焦三仙各 12 g,改黄英 30 g。继服 7 剂。

四诊:2017 年 1 月 8 日。腹胀已消,疼痛尚有,但不甚,能受住。纳谷欠香,时有腰酸,二便调,舌红嫩、苔少、中有裂纹,脉沉弦细,上方加山萸肉 12 g,枸杞子 15 g,继服 20 剂。

五诊:2017 年 1 月 29 日。药后状态良好,查腹腔积液已消,肿瘤大小无变化,守方继进,现继续观察中。

卢殿强,严冰. 严冰治疗原发性肝癌经验[J]. 河南中医,2019,39(11):1675-1678.

按语:患者嗜酒,酿毒伤肝,饮食不节,蕴湿伤脾,脾运失健,聚湿生痰,痰瘀气阻,毒、瘀痰相互胶结,阻于肝络,遂生癌变。脾失健运,水湿不化,停驻于腹,遂生腹水。以扶正抗癌、活血化瘀、清热解毒、化痰通络、柔肝软坚、渗湿利水。方中取参苓白术散之意扶正以抗癌,以郁金、夏枯草、蛇莓等清肝解毒;铁树叶、地鳖虫、炮穿山甲等活血软坚;半夏、泽漆化痰散结;蝼蛄、大腹皮、红小豆利水消肿。诸药合用,熔健脾、解毒、活血、化痰、利水为一炉,正得复,邪得消。

【注解】分心木,别名胡桃夹,味苦、涩,性平,归脾、肾经。功效:健脾固肾涩精。

杠板归,味酸,性微寒,归肺、膀胱经。功效:清热解毒,利水消肿,止咳。

铁树叶,别名苏铁叶,味甘、淡,性平,小毒,归肝、胃经。功效:理气止痛,散瘀止血,消肿解毒。

煅石燕,古生代中华弓石燕及弓石燕等多种近缘动物的化石。味甘、咸,性凉,归肾、膀胱经。功效:除湿热,利小便,退目翳。

蝼蛄,蝼蛄科昆虫蝼蛄的干燥全虫。味咸,性寒,归胃、膀胱经。功效:利水,通便,消瘰。

泽漆,别名猫眼草,五凤草。味辛、苦,性微寒,归肺、小肠、大肠经。功效:行水消肿,化痰止咳,解毒杀虫。

案例 12:蔡某,女,60 岁。初诊日期:2017 年 11 月 27 日。患者于

2008 年确诊为肝占位并行手术治疗,2015 因肿瘤复发再次行手术治疗,其后又分别于 2016 年 9 月、2017 年 9 月行肝占位射频消融术治疗,术后查 AFP（－）,HBV-DNA 小于最低检出限。患者近期出现乏力、纳差、腹胀等不适,遂来院就诊。刻下:一般情况尚可,神疲乏力,胃纳一般,食后腹胀,偶有口苦,无发热;小便调,大便干;舌淡暗、苔白腻,脉弦。辨证:脾虚湿盛,痰瘀内结。治法:健脾祛湿,化痰散结。

处方:党参 15 g,炒白术 15 g,茯苓 15 g,姜半夏 9 g,青皮 5 g,陈皮 5 g,田基黄 30 g,岩柏 30 g,马兰根 30 g,平地木 30 g,石韦 30 g,香附 9 g,生牡蛎 30 g,夏枯草 9 g,金钱草 30 g,生薏苡仁 30 g,冬瓜子 30 g,莱菔子 9 g,佛手 9 g,谷芽 9 g,麦芽 9 g。14 剂。每日 1 剂,水煎服。

二诊:11 月 29 日。精神状态较前明显好转,胃纳改善,腹胀缓解,无口干、口苦,大便较前好转,偶有咳嗽伴少量白痰;舌淡红、苔白腻,脉弦。辨证:脾虚湿盛,痰浊阻肺;治法:健脾祛湿,化痰止咳。处方:生黄芪 30 g,党参 15 g,生白术 30 g,茯苓 30 g,青皮 5 g,陈皮 5 g,田基黄 30 g,岩柏 30 g,马兰根 30 g,平地木 30 g,生牡蛎 30 g,夏枯草 9 g,桔梗 9 g,野荞麦根 30 g,白芥子 20 g,生薏苡仁 30 g,佛手 9 g,谷芽 9 g,麦芽 9 g。14 剂。服法同前。患者服药后诸症均有改善,随后辨证加减服用中药 1 年余,一般状况良好,未见复发、转移。

李宏伟,顾小强,徐家华,等.杨金坤以健脾化痰法治疗原发性肝癌经验探析[J].上海中医药杂志,2019,53(12):21-23.

按语:本案患者原发性肝癌术后反复复发,多次手术,正气亏虚,脾失健运,水湿内停,阻遏气机,气滞血瘀,痰瘀内结,肝脉瘀阻。治以健脾祛湿、化痰散结。初诊方以党参、炒白术、茯苓为君,健脾益气渗湿;生薏苡仁、冬瓜子、莱菔子渗湿化痰、理气消胀,田基黄、岩柏、马兰根、平地木、石韦、金钱草清热祛湿,共为臣;姜半夏、青皮、陈皮、佛手、香附理气燥湿,生牡蛎、夏枯草软坚化痰,是为佐药;炒谷芽、麦芽消食和胃,调和诸药为使。诸药合用,共奏健脾祛湿、化痰散结之功。二诊时患者精神得复,胃纳改善,腹胀消失,大便好转,故去冬瓜子、莱菔子、香附等理气化痰通便之药。患者偶有咳嗽伴少量白痰,舌淡红、苔白腻,是为痰湿内停之证,故杨氏加用桂枝、白芥子、桔梗、黄芪等药,加强温阳化痰之效。本案在 1 年多的中药治疗中,健脾益气贯穿始终,结合中医辨证,辅以不同的化痰法,病情稳定,未见复发。

【注解】岩柏,学名卷柏,又名还魂草,万年松。味微涩、淡,性平,归肝、心经。功效:清热利湿止血。药理研究表明,具有抗肿瘤作用。

马兰根,味辛、苦,性寒,归肺、肝经。功效:清热利湿解毒,凉血止血。

田基黄,味甘、微苦,性凉,归肝、肺、胃经。功效:清热利湿,解毒消肿,散瘀止痛。

平地木,味辛、微苦,性平,归肺、肝经。功效:化痰止咳,利湿,活血。

案例13:患者,男性,68 岁,因右肝肝细胞癌术后 2 个月,于 2009 年 7 月 10 日初诊。患者于 2009 年 5 月 13 日行"肝脏第六段切除术+腹腔引流术",术后病理示:右侧肝叶肝细胞肝癌,中分化,肿块直径 3 cm。肝硬化(细结节性),有活动。术后恢复一般,于 2009 年 7 月 7 日复查,肿瘤标志物示:血清甘氨酰脯氨酸二肽氨基肽酶(gPDA) 78 U/L,血清恶性肿瘤特异性生长因子(TS gF)、α-L-岩藻糖苷酶(AFU)、血清甲胎蛋白(AFP)、血清癌胚抗原(CEA)、CA19-9 均在正常值范围内,胸腹部计算机断层扫描(CT)示:肝右叶见条片状低密度不均影,腹膜后少许淋巴结,肝周少量积液;食管下段及贲门部软组织增厚;右上肺点状钙化灶、胰尾区可疑点状密度略低。刻下:患者诉肝区阵发性隐痛,伴两侧腰背部酸胀,纳呆消瘦,时感乏力,夜寐安,大便散状,舌质淡红、边有齿痕、苔白腻,脉沉细。证型诊断为脾虚湿困。治以益气健脾化湿,解毒祛邪。方选参苓白术散加减。

处方:炙黄芪 15 g,太子参 15 g,茯苓 15 g,炒白术 10 g,猪苓 10 g,怀山药 15 g,当归 10 g,白花蛇舌草 30 g,半枝莲 30 g,壁虎 10 g,白僵蚕 10 g,山慈菇 10 g,八月札 15 g,龙葵 10 g,炙甘草 3 g。服药 14 剂。

二诊:2009 年 7 月 24 日。服药后,患者自诉症状改善,现肝区仍有隐痛,偶有刺痛,无嗳气反、酸等胃部不适,二便调,舌质淡红、齿痕渐退、苔白腻,脉弦细。上方(2009 年 7 月 10 日方)化裁,加延胡索 10 g,郁金 10 g,14 剂。

三诊:2009 年 8 月 14 日。患者诉病情稳定,诸症改善,舌质红、苔黄腻,脉细弦,上方(2009 年 7 月 24 日方)加减。加黄芩 10 g,苍术 10 g,厚朴 10 g,14 剂。后患者多次门诊就诊,继予中药口服治疗,后续随访,患者病情稳定。

邵杰,刘包欣子,华海清.华海清教授治疗原发性肝癌临证经验[J].天津中医药,2019,36(02):125-127.

按语:本案患者老年男性,加之肝癌术后,正气受损,脾气亏虚,健运失司,而化湿生痰故纳呆消瘦,便溏;脾虚则气血生化乏源,肝体无以滋养,气机郁结而见肝区隐痛;舌质淡红、边有齿痕、苔白腻,脉沉细亦为脾虚湿困之征;治以益气健脾化湿为主兼解毒祛邪为辅。方中太子参、炒白术、茯苓、怀山药益气健脾化湿;当归、炙黄芪补气生血;八月札行气疏肝;配伍白花蛇舌草、半枝莲、山慈菇、龙葵、壁虎等药解毒抗癌。二诊患者肝区隐痛,故增加延胡索、郁金以疏肝解郁;三诊患者仍有湿热症状,故增加苍术、厚朴、黄芩以清热化湿。脾胃为后天之本,人体正气主要来源之一,肝癌的治疗应时时注重固护正气,健运脾胃,辅以抗癌解毒,方为治疗大法。

案例14:患者倪某某,男,53岁,有乙肝、肝硬化病史,2013年7月行超声检查发现肝部占位,进一步行肝脏增强磁共振提示多发性肝癌,大的肿块直径3 cm,化验AFP稍升高。患者先后接受12次肝动脉插管化疗及栓塞治疗(TACE),其间还进行1次肝癌射频消融治疗(PRFA)。2016年8月复查,AFP上升至400 μg/L,为发病以来的最高值。当月患者选择单纯中医药抗癌治疗,辗转求诊。刻下:体力下降,食欲减退,口苦,肝掌(+),双手甲印10个,舌红、舌印(±)、腮印(−)、苔黄腻,舌下静脉曲张,寸脉弱,脉滑。西医诊断:原发性肝癌(中期),肝硬化,慢性乙肝。中医辨证:肝癌,脾虚湿热血瘀证。治法:健脾益气、清热祛湿、活血化瘀。

处方:党参30 g,炙黄芪30 g,炒白术30 g,焦山楂30 g,白花蛇舌草45 g,半枝莲30 g,白英20 g,陈皮12 g,莪术10 g,郁金15 g,柴胡10 g,制香附10 g,丹参15 g,赤芍15 g,红花15 g,桃仁15 g。60剂,水煎服,每日1剂,少量频服,晚上再以药渣泡足20 min。

二诊:2016年10月24日,化验:白细胞:3.56×10⁹/L,血红蛋白:140 g/L,血小板:42×10⁹/L,TBIL 44.1 μmol/L,ALT 46.6 U/L,AST 73.2 U/L,AFP 147.20 μg/L。患者肝功能尚未恢复正常,AFP明显下降,症状好转,舌脉同前。因病机未变,遂加强清热、祛湿和活血。处方:党参30 g,黄芪45 g,白术30 g,生山楂30 g,茯苓20 g,陈皮15 g,白花蛇舌草45 g,半枝莲30 g,白英20 g,板蓝根10 g,莪术10 g,丹参20 g,郁金15 g,红花15 g,桃仁20 g,柴胡10 g。60剂,每日1剂,用法同前。

三诊:2017年1月3日,化验:白细胞4.35×10⁹/L,血红蛋白147 g/L,血小板50×10⁹/L,AFP 80.54 μg/L,TBIL 33.0 μmol/L,ALT 41.9 U/L,AST 68.7 U/L。查肝脏增强磁共振提示:肝硬化伴多发小结节。刻下:基本无不

适,肝掌较前减轻,双手甲印 10 个,舌红、舌印(±)、腮印(-)、苔黄腻,舌下静脉曲张,寸脉稍弱,脉稍滑。治法同前,上方微调:党参 45 g,板蓝根 15 g,莪术 15 g,柴胡 12 g,余药同前。60 剂,每日 1 剂,不间断。因症状、肝功能、AFP 持续好转,患者甚为满意。

随访,2 个月后患者未再坚持服中药,后多次续行西医介入治疗,2018 年 10 月死亡。

吴孝雄.多发性肝癌中医药治验体会[J].亚太传统医药,2019,15(10):107-108.

按语:本案患者肝病多年,经历多次介入手术,脾气亏虚,化湿生痰;痰湿困脾,影响脾之运化,加重脾气亏虚;气虚则乏力、纳差,湿郁化热则口苦,苔黄腻,"三印"阳性;湿阻则血瘀,故舌下静脉曲张。四诊合参,患者辨证为脾虚湿困兼血瘀证。治疗健脾益气以治本、清利湿热和活血化瘀以治标。方中党参、炙黄芪健脾;炒白术、陈皮燥湿;赤芍、红花、桃仁、丹参活血化瘀;柴胡、制香附疏肝行气以助化湿,所谓气行则湿行;莪术、白花蛇舌草、半枝莲、白英抗癌解毒。二诊、三诊患者肝功能仍有异常,提示体内湿热残留,故加清湿热药物;三诊继续增强清热化湿活血之力,切中病机,湿热去除,方能奏效,然维持较长期的疗效,需坚持,方能久久为功。

案例 15:患者,男,56 岁,2000 年 8 月 3 日初诊。患者有乙型肝炎小三阳病史 20 余年,2 个月前体检发现肝癌,肿瘤大小为 2.7 cm×2.3 cm,AFP 定量 473.8 μg/L。经 X 刀治疗 8 次后肿瘤缩小为 1.9 cm×1.7 cm,AFP 定量:530.4 μg/L。X 刀治疗后患者的不适反应明显,寻求中医治疗,故至单兆伟教授处就诊。刻诊:神疲乏力,右上腹疼痛不适,大便溏薄,日行 1 次,纳差,舌红,苔黄腻,脉细弦。证属脾虚不运,湿热内蕴。

处方:米炒党参 15 g,麸炒白术 10 g,炒山药 15 g,炒薏苡仁 30 g,茯苓 12 g,炒山楂 12 g,炒神曲 12 g,半枝莲 15 g,白花蛇舌草 15 g,垂盆草 15 g,马鞭草 15 g,白芍 20 g。7 剂。原方加减治疗 1 个月余。

三诊:2000 年 9 月 14 日。患者乏力感较前好转,右上腹疼痛减轻,纳食渐增,舌红苔薄脉细,AFP 定量由 530 μg/L 降至 9.5 μg/L。原方去党参,加南北沙参各 12 g,14 剂。上方加减治疗半年余。

八诊:2001 年 4 月 24 日。原右肝肿瘤部位未见占位性病变,AFP 定量 26.5 μg/L。刻诊:患者精神尚可,右上腹无明显不适,口干,纳可,大便较前成形,苔薄黄而剥,脉细濡,阴虚夹有湿热。处方:南沙参 12 g,北沙参 12 g,麦冬 15 g,黄芩片 10 g,仙鹤草 15 g,百合 30 g,法半夏 6 g,白花蛇舌草 15 g,合欢皮 10 g,垂盆草 30 g,马鞭草 15 g,五味子 5 g。28 剂。

之后以益气养阴、清热利湿法加减治疗 1 年余,患者症状稳定,无明显不适,AFP 定量 16.5 μg/L。之后间断服用中药 10 年余,至今随访 16 年肿瘤未再复发,AFP 均在正常范围内,身体亦无明显不适。

时乐,李孝次,孙玲玲.单兆伟治疗小肝癌验案 1 例[J].中国民间疗法,2019,27(04):98.

按语:本案患者肝炎病史多年,邪毒久藏于肝,肝失疏泄,损伤脾胃,运化失司,气血生化乏源,正虚邪恋,病情反复,日久发为癌毒。脾虚生湿,故纳差便溏;肝失疏泄故右上腹疼痛;舌脉亦为脾虚湿热之象。治疗以健运脾胃治其本。《脾胃论》云:"元气之充足,皆由脾胃之气无所伤,而后能滋养元气。"同时佐以清热解毒利湿以治其标。方药中米炒党参、麸炒白术、炒山药益气健脾,白芍柔肝止痛,茯苓、炒薏苡仁利水化湿,炒山楂、炒神曲和胃助消,白花蛇舌草、半枝莲抗癌解毒。经治疗后患者脾运健复、湿热渐除,三诊、八诊时,患者阴虚症状显现,故在健脾基础上加用沙参、麦冬、百合、五味子等养阴药物防止药物伤阴,实现病情稳定,体现了固守脾胃、扶正固本的学术思想。

【注解】马鞭草,味苦,性凉。归肝、脾经。功效:清热解毒,活血散瘀,利水消肿。

案例16:患者刘某,男,67 岁,既往高血压病多年,未经系统治疗。2017 年 10 月以"右胁不适伴双下肢水肿 1 年余,加重 1 个月"为主诉就诊。辅助检查:AFP 94.64 μg/L,HBV-DNA 2.52×105 IU/mL,乙肝表面抗原阳性。Child-Pugh 分级:A 级。磁共振示:肝顶部结节影,约 3.3 cm×2.7 cm×3.0 cm,肝硬化,腹腔积液。临床诊断:原发性肝癌 I 期;乙肝肝硬化失代偿期。刻诊:右胁间断胀痛,乏力,纳差,双下肢稍水肿,眠尚可,二便调。脉沉细,舌淡红、苔白腻。西医治疗:在 DSA 下行肝动脉造影+灌注+栓塞治疗,术后给予恩替卡韦抗病毒。

处方:党参 15 g,白术 15 g,白芍 15 g,茯苓 15 g,当归 12 g,枳壳 12 g,猪苓 20 g,泽泻 10 g,大腹皮 10 g,穿山甲 5 g,茵陈 10 g,麦芽 20 g,炒鸡内金 20 g,生黄芪 10 g,甘草 6 g。20 剂,每日 1 剂,水煎取汁 400 mL,早晚分 2 次

饭后温服。

二诊：自诉胀痛、纳差、乏力较前好转，双下肢水肿较前改善，仍偶有肝区隐痛，脉沉细，舌淡红、苔白腻。遂在 CT 引导下行射频消融治疗，中药在初诊基础上去猪苓、泽泻、茵陈、大腹皮、生黄芪，加鳖甲 10 g，守宫 10 g，山药 20 g，薏苡仁 20 g，20 剂，煎服法同上。

三诊：患者复查乙肝病毒和肿瘤标记物本止常，肝功能正常，双下肢水肿较前改善，腹胀、乏力消失，肝区疼痛好转。继续以二诊方加减服用至今，一般情况可，于 2019 年 1 月 10 日磁共振示：肝顶异常信号灶，考虑术后改变，未见明显动脉供血，较前范围缩小。

王新亭，陈欣菊.陈欣菊治疗肝癌的临床经验[J].国医论坛，2020，35（6）：48-50.

按语：本案患者肝癌多年，正气受损，肝失疏泄，脾失健运；脾虚是肝癌的重要原因，并贯穿于整个病机演变过程，影响疾病的发展转归；肝失疏泄故胁痛，脾气亏虚故乏力纳差；脾虚生湿故双下肢水肿；舌脉为脾虚水湿之象；治疗以健脾益气扶正为基本原则，并根据肝癌病机演变进行加减。方中生黄芪、党参、白术、白芍、茯苓等健脾益气，当归、枳壳活血理气，茵陈、泽泻、大腹皮、猪苓利湿行水，穿山甲软坚化症、化瘀解毒，辅以健脾护胃等药物。二诊用药加减也体现了攻补兼施。本案提示脾胃为后天之本，固守脾胃，随证加减，病情方能得以缓解。

案例 17：胡某，男，56 岁，某研究所高级工程师，独身。肝区痛 20 余日，入住广东省某医院，查超声及 CT 发现肝脏占位性病变，肝内多个结节，大量腹水。血生化：转氨酶、血清碱性磷酸酶、谷氨酸转肽酶均明显升高，AFP 500 μg/L，诊断为：结节性肝硬化，原发性肝癌广泛转移（失代偿期），并发肝肾综合征。患者素有糖尿病，右足次趾已出现干性坏死。入院后，患者持续发烧，每日徘徊在 38 ℃ 左右。患者拒绝一切积极治疗，科内采取对症支持治疗。近日出现全身洪肿，尿少而进展至无尿。用西药如呋塞米、螺内酯等均无效，邀我前去会诊，求中医协助治疗。诊见：面部及全身皮肤黧黑粗糙，并见有多数蜘蛛痣，明显肝掌，情绪极端低落，长期卧床，已陷入恶病质状态。有热心女同志陪护喂水喂饭照顾生活。查舌质红，上有斑驳的积粉样秽苔。脉沉细而虚数。诊为脾肾阳虚，水气滞留；治以温阳利水；方用真武汤合苓桂术甘汤加减。

处方：熟附子(先煎 40 min)25 g，茯苓 30 g，炒白术 20 g，白芍 15 g，桂枝 10 g，姜皮 20 g，泽泻 20 g，猪苓 30 g，车前子 15 g，女贞子 15 g，菟丝子 15 g，五味子 15 g，甘草 5 g。取 3 剂，每日 1 剂，水煎，分 2 次频饮。

开方后，予患者以心理疏导：告患者说病虽重，但亦应重视提高生活质量，心情亦应开朗。患者听后表示无可奈何，点头而已。

三日后复诊，见患者浮肿全消。主治医生述，患者服药后先是见点滴排尿，进而细流，进而排尿顺畅，大量排尿，日排尿量达 2 800 mL 以上。认为中医治疗真属奇迹。借此机会进一步作心理疏导，给予安慰与支持。

靳士英，刘淑婷，林镇雄．扁舟书屋医案(4)：原发性肝癌广泛转移洪肿无尿[J]．现代医院，2019，19(8)：1218.

按语：本案患者虽患肝癌，脾气受损，伤及肾脏，脾肾阳虚，水湿停留出现洪肿无尿，治当温肾利水与健脾利湿，方选真武汤和苓桂术甘汤加减以利水消肿。真武汤和苓桂术甘汤为《伤寒论》治疗水肿的经典方。真武汤中以熟附子为君，温肾暖脾，以助阳气；茯苓为臣，甘淡利湿，健脾渗湿；以姜皮、炒白术为佐使，生姜辛温，助熟附子温阳祛寒；茯苓温散水气；白芍酸收，敛阴和营止腹痛而利小便；甘草调和诸药。苓桂术甘汤中以茯苓为君，健脾渗湿，祛痰化饮；以桂枝为臣，温阳化气，既可温阳以化饮，又能化气以利水，且兼乎冲逆；与茯苓相伍，一利一温，用于水饮停留而偏寒，实有温化利湿之妙用。炒白术为佐健脾利湿，助脾运化，水湿自除，甘草为使，益气和中。本案用药体现了有是症用是药的辨证思想，切中病机，故能奏效。

案例 18：患者，女，69 岁。2016 年 10 月 27 日初诊。患者原发性肝癌术后 1 年余，腹泻 5 月余。病史：2015 年体检发现肝癌，于上海某医院行手术治疗，病理示：肝内胆管癌，中分化，10 月于上海某院查肝功能：ALT 294 U/L，AST 215 U/L，TBIL 18.3 μmol/L，DBIL 12.7 μmol/L，AFP 114 μg/L。PET-CT 示：肝内胆管癌术后，肝右叶手术切除处复发，腹盆腔多发种植转移，盆腔积液，右肺中叶小结节及右肺下叶小斑片影，FDG 代谢未见明显异常，左肾有一直径约 0.52 cm×0.31 cm 囊肿，右肾有一直径约 0.68 cm×0.45 cm 囊肿，子宫肌瘤或子宫肌腺症可能。刻诊：形体消瘦，面色萎黄晦暗，疲乏无力，不耐劳累，口干欲饮不多，胃纳欠馨，大便日行 6～8 次，脘胀且痛，痛则欲泄，泻后痛减，肛门下坠不适，矢气频多不畅，夜难入寐，舌苔根淡黄腻、前光剥，脉细弦。辨证：湿热瘀结，癌毒走注，气阴两伤。治法：清热解毒,益气养阴,健脾利湿。

处方:潞党参10 g,焦白术10 g,云茯苓10 g,炙甘草3 g,生薏苡仁12 g,熟薏苡仁12 g,仙鹤草15 g,大白芍10 g,橘皮8 g,煨葛根15 g,炒黄芩10 g,川连4 g,煨木香6 g,怀山药10 g,炒白扁豆10 g,马齿苋15 g,大腹皮15 g,炒枳壳10 g,防风6 g,败酱草15 g,焦楂曲(各)10 g,玉米须15 g。14剂。每日1剂,水煎服。

二诊:2016年11月28日。脘腹疼痛,气胀不适,矢气为舒,食纳欠馨,大便日行3~4次,不成形,夹有不消化物,小便正常,舌苔根淡黄腻、前光剥,脉细弦。辨证:肝郁气滞,脾胃失和。治法以顺气和胃为先。处方:醋柴胡6 g,炒枳壳10 g,厚朴6 g,大腹皮15 g,乌药片10 g,川楝子10 g,炒延胡12 g,片姜黄10 g,制香附10 g,青、陈皮(各)6 g,砂仁后下5 g,失笑散(包)12 g,陈莱菔子15 g,法半夏10 g,鸡内金10 g,香谷、麦芽(各)10 g。30剂。每日1剂,水煎服。

三诊:2017年2月13日。复查血常规:血红蛋白(Hb)106 g/L,血小板(PLT)84×10^9/L,单核细胞占比15.7%。生化:ALT 74 U/L,AST 82 U/L,TBIL 10.5 μmol/L,DBIL 5.8 μmol/L,AFP 35 μg/L。脘痛好转,胃纳欠馨,大便日行3~4次,但解出不畅,小便偏黄,夜难入寐,舌苔根薄黄、质暗红,脉细。周师认为,上方疏肝理气疗效尚佳,患者服药后腹胀症状明显好转,但仍然存在肝阴不足,故治法同前,上方去枳壳,加炒枳实15 g,全瓜蒌12 g,乌梅10 g,大白芍15 g,炙甘草5 g。共30剂。每日1剂,水煎服。

四诊:2017年6月25日。脘腹疼痛不再,胃纳尚可,大便日行2~3次,其余无特殊不适。以三诊方为基础进行加减,目前仍在门诊服药治疗,随访每年复查无异常,至2018年6月仍健在。

曹雯,霍介格,方晶,等.周珉诊治肝癌经验撷菁[J].江苏中医药,2019,51(7):18-21.

按语:患者为老年女性,肝癌术后正气虚损,出现了气阴两伤,消瘦乏力,不耐劳累,口干欲饮不多,且肝右叶手术切除处复发,腹盆腔多发种植转移,患者大便日行次数较多,且不成形,同时辨其舌苔脉象,辨证为癌毒走注,气阴两伤,湿热瘀结。治疗当清热解毒、益气养阴、健脾利湿。首诊时方以参苓白术散健脾益气,合葛根黄芩黄连汤清热解表,同时加马齿苋、大腹皮、炒枳壳、防风、败酱草化湿解毒。

二诊时,患者由于肝失疏泄,肝气郁滞,脾胃健运功能失调,出现脘腹疼痛,纳差,胀闷不适,同时饮食不消,辨为肝郁气滞,脾胃失和,治疗以和胃行气为主,药以醋柴胡、炒枳壳、厚朴、大腹皮、乌药片、川楝子、炒延胡、制香附、青、陈皮、砂仁行气导滞,疏肝理气,以莱菔子、法半夏、鸡内金,香谷、麦芽健运脾胃。

三诊时患者症状明显改善,使用疏肝理气之法使得患者脘痛好转,但患者又有胃纳欠馨,舌质红,脉细等表现,说明患者仍存在肝阴不足。故予炒枳实、全瓜蒌清热化痰,散结软坚;大白芍、乌梅等养阴柔肝,诸症好转,转氨酶及 AFP 明显下降。

在整个治疗过程中,通过辨证论治,从湿热瘀毒互结,气阴两伤的病机,从清热、利湿、化瘀、解毒、益气养阴出发,主次分明,攻补兼施,对控制肝癌病情进一步进展具有重要作用。

第五节　湿热毒结型

湿热毒结证型以肝区胀痛灼热,纳呆,脘闷,便结或黏滞不爽,伴发热,黄疸,口苦、口干,心烦易怒,尿黄,舌红、苔黄腻,脉数或滑等表现为特点。病机的核心是湿热蕴结于肝脾,治疗以清热利湿、化瘀解毒为主。符合湿热毒结证型特点或所用方药中体现清热利湿解毒这一治则的医案均汇总于此证型。

案例1:李某,男,65 岁。2010 年 4 月 23 日初诊。患者因右胁时发胀痛,于 3 日前行上腹部 CT 检查示:肝内多发占位,最大位于右后叶 4.6 cm,腹腔后淋巴结增大。查肿瘤标志物示:CA19-9 53 U/mL,AFP 182 μg/L。肝功能:ALT 60.4 IU/L,AST 81 IU/L,TBIL 54 μmol/L,DBIL 23 μmol/L。刻诊:面目黄染,乏力,右胁肋胀痛不舒,纳差,舌紫红、苔薄白,脉弦。证属:湿热毒聚,痰瘀内阻。治法:清热化痰解毒。药用四君子汤加减化裁。

处方:金钱草 15 g,浙贝母 10 g,天花粉 30 g,茯苓 30 g,猪苓 10 g,炙甘草 6 g,莪术 10 g,灵芝 30 g,郁金 10 g,薏苡仁 30 g,威灵仙 15 g,黄精 15 g,太子参 30 g,白术 10 g,半枝莲 30 g,白花蛇舌草 30 g。每日 1 剂,14 剂。

二诊:2010 年 5 月 7 日。黄疸消失,去金钱草,加炙黄芪益气扶正,女贞子、旱莲草养肝柔肝,30 剂。后患者在当地按原方继续抓药服用。3 个月后复查 CT，瘤体缩小，大者约 3.1 cm。

孙超，吴煜，陈永伦，等. 治痰三法治疗原发性肝癌的探讨——附验案 3 则[J]. 江苏中医药，2013，45(03)：67-68.

按语：患者因邪毒内结肝脏，郁久化热，热灼津液而生痰，热伤血液而致瘀，痰瘀交阻，湿热毒聚，症见"黄疸、乏力、纳差、右胁胀痛"。故在扶正固本的基础上，以清热化痰解毒为治疗大法。是方金钱草、半枝莲、白花蛇舌草清热利湿解毒；浙贝母、天花粉清化热痰；威灵仙，《开宝本草》指出"主……心隔痰水久积，症瘕痃癖气块"，取其破痰散结之效；郁金、莪术行气破瘀消症，攻伐有形实邪；又用太子参、茯苓、白术、薏苡仁、猪苓等利湿健脾，使脾胃之气健旺，运化复常。二诊时加炙黄芪益气扶正，女贞子、旱莲草养肝柔肝。治疗时清热祛湿，化痰散瘀为主，同时补益正气，使瘤体得以缩小。

案例2：费某，男，51 岁，职工。患者于 2009 年 3 月 2 日因恶心厌油、不欲食、身黄、乏力、时呕吐住内蒙某大学附属医院传染病房。

肝功化验：乙肝小三阳，转氨酶、黄疸指数均高，经西药治疗 1 个月，转氨酶、黄疸指数正常而出院。患者无任何不良嗜好、不喝酒、吸烟少。但于同年 7 月 7 日，又出现恶心厌油、不食、乏力、呕吐、便干，4 d 1 次，身黄，再次住内蒙古某医院传染病房。

化验：乙肝三项(HBsAg 阳性、HBeAg 阳性、HBeAb 阳性)小三阳转为大三阳。ALT 124.5 U/L；AST 117.7 U/L；GGT 127.3 U/L；DBIL 7.9 μmol/L；AFP 178.18 μg/L；IgG 2 843.0 mg/L。经二十多天西药治疗症状加重，于 8 月 3 日四肢出现大片红疹。肝功化验：DBIL 7.4 μmol/L；IgG 2884.3 mg/L；IgM 287.7 mg/L；AFP 318.16 μg/L；大三阳：ALP 167.5 U/L；AST 74.6 U/L；GGT 166.8 U/L；TBIL 21.9 U/L；白蛋白/球蛋白(A/G)0.76 倒置，MRI 提示：肝内多发囊肿、胆管扩张、轻度腹水。诊断：乙肝、肝硬化、肝癌、红斑狼疮待查？急转北京传染病院后出院，患者家属邀我去家诊治。

主症：面色黧黑、爪甲青紫、精神萎靡、消瘦、乏力、恶心不欲食、大便干燥 1 周未便，尿黄、目黄、腹胀、舌苔厚腻隐黄、舌质暗紫、干燥、四肢环形红斑，脉弦细尺沉。

辨证：久病湿热(乙肝病毒)壅久伤阳伤气，致气阴两虚，见乏力、消瘦、口干；痰瘀湿毒阻滞肝络，气血瘀滞，则见舌质暗、面色爪甲青紫瘀热在里，向外发散故四肢红斑;瘀热伤阴,而且聚集大肠传导失调故便干。应急则治其标,先议祛除湿热病毒之邪,再议培补治本。治法:清热利湿,通络祛毒,兼益气养阴。

方药:决明子10 g,党参10 g,炒栀子10 g,太子参6 g,当归10 g,川芎10 g,炙甘草6 g,佛手8 g,郁金6 g,木香3 g,荷叶2 g,大黄2 g,桃仁6 g,红花6 g。1剂水煎服。

服上方1日,大便6次,便出秽臭粪便多枚,恶心减轻,食欲稍增,舌苔较薄,脉弦细。瘀热毒邪有所泄出,遵《素问·王常政大论》"常毒治病。十去其七"的原则,改用扶正祛邪法,缓治本,以免药重伤肝之气阴,并顾护脾胃以生气血药:生脉饮、补中益气汤合加味逍遥散加味(自制散剂)。

党参10 g,黄芪10 g,炙甘草10 g,炒白术10 g,麦冬10 g,五味子10 g,柴胡10 g,茯苓10 g,丹皮10 g,栀子10 g,当归10 g,陈皮6 g,赤白芍6 g,薄荷6 g,郁金6 g,木香6 g,升麻2 g,百合15 g,牡蛎15 g,枳实15 g,白花蛇舌草10 g,山慈菇10 g,每日3次,每次3 g饭前服。并服云芝肝泰颗粒,每日3次,每次5 g。

上方治疗两月至2009年10月13日,化验:AFP 17.72 μg/L;ALT 92.8 U/L;AST 66.7 U/L;GGT 100.8 U/L;TBIL 21.5 μmol/L;各项指示均有明显好转,由其AFP下降最为可喜,即癌毒明显减少。患者主症乏力,面色黧黑均有明显好转,食欲增加,每日8两左右,不厌油;四肢红斑也明显消退。由于本病是因乙肝病毒发展。损伤肝脏引起的肝硬化和肝癌,故在治疗上既要扶正,又要祛病毒。辨证与辨病相结合,加用"清开灵滴丸",每日3次,每次10～20粒,增强清血分散毒的作用,继续服云芝肝泰每日3次,每次1袋。

再服半年多,于2010年4月,化验AFP阴性(正常),转氨酶正常。但乙肝大三阳,肝硬化仍在。故嘱其继续服上方散剂,剂量服法不变。饮食荤素营养要均衡,增加豆类食品、鲜牛奶;并每日喝菜汁等,注重合理饮食,补充B族维生素、维生素C,适量活动,保持心情舒畅,按时早睡。至今2011年10月已近2年,现在患者生活自理,能做一般家务,饮食精神正常。

何冯,熊陶.中药辨治肝病体会[J].内蒙古中医药,2012,31(5):32-33.

按语:此患者在第一次受乙肝邪毒侵袭时,经治疗化验结果虽恢复正常,但正气未得到完全恢复,且乙肝病毒仍隐匿体内,故3个月后又出现黄疸及肝功能检查异常等乙肝邪毒泛滥的临床表现。邪毒内侵日久,不断损伤肝之气阴,致使气阴大伤,正气虚损,最终发展为肝硬化、肝癌。且当病人正气亏虚,邪毒外散,症见四肢环形红斑;阴损及阳,阴阳两虚的危重之时,出现了"面色黧黑、爪甲青紫、舌质紫暗、苔黑"等正虚邪盛之危象,若不能及时恢复正气,祛毒邪于外,往往造成阴阳离绝。在治疗中,应当首先注意"急则治其标",先以祛邪扶正之法,及时祛除湿热病毒之邪,药用大黄、炒栀子、决明子清热泻火祛毒,但泄毒不可妄伐,中病即止。用佛手、郁金、木香疏肝理气。用益气健脾药以平和为好,选党参、炙甘草、太子参温补而不热,补之太过会生热助疫毒。用当归、桃仁活血调经,润肠通便。用1剂汤药后,出现瘀热毒邪明显被排出之象,患者见苔薄,脉弦细,食欲增,胃气得以保留。治疗以疏肝解郁,养血健脾,益气养阴。本案坚持加用"清开灵滴丸"以清热解毒,与扶正益气,和胃健脾药并用,起到了"清血热,除疫毒"的明显疗效。同时加用"云芝肝泰"以及维生素,疏肝健脾,滋肝养肝,辅助增强患者之正气以及抗邪毒的能力,为肝功能的恢复奠定了基础,收获良效。

案例3:患者,男,61岁,主因发现肝癌2月余,于2009年4月28日由门诊以肝癌收入院。患者2009年2月于医院查体B超发现肝占位,进一步查腹部CT,诊断为巨块型肝癌,门静脉癌栓,患者及家属拒绝行放化疗及手术。患者入院时,神清,精神弱,肝区不适,身目黄染,反酸,纳差,寐欠安,小便色深黄量少,大便调,舌暗,苔白,脉沉细。查肝功能(2009-04-29)示:ALT 268.7 U/L,AST 435.4 U/L,TBIL 61.17 μmol/L,DBIL 43.46 μmol/L,IBIL 17.71 μmol/L。辨证考虑患者湿热蕴蒸,热毒蕴结,发而为积;证属肝胆湿热,予以龙胆泻肝汤和茵陈五苓散加减。

药用:柴胡12 g,茵陈15 g,生栀子15 g,龙胆草15 g,大黄6 g,黄芩10 g,龙葵10 g,郁金10 g,姜黄10 g,预知子15 g,猫爪草15 g,车前草15 g,莱菔子30 g,泽泻10 g,苦参10 g,黄柏10 g,当归10 g。每日1剂,水煎服,分2次服用。并结合短波深部加热治疗肿瘤部位30 min,温度为39.5 ℃,每日1次。7剂后患者泛酸、纳差症状明显缓解,身黄稍有缓解,药已奏效。

治疗1个月后,患者黄疸明显减轻,神清,精神可,肝区不适缓解,纳可,寐欠安,二便调,舌暗苔白,脉沉细。复查肝功能(2009-05-11):ALT 186.4 U/L,AST 326.3 U/L,TBIL 51.47 μmol/L,DBIL 37.80 μmol/L,IBIL 13.67 μmol/L。效果良好。

王琮,孙一予,李小江.中药联合热疗在肝癌治疗中的应用[J].世界中西医结合杂志,2010,5(9):803,827.

按语:患者脏腑气机失调,肝失疏泄,气机郁滞,瘀血内阻,湿热蕴结,发而为积。又因肝胆、脾胃位于中焦,湿热毒结,症见黄疸,纳差,小便黄而量少,舌暗、苔白、脉沉细,治疗以清热利湿,清泻肝胆,予以龙胆泻肝汤和茵陈五苓散加减。本方以柴胡舒畅肝经之气,引诸药归肝经;茵陈清热利湿,利胆退黄;龙胆草大苦大寒,既清利肝胆实火,又清利肝经湿热;黄芩、生栀子苦寒泻火,清热燥湿;泽泻、车前草渗湿泄热,导热下行;当归养血滋阴,邪去而不伤阴血;甘草调和诸药。中药可以抑制癌细胞增殖,调节机体免疫功能,提高生活质量。局部热疗是通过各种方法使局部肿瘤组织加热至有效治疗的温度范围并维持一定时间,用热作用及其继发效应来杀灭肿瘤细胞的一种方法,可以通过多种途径起到杀伤肿瘤细胞的作用。中药联合局部热疗,共奏扶正抗癌之功。

案例4:患者,男,52岁,民工,2004年11月18日初诊。患者因黄疸10 d,曾于2004年8月16日在某医院拟行肝癌切除术,术中因发现肿瘤太大,无法切除,乃行肝门部胆管取癌栓术、左右肝管引流术。术后诊断:①原发性肝癌;②胆管癌;③胆管结石;④慢性乙肝。于9月10日出院后服用肝泰乐等药物维持。现证:形体消瘦,带胆汁引流管,声低气怯,两目微黄,食欲尚可,口酸,小便时黄,大便稀,舌红、苔薄黄,脉弦。辨证:湿热成毒,壅结肝胆,邪胜正衰。法当清利肝胆湿热、解毒抗癌、软坚散结、扶正祛邪。以自拟软肝利胆汤加减。

处方:柴胡12 g,黄芩12 g,半夏12 g,红参12 g,田基黄30 g,垂盆草30 g,鳖甲20 g,丹参20 g,夏枯草20 g,生牡蛎30 g,山慈菇12 g,土贝母12 g,延胡索12 g,姜黄12 g,甘草6 g。5剂,每日1剂,水煎分2次服。

二诊:2004年11月23日。药后平稳,乃嘱原方坚持服用。

三诊:2005年6月17日。患者精神气色判若两人,自述回家坚持服药后,病情日见好转,无明显不适,几如常人。曾于2005年5月在某医院复查B超和CT示"肝胆脾胰未见异常",乃取出胆汁引流管。查:舌红、苔薄,脉弦。恐死灰复燃,仍用原方7剂,巩固疗效。

四诊:2006年7月9日。患者无明显不适,舌红、苔薄,脉弦。乃小其剂,防止复发。药用:柴胡12 g,黄芩12 g,半夏12 g,红参10 g,田基黄30 g,鳖甲20 g,莪术12 g,姜黄12 g,甘草6 g。继服5剂。其后连续来诊,以上方为主,每次7剂左右,偶以叶下珠、厚朴、大腹皮、白术、茯苓、薏苡仁酌情加一二味。

三十诊:2006年10月24日。患者健康如常,仍用上方。

五十一诊:2007年11月29日。至今距初诊已3年多,无明显不适,打工挣钱,每月2次定时来诊,保持治疗,预防复发。

范先基,杨子玉.王三虎治疗肝癌经验[J].中国中医药信息杂志,2009,16(8):86-87.

按语:本案患者因肿瘤过大,无法切除,属病情危重,说明其邪毒嚣张,而正气亏虚已甚。患者症见黄疸,口酸,小便黄,大便溏,舌红、苔黄,脉弦,其基本病机为"肝郁脾虚,湿热蕴毒,枢机不利"。治疗以自拟软肝利胆汤加减,方中以柴胡、人参疏肝健脾为君药;黄芩、垂盆草清利肝胆湿热为臣药;半夏、夏枯草、生牡蛎、山慈菇、土贝母、鳖甲化痰解毒散结;丹参、延胡索、姜黄理气止痛为佐药;甘草补中益气、调和诸药为使药。全方共奏疏肝健脾、清利湿热、化痰解毒、软坚散结之功。且治疗过程中依病情适时变化方药,健脾温肾补肝,软坚散结,寒热并用,攻补兼施,进退有度,又因患者持之以恒,坚持服药,定期复诊,预防复发,获得了较好的临床疗效。

案例5:郑某某,男,46岁,干部,2003年5月14日来我处就诊。患者家属代述:患者于2003年4月29日,上午突感腹部剧痛,大汗淋漓,面色苍白,到我院急诊。行B超及CT检查,发现疑为肝癌破裂出血。急行剖腹探查,手术切除治疗,术后病理报告为肝细胞癌。因患者家属不想让患者知道病情,故未进行化疗,转服中药进行治疗。患者再行B超检查,结果为:肝左叶已切除,但肝右后叶仍有两处低回声占位,大小为2.0 cm×2.8 cm、1.9 cm×2.5 cm。整个肝脏肝细胞回声增粗增强,胞膜光滑,门静脉1.25 cm,胆囊壁增厚0.4 cm,脾大小正常。AFP 520 $\mu g/L$。现患者神疲乏力,口苦,纳差,腹胀,小便黄,大便微溏,舌质淡红、苔黄腻,脉弦。此为少阳湿热型,治以和解少阳、清热除湿为主,辅以疏肝行气、活血化瘀、解毒散结。

药物:柴胡12 g,黄芩15 g,法半夏15 g,苍术10 g,泡参30 g,生姜10 g,白花蛇舌草30 g,龙葵15 g,车前仁(包煎)30 g,八月札15 g,莪术15 g,佛手15 g,蜈蚣2条,炒麦芽15 g,金钱草18 g,猫爪草30 g,猪苓30 g,甘草6 g。此方加减治疗1月。

复查B超示:两处低回声占位约有减小。再服上方加减治疗3月复查B超示:肝脏两低回声占位消失,整个肝脏回声均质,肝门静脉1.1 cm;AFP<

19 μg/L。此时患者所有症状消失,出现舌质淡红、无苔,脉细。因患者湿热退后,出现肝肾阴亏之征,于是将药物调整为:女贞子15 g,旱莲草15 g,制首乌15 g,枸杞子15 g,炒川楝15 g,白芍30 g,白花蛇舌草30 g,龙葵15 g,八月札15 g,莪术15 g,蜈蚣2条,炒麦芽15 g,金钱草18 g,猫爪草30 g,猪苓30 g,醋鳖甲30 g,牡蛎15 g,甘草6 g。以上方加减治疗,时而服药至今,患者每年定期复查各项指标均正常。

江介平.原发性肝癌治疗临床所得[J].四川中医,2009,27(09):30-31.

按语:因肝脏属木,脾脏属土,肝主疏泄,调畅气机;脾主运化与统血,五行中有木克土。患者肝失疏泄,脾运失职,则水湿内生,湿久不去,聚而化热,发为湿热。肝与胆互为表里,湿热邪气不解,停留于少阳,则胆汁外溢,症见:口苦、乏力、纳差、小便黄、舌红、苔黄腻等,并且患者兼有气滞血瘀,治疗时治以和解少阳、清热除湿为主,辅以疏肝行气、活血化瘀、解毒散结。在选药时,选八月札、柴胡、香附、佛手来舒肝理气,同时八月札的活血化瘀、除烦利尿功效与患者病因病理符合;选黄芩清热燥湿,法半夏燥湿化痰,苍术燥湿健脾;猪苓利水渗湿;金钱草利湿退黄;选龙葵、白花蛇舌草清热解毒,龙葵药也兼有除湿利尿功效。二诊时因患者湿热瘀久,出现了肝肾阴亏之征,养阴选女贞子、旱莲草、制何首乌等药,而不选生龟板、阿胶等滋腻、有碍脾气运化之品。治疗选药时既要做到主要功效对症,但兼治也要符合本病的病理特征,力求一药多用,选药要照顾到本病多方面病因、病理,最大限度发挥所选药物功效,提高临床疗效。

案例6:华某某,男,64岁,2016年2月29日初诊。患者既往有"慢性乙型病毒性肝炎"40年,2014年检查发现原发性肝癌,后至医院行肝切除术,2015年10月再次手术,术后AFP降至正常,病理提示肝细胞肝癌。患者右隐痛,下肢乏力,舌质暗红、苔薄黄腻,脉细小弦。证属湿热内蕴,痰瘀互结,肝脾失调。治以清热利湿,化痰散结,疏肝健脾。

处方:柴胡10 g,生牡蛎(先煎)90 g,炒白术15 g,炒白芍10 g,金钱草45 g,郁金30 g,垂盆草45 g,茯苓15 g,法半夏10 g,陈皮6 g,丝瓜络10 g,制白附子15 g,胆南星15 g,僵蚕10 g,灵芝10 g,生薏苡仁15 g,黄连5 g,生黄芪10 g,黛蛤散(包煎)15 g。21剂,每日1剂,常法煎服。

复诊:2016年4月11日。复查:AFP 11.23 μg/L,腹部CT示:肝门部多发肿大淋巴结,肝硬化,门静脉高压,脾肿大。患者下肢仍然乏力,胁痛不显,舌质暗红、苔薄黄腻,脉细小弦。上方改柴胡 6 g,郁金 10 g,加焦六神曲 15 g,太子参 10 g,川牛膝 10 g,28 剂。

2016 年 4 月 11 日至 2017 年 11 月 16 日患者继续服药,AFP 呈上升趋势,最高至 436.75 μg/L,但体重未有下降,未见新发肿瘤。

复诊:2017 年 11 月 16 日。复查:ALT 49.3 U/L,AST 64.1 U/L,GGT 27.1 U/L,ALP 57.4 U/L,ALB 40.2 g/L,GLB 32.9 g/L,AFP 436.75 μg/L。患者时有呛咳、咳痰,纳寐尚佳,大便正常,舌质淡红、苔淡黄腻,脉小弦。

处方:生牡蛎 90 g,炒白术 15 g,炒白芍 10 g,金钱草 45 g,郁金 30 g,鸡内金 15 g,垂盆草 45 g,党参 15 g,法半夏 20 g,陈皮 6 g,浙贝母 15 g,丝瓜络 10 g,制白附子 20 g,胆南星 20 g,僵蚕 10 g,灵芝 10 g,生薏苡仁 15 g,柴胡 6 g,冬凌草 15 g,菝葜 15 g,石见穿 15 g,猫爪草 15 g,黄连 6 g,五味子 10 g。

复诊:2017 年 12 月 21 日。AFP 401.68 μg/L,呛咳较上次好转,舌质暗红、苔薄,脉细小弦。2017 年 11 月 16 日方改法半夏 25 g,制白附子 25 g。

2018 年 1 月 25 日复查 AFP 309.97 ng/mL,2019 年 1 月 03 日复查 AFP 226.00 μg/L,其间 AFP 总体呈下降趋势,偶有小幅度上升,处方以 2017 年 11 月 16 日方为基础加减,法半夏增至 30 g,胆南星增至 25 g,制白附子增至 30 g。继续服药随访至 2021 年 5 月,其间复查 AFP 有所上升,但腹部 B 超、腹部 CT 等影像学检查未提示新发病灶,体重未降,面有光泽,病情尚稳。

刘媛.陈四清辨治原发性肝癌病案数据分析研究[D].南京:南京中医药大学,2021.

按语:患者确诊原发性肝癌后,行肝切除术,术后 AFP 降至正常,手术效果良好。但手术在祛除癌毒时也损伤患者正气,正气亏损但尚未入里,故而仅表现为右胁隐痛、下肢乏力等症状,舌质暗红、苔薄黄腻,脉细小弦,属于湿热内蕴,痰浊蕴结,肝脾失调,治以清热利湿,化痰散结,疏肝健脾。方中柴胡、炒白术、炒白芍疏肝健脾;法半夏化痰散结;陈皮配合法半夏理气和胃;灵芝、生黄芪补气健脾;生牡蛎、僵蚕化痰软坚散结;金钱草解毒利湿退黄;郁金行气解郁;茯苓、生薏苡仁健脾祛湿;黄连、垂盆草清热解毒;制白附子解毒散结;胆南星清热化痰。后复诊检查患者 AFP 持续升高,故加大制白附子、胆南星剂量以加强祛风化痰之功;加大法半夏剂量以加强化痰散结之功。之后患者 AFP 呈现持续下降,虽有小幅度升高,但无复发征象,达到了一种带瘤生存的稳定状态。

【注解】菝葜,味甘、酸,性平,归肝、肾经。功效:祛风利湿,解毒消肿。

猫爪草,味甘、辛,性平温,归肝、肺经。功效:解毒化痰散结。

案例7:王某某,男,56 岁,罹患慢性乙型病毒性肝炎 10 余年,2015 年体检发现肝硬化,予恩替卡韦抗病毒。同年 12 月查腹部 MRI 提示肝癌,行射频消融术,后复查 AFP 有所上升,CT 提示新发病灶,又行肝动脉化疗栓塞术、肝微波消融术等巩固治疗,但 AFP 未降至正常值。陈老师曾以消癌扶正中药、复方斑蝥注射液、华蟾素注射液等治疗,AFP 仍时高时低。患者自诉 AFP 增高时有目睛充血、目生内翳等眼部不适,予龙胆泻肝汤基本方治疗一周后复查 AFP 已恢复正常,此后一直以此方加减,AFP 未有反复。

复诊:2018 年 12 月 04 日。患者无眼部不适,背部皮肤瘙痒,无腹胀、腹泻,舌暗红、苔淡黄腻,脉弦滑。证属肝胆湿热,瘀热内结。治以清利肝胆,凉血化瘀。处方:龙胆草 9 g,黄连 5 g,黄柏 15 g,金钱草 45 g,郁金 15 g,垂盆草 30 g,生地黄 15 g,黛蛤散 15 g,白茅根 15 g,野菊花 15 g,制白附子 20 g,胆南星 20 g,僵蚕 10 g,蒲公英 15 g,茵陈 30 g,生牡蛎 60 g,六一散 15 g,土茯苓 15 g,焦栀子 10 g,白花蛇舌草 45 g。14 剂,每日 1 剂,常法煎服。

复诊:2019 年 1 月 03 日。后背及右肩痒甚,舌质红、苔淡黄腻,脉弦滑。上方去六一散、蒲公英,加白鲜皮 15 g,地肤子 15 g,14 剂。

复诊:2019 年 1 月 24 日。复查 AFP 5.4 μg/L,肝功能正常,腹部 MRI 示:肝硬化,脾大,肝脏多发微小囊肿。患者后背瘙痒明显减轻,手足汗多,舌质红、苔淡黄腻,脉弦滑。2019 年 1 月 03 日方加桑叶 30 g,14 剂。

继续予上方加减,随访至 2021 年 1 月 04 日,患者未再出现眼部不适,皮肤瘙痒不显,多次复查肝功能、AFP、腹部 B 超及 MRI 均未见异常。

刘媛.陈四清辨治原发性肝癌病案数据分析研究[D].南京:南京中医药大学,2021.

按语:患者中年男性,肝病病史 10 余年,湿热毒邪蕴结于体内,多次治疗均效果不佳。就诊时患者目睛充血,目生内翳,舌红,以龙胆泻肝汤治之,方中龙胆草、黄连、黄柏、焦栀子泻肝胆实火,茵陈、土茯苓清利湿热,野菊花、蒲公英、白花蛇舌草清热解毒,7 剂后效果明显,AFP 转阴,之后患者长期服用,但患者仍表现为一派湿热之象,偶有皮肤瘙痒,舌红明显、苔多黄腻,脉弦滑,以龙胆泻肝汤为基础方,加用制白附子、胆南星、僵蚕祛风化痰,金钱草、郁金、垂盆草疏肝利胆。至 2021 年初,患者皮肤瘙痒已消,无眼部不适,各项检查指标持续阴性。

案例8:孟某,男,80 岁。患者 2018 年 7 月体检发现肝癌,予介入治疗,既往曾有"腰椎间盘突出"病史。术后 2018 年 8 月 22 日复诊:患者腹胀时作,腰痛明显,不能下床行走,舌质暗红、苔薄黄腻,脉细弦。证属湿热瘀毒互结,肝脾肾失调。治以清热化痰散结,疏肝补脾益肾。

处方:醋柴胡 6 g,炒白术 12 g,炒白芍 12 g,茯苓皮 15 g,法半夏 20 g,陈皮 6 g,浙贝母 15 g,泽兰 15 g,制白附子 15 g,胆南星 15 g,僵蚕 10 g,狗脊 20 g,桑寄生 15 g,怀牛膝 15 g,鸡血藤 15 g,土鳖虫 5 g,全蝎 5 g,白茅根 30 g,金钱草 45 g,郁金 15 g,垂盆草 45 g,木瓜 15 g。7 剂,每日 1 剂,常法煎服。

2018 年 10 月 09 日复诊:患者诸症有所好转,仍时有腰痛,纳寐可,大便正常。加强消癌解毒、滋阴清热之效。处方:醋龟甲 15 g,黄柏 15 g,知母 10 g,生地黄 20 g,续断 20 g,桑寄生 15 g,杜仲 15 g,全蝎 6 g,土鳖虫 9 g,生牡蛎 90 g,制白附子 20 g,胆南星 20 g,僵蚕 10 g,泽兰 15 g,金钱草 45 g,郁金 5 g,垂盆草 30 g,怀牛膝 15 g,海螵蛸 30 g,凤仙透骨草 15 g,黄连 5 g。14 剂。

之后继予上方随症加减,2019 年 4 月 02 日复诊,患者较前明显好转,已可下床活动行走。继续服药,随访至 2020 年 12 月 25 日,患者病情稳定,精神尚可,未见复发。

刘媛.陈四清辨治原发性肝癌病案数据分析研究[D].南京:南京中医药大学,2021.

按语:患者老年男性,先天之精已亏损不足,加之癌毒积于体内,风、痰、瘀三者交阻,肝、脾、肾三脏失调,湿热内蕴,癌毒为患,气血亏虚;加之患者有腰椎间盘突出病史,腰痛明显,不能下床,考虑有淤血存在。故祛风、化痰、清热、化瘀、疏肝、健脾、益肝多方面治疗。方中以大剂量生牡蛎、制白附子、胆南星配合僵蚕祛风通络、化痰散结,金钱草、郁金、垂盆草、黄柏、黄连清利肝胆湿热,全蝎、凤仙透骨草祛风通络止痛,鸡血藤、土鳖虫活血化瘀、舒筋活络,醋龟甲、知母、生地黄滋补肝肾兼有清热,续断、桑寄生、杜仲、怀牛膝补肝肾、强筋骨,海螵蛸制酸护胃等。诸药合用,直达病所,彰显疗效。患者经治疗后症状明显改善,已能下床行走。

【注解】凤仙透骨草,即透骨草,味苦、辛;性温,有小毒。功效:祛风湿,活血,解毒。《本草正》云:"(凤仙花)善透骨通窍,故又名透骨草。"《纲目拾遗》谓:"凤仙花,一名透骨草,以其性利,能软坚,故有此名。"

案例9: 患者,男,58岁,2017年2月28日因"口干多饮多尿4年,发热5日"入住本院内分泌科。病史:4年前无明显诱因出现口干多饮,日饮水约4 000 mL,伴夜尿增多2~3次,感疲乏多汗,无明显多食、易饥,无性情激动、易怒,无消瘦,无头痛、呕吐,无腹痛、腹泻,无胸闷、气促,无皮肤瘙痒,无双下肢浮肿,初未重视及诊治,口干、多饮时有反复,程度不一。5 d前无明显诱因出现发热不适,伴畏冷、寒战,自测体温最高达42.0 ℃,自行予布洛芬退热,伴口干、多饮、多尿,性质同前,无咳嗽、咳痰,无腹痛、腹泻,无易饥、多食,无肢麻、肢痛,曾就诊于厦门某医院(2017年2月27日)。血常规:白细胞(WBC)11. 94×10⁹/L,中性粒细胞百分比(N)77. 9%;血细胞沉降率40 mm/h;血生化:TP 61. 0 g/L,ALB 33. 0 g/L,TBIL 44. 50 μmol/L,谷氨酰转移酶(GGT)309 U/L,碱性磷酸酶(ALP)156 U/L,ALT 54 U/L,AST 118 U/L,血糖(GLU)16. 14 mmol/L;尿常规:尿糖(+),尿胆红素(BIL)(++),酮体(+);结核抗体:阴性;肺部CT平扫:双肺纹理稍多;肝左叶体积稍小、密度稍减低。建议住院治疗,但患者拒绝。入院前一日夜里患者仍有发热,今就诊于本院,要求住院治疗,门诊拟"2型糖尿病"收住入院。发病以来,精神、食欲欠佳,睡眠一般,小便如上述,大便如常,体重无明显改变。

个人史:长期嗜酒史。体格检查:温度(T)38. 3 ℃,脉搏(P)90次/min,血压(BP)170/82 mmHg(1 kPa=7. 5 mmHg)。神志清楚,舌红、苔黄腻,脉弦滑;全身皮肤黄染,皮肤黏膜无皮疹、出血点;皮肤无凹陷性水肿,无肝掌、蜘蛛痣;全身浅表淋巴结未触及肿大;双侧巩膜黄染;双肺呼吸音稍粗,未闻及干、湿啰音,无胸膜摩擦音、哮鸣音;心率90次/min,律齐整,A₂>P₂,无心脏杂音,无心包摩擦音;腹平软,全腹无压痛、反跳痛,未触及包块,肝脏肋下未触及,胆囊未触及,墨菲征阴性,脾肋下未触及;腹部叩诊呈鼓音,肝区无叩击痛,脾区无叩击痛,腹部无移动性浊音;肠鸣音正常,4次/min,无气过水音,无明显肾区叩击痛,肋脊点、肋腰点无压痛,各输尿管点无压痛,膀胱未触及;双下肢无浮肿;神经系统检查无明显病理征。2017年2月28日查随机末梢血糖:10. 9 mmol/L。入院诊断:2型糖尿病酮症;肝功能异常待查;发热待查;高血压病待查。

入院后(2月28日)辅助检查:降钙素原(PCT)56. 597 ng/mL。CA199

148.47 U/mL。凝血功能:血浆凝血酶原时间(PT)12.80 s,国际标准化比值(INR)1.19。脑利尿钠肽(BNP)、甲状腺功能五项、甲胎蛋白(AFP)、癌胚抗原(CEA)、CA125、CA153、前列腺特异性抗原(PSA)均正常。糖化血红蛋白9.2%。肝功能六项、乙肝两对半、胰岛素自身抗体(IAA)、谷氨酸脱羧酶(GAD)均阴性。血常规正常。全腹CT平扫:胆囊结石;肝脏边缘欠光整、贲门周边及胃小弯侧静脉曲张、脾脏稍大,考虑肝硬化(请结合临床);肝左叶似见斑片状稍低密度影,建议CT增强扫描;所扫层面心影旁见新月形低密度影,考虑少量心包积液。血培养:检出肺炎克雷伯菌 G^- 杆菌(纯培养),对氨苄西林耐药,对庆大霉素、头孢唑啉、左氧氟沙星、美罗培南、阿米卡星、头孢曲松、头孢呋辛、头孢西丁、氯霉素、头孢他啶敏感。全套彩超:肝脏增大,肝实质回声增粗;左肝低回声区,性质待查,建议进一步检查;胆囊壁增厚,胆囊结石;脾大,脾门静脉扩张;胰、双肾、双侧输尿管、膀胱未见明显异常声像。

3月4日肝脏CT增强:肝左叶异常密度灶,考虑肿瘤学病变,胆管细胞癌(请结合临床);肝左叶多发小囊肿;胆囊结石;肝脏边缘欠光整,贲门周边及胃小弯侧静脉曲张,脾脏增大,考虑肝硬化;所扫层面心影旁见新月形低密度影,考虑少量心包积液。3月4日肝功能:TBIL 20.28 μmol/L,DBIL:10.41 μmol/L,ALT 71.5 U/L,AST 60.9 U/L,GGT 271.75 U/L,ALP 261.41 U/L。入院后完善相关检查,予优泌乐50R三餐前皮下注射强化降糖,据血糖情况调整,并予头孢美唑联合莫西沙星抗感染,复方甘草酸苷保肝降酶及补液等治疗。3月12日复查肝功能:TBIL 24.97 μmol/L,DBIL 16.67 μmol/L,TP 50.32 g/L,ALB 27.81 g/L,AST 40.8 U/L,CHE:3203 U/L。血常规、C反应蛋白及PCT复查正常。血培养:培养5日无细菌生长。患者炎症控制,停用抗生素。肝脏CT增强示:肝左叶异常密度灶,考虑肿瘤学病变,胆管细胞癌待查,经肿瘤外科会诊后拟诊:胆管细胞癌可能性大。建议:因病灶广泛,无法手术。患者放弃进一步治疗,于3月14日自行出院口服草药。

草药方:地苓根、萱草根、风柜斗草全草、猪胰1条,草药晒干,白酒2~3滴,炖1 h后当茶饮,猪胰食用。忌饮酒、油炸食品、海鲜、辛辣食品。服药半个月内,大便次数多,每日3~5次,大便如果冻,水样便,大便后乏力。服药3周后腹围减小(具体不详),精神好转。

4月25日于本院检查:ALT下降,CA19-9 52 U/mL;肝脏CT增强示:肝左叶异常密度灶较前片(2017年3月4日)范围减小,肝裂结节影较前片消失,对应周边肝内胆管扩张较前片减轻。续服草药1个月,精神状态继续好转。2017年10月肝脏CT增强未提示异常密度影。

张金付,吴老生,宋纬文,等.肝内胆管癌验案1例[J].中国民间疗法,2018,26(14):60-61.

按语:患者中年男性,身体强壮,正气充盛,但长期嗜酒,饮食不节,痰湿内生,伤及脾胃,脾失健运,痰浊瘀血湿热长期淤积于体内,癌毒内生,阻滞肝胆,导致癌肿形成。检查后发现胆管细胞癌可能性大,且病灶广泛,无法手术治疗,患者知悉后,放弃进一步治疗,选择自行口服中草药。方中风柜斗草全草(又名楮头红)清热平肝,利湿解毒;地菍根活血止血,利湿解毒;萱草根清热利湿,凉血止血,解毒消肿。《四科简效方》认为猪胰加延胡索治癖块,加少量白酒,防诸药过于寒凉,同时引药入肝胆。诸药合用,有清热利湿、解毒抗癌的作用。3周后复查癌肿减少,半年后复查CT增强提示癌肿消失,近1年随访,患者未再进一步治疗,病情控制,生活治疗改善。

【注解】地菍根,味苦、微甘,性平;归肝、脾、肺经。功效:活血,止血,利湿,解毒。

萱草根,别名漏芦果、漏芦根果,地人参,黄花菜根。功效:利水,凉血。

风柜斗草,民间习用治疗急慢性肝炎的单验方,具有清热解毒、清肝泻火之效,是治疗急慢性肝炎、肺热咳嗽、蛇头疔、胃肠炎等疾病的珍稀名贵中草药。

案例10:患者,男,71岁。患者因"肝区疼痛"于2014年1月查CT提示"肝占位",大小约5 cm,AFP 1 600 μg/L,临床诊断为原发性肝癌,遂于2014年1月于外院行TACE术治疗1次。2014年2月门诊复查CT示:肝癌介入术后,未见明显活性灶;门静脉右支及主干充盈缺损,考虑癌栓形成。2014年2月11日至2014年2月26日于东部战区某医院行伽玛刀治疗1周期。既往有乙肝、肝硬化病史20余年,一直接受规律抗病毒药物治疗。首诊(2014年4月8日):患者一般情况中等,易疲劳、乏力,余无明显不适。饮食、睡眠、二便均正常,舌红、苔微黄腻,脉细弦。2014年4月5日查胸、腹部CT示:"肝癌介入术后,三期增强未见异常强化"。查血常规示:WBC 2.57×10^9/L,PLT 42×10^9/L。生化大致正常。HBV-DNA<100 copies/mL;肿瘤标志物正常。

处方如下:茵陈 30 g,虎杖 15 g,炒薏苡仁 30 g,茯苓 15 g,白花蛇舌草 30 g,龙葵 15 g,石见穿 10 g,三棱 10 g,莪术 10 g,守宫 10 g,全蝎 6 g,党参 15 g,焦白术 15 g,怀山药 15 g,当归 10 g,陈皮 10 g,木香 10 g,厚朴 10 g,法半夏 10 g,苏梗 10 g,焦三仙各 20 g,炙甘草 6 g。共 28 剂,水煎服,1 日 1 剂。

复诊(2014 年 6 月 6 日):2014 年 6 月 4 日入院全面复查示病情稳定,未见肿瘤复发转移征象。患者诉偶感口苦,无不适,舌红、苔微黄腻,脉细弦。予上方去党参、焦白术、怀山药、当归,加栀子 10 g,丹皮 10 g。共 28 剂,水煎服,1 日 1 剂。嘱患者每月门诊复诊。

最近一次就诊(2019 年 11 月 25 日):2019 年 10 月 30 日入院全面复查评估病情稳定。患者诉稍有乏力,余无不适,舌红、苔白微腻,脉细弦。予处方:茵陈 20 g,虎杖 15 g,茯苓 15 g,炒薏苡仁 30 g,泽泻 10 g,车前子(包煎) 10 g,猪苓 10 g,白花蛇舌草 30 g,半枝莲 30 g,三棱 10 g,莪术 10 g,守宫 10 g,全蝎 6 g,石见穿 10 g,冬凌草 15 g,生牡蛎先煎 20 g,党参 15 g,黄芪 20 g,当归 10 g,生地黄 10 g,广木香 10 g,川朴 10 g,丹皮 10 g,炙甘草 6 g。共 28 剂,水煎服,1 日 1 剂。并嘱患者此方长期服用。

张家豪,华海清,邵晓晴,等.华海清药对治疗肝胆湿热型肝癌[J].亚太传统医药,2022,18(3):133-136.

按语:患者老年男性,年事已高,正气不足,脾胃运化功能减弱,加之患者平素嗜食肥甘厚腻,痰湿内生,蕴而化热,积聚于肝,遂成癌毒。治疗上应清热利湿,抗癌解毒,理气。方中茵陈、虎杖利胆退黄;炒薏苡仁、茯苓除湿健脾;牡丹皮、泽泻、车前子引热下行;白花蛇舌草、半枝莲、三棱、莪术、守宫、全蝎、石见穿、冬凌草、生牡蛎等抗癌减毒、化瘀散结;党参、黄芪、当归益气扶正;广木香、陈皮、川朴行气止痛;焦三仙消食健胃。复诊时患者出现口苦热症,遂停用益气扶正之品,加用清热凉血之类;最后一次复诊时,患者除偶感乏力,已无明显不适症状,情况良好。此后患者持续口服中药抗肿瘤及阿德福韦酯抗病毒治疗,并定期复查 CT 等,提示病情稳定,总生存期已达 7 年余,至今保持高生活质量。

【注解】冬凌草,味苦、甘,性微寒。归肺、胃、肝经。功效:清热解毒,活血止痛。用于咽喉肿痛,癥瘕痞块,蛇虫咬伤。

案例 11:患者潘某,男,47 岁,2011 年 3 月 9 日就诊。两年前行肝癌切除术,4 月前无明显诱因下出现乏力、消瘦、肺部结节灶,查 AFP 99.68 μg/L,当地医院诊为肝癌肺转移。症见:患者胁部隐痛,身目黄染,情绪不稳,头晕乏力,口干、口苦,舌质暗红有瘀点、舌苔薄腻,脉弦,拟参益气阴祛瘀法为治。

处方:枸杞子30 g,生米仁30 g,生黄芪30 g,炒白术18 g,丹参30 g,黄芩15 g,水蛭12 g,垂盆草30 g,虎杖根30 g,郁金9 g,飞滑石(包)30 g,绵茵陈45 g,焦栀子12 g,制大黄5 g,猫人参45 g,生甘草12 g,三叶青30 g,姜半夏9 g,猪苓45 g,茯苓45 g,半枝莲30 g。21 剂。

二诊:2011 年 4 月 16 日。乏力稍缓解,仍有口苦,AFP 166.09 μg/L,面色晦暗,舌质暗红,舌尖瘀点,舌苔黄腻,脉弦,拟参益阴祛瘀法为治。再守方出入:守方加炒枳壳18 g,白英10 g,去丹参30 g。21 剂。

三诊:2011 年 5 月 21 日。肝癌术后 2 年零 6 个月,乏力,咳嗽,AFP 207 μg/L,两肺多发转移瘤,肝功能改善,舌质暗红,舌苔薄黄腻,脉细,拟参益气阴利湿法为治。处方:瓜蒌皮12 g,白花蛇舌草30 g,水蛭15 g,白英12 g,枸杞子30 g,生米仁30 g,生黄芪30 g,炒白术18 g,黄芩15 g,虎杖根30 g,郁金9 g,飞滑石包30 g,绵茵陈45 g,焦栀子12 g,制大黄5 g,猫人参45 g,生甘草12 g,三叶青30 g,姜半夏9 g,猪苓45 g,茯苓45 g,半枝莲30 g。21 剂。

四诊:2011 年 7 月 9 日。肝癌术后 2 年零 8 个月,仍有乏力,AFP 209 μg/L,两肺多发转移瘤,药后肝功能改善,舌质暗红,舌苔黄腻,脉涩。再守方治之,芳香化湿。守方加鱼腥草30 g,改炒白术为30 g。28 剂。

五诊:2011 年 9 月 24 日。肝癌术后 2 年零 10 个月,AFP 246.47 μg/L,两肺有多发转移瘤,舌质暗红,舌苔腻,脉弦。再守方芳香化湿,佐以散结,上方再加积雪草18 g、怀山药15 g。28 剂。

六诊:2011 年 12 月 3 日。肝癌术后三年差 1 个月,咳嗽、咳痰,AFP 195.28 μg/L,肺有多发转移瘤,症见:声音洪亮,思维清晰,精神恢复尚可,舌质暗红,舌苔薄腻,脉弦细,拟参润肺化痰法为治。处方:浙贝母10 g,芦根30 g,积雪草18 g,怀山药15 g,鱼腥草30 g,炒白术30 g,瓜蒌皮12 g,白花蛇舌草30 g,水蛭15 g,白英12 g,枸杞子30 g,生米仁30 g,生黄芪30 g,黄芩15 g,虎杖根30 g,郁金9 g,绵茵陈45 g,焦栀子12 g,猫人参45 g,生甘草12 g,三叶青30 g,姜半夏9 g,猪苓45 g,半枝莲30 g。28 剂。

2012 年 3 月 3 日:肝癌肺转移已三年余,AFP 183.79 μg/L,诸证尚可,舌质暗红、苔少,脉弦细,柔肝润肺为治。上方去积雪草,再加木瓜12 g,改黄芩为12 g、枸杞子为45 g。28 剂。患者诸证尚可,舌质暗红、苔少、脉弦细为肝阴不足之象,再守方柔肝润肺法。上方减黄芩 15 g 为 12 g,枸杞子加大剂量用以柔肝,加木瓜 12 g,配生甘草,滋阴柔肝。而两年后随访,患者仍继续坚持服药。

朱月玲,范永升.范永升教授治疗肝癌肺转移举隅[J].浙江中医药大学学报,2017,41(09):731-733.

按语:肝主藏血,有贮藏和调节血液的功能。肝失疏泄,气滞痰阻,络脉瘀阻,湿热瘀毒蕴结于肝,日久而成肝癌。肝癌日久,损伤人体正气,耗伤肝肾之阴,阴津亏虚。肝与胆相表里,湿热阻滞,导致胆汁外溢而发黄疸。故该患者以湿热蕴结为本、肝阴不足为标,故施以清利湿热、益气扶正,方用茵陈蒿汤合四君子汤加减。茵陈蒿汤为治疗湿热发黄之经方,《金匮要略》用其治疗谷疸,"谷疸之为病,寒热不食,食即头眩,心胸不安,久久发黄为谷疸,茵陈蒿汤主之"。方中绵茵陈苦泄下降,清热利湿,为治黄疸要药;焦栀子清热降火,通利三焦,助茵陈引湿热从小便而去;制大黄泻热逐瘀,通利大便,导热从大便而下。合四君子汤加减以补气健脾,养阴扶正。方中人参为君,甘温益气,健脾养胃。臣以苦温之炒白术,健脾燥湿,加强益气助运之力;佐以甘淡茯苓,健脾渗湿,苓术相配,则健脾祛湿之功益著。使以生甘草,益气和中,调和诸药。四药配伍,共奏益气健脾之功。且针对患者病机,方中加入猫人参清热解毒、祛风除湿;半枝莲清热解毒;薏苡仁健脾益胃、利水渗湿;郁金、丹参活血祛瘀;虎杖、垂盆草、飞滑石利湿退黄;黄芩、枸杞子清肝泻火。全方药物有补有清,补而不滞湿,利而不伤阴,方药与病机相切,在清利湿热基础上,益气养阴,标本同治。二诊时针对患者肝经湿热瘀阻之象,在原方的基础上,加白英清热利湿、解毒消肿,枳壳行气消积。三诊时,患者因肝癌日久,脏腑气血亏虚,多发转移。肝火亢盛,木火刑金,症见咳嗽。治宜补益肝肾之阴,使金水相生,则真阴渐复,而咳可渐愈。上方加瓜蒌皮宽胸散结,用之切中病机;白花蛇舌草清热解毒,消痈散结,利尿除湿。诸药合用,既益气养阴,祛瘀散结,又清肝火、润肺金以治标。四诊时加鱼腥草清热祛湿,清解肺痈,又加炒白术剂量,以增强健脾燥湿之效。五诊时加积雪草清热利湿,解毒消肿;怀山药补脾易胃,生津润肺。六诊时因患者近有咳嗽、咳痰,故加浙贝母、芦根润肺化痰。治疗过程中,对病机把握准确并精准地辨证论治,随症加减,故获良效。

【注解】猫人参,味苦,涩,性凉,归肝、脾、胃、膀胱经。功效:清热解毒,消肿。

三叶青,味苦、性寒,归脾、胃经。功效:清热解毒。

案例12:王某某,男,77 岁。患者既往有慢性乙肝病史 30 余年,未行诊治。2018 年 2 月因双下肢水肿 6 月,腹胀 3 d 至昆明市某医院行相关检查确诊肝癌。患者已无手术治疗指征,于 2018 年 3 月 27 日求治于李斯文教授处。症见:腹围 87 cm,腹痛、腹胀明显,神疲乏力,消瘦,双下肢肿胀明显,纳差,眠差,大便正常,小便量少。舌质红、苔白腻,脉沉细,舌下脉络迂曲。辅助检查:腹部 CT 提示肝内多发占位(最大约 7.0 cm×9.0 cm×9.0 cm),大量腹腔积液。西医诊断:原发性肝癌并肝内转移;大量腹腔积液。中医诊断:肝癌(脾肾两虚,瘀毒互结)。治则:温阳化气行水。

方药:五苓散加减。茯苓 30 g,猪苓 30 g,泽泻 30 g,桂枝 15 g,大腹皮 20 g,南方红豆杉先煎 15 g,制鳖甲先煎 20 g,醋龟甲先煎 20 g,柴胡 30 g,炒枳壳 15 g,丹参 15 g,炒厚朴 15 g,苍术 20 g,山土瓜 15 g,法罗海 15 g,陈皮 10 g,溪黄草 30 g,垂盆草 30 g,仙鹤草 30 g,木香 10 g,刺猬皮 20 g,卷柏 20 g,砂仁 10 g,炒白扁豆 20 g,老鸦花藤 30 g,金丝藤仲 15 g,山药 20 g,三棱 20 g,莪术 20 g,莲子 20 g,炮穿山甲兑服 10 g,鸡骨草 30 g,浙贝母 20 g,玉米须 30 g,蛇六谷 30 g,炒鸡内金 15 g,甘草 5 g。5 剂。

二诊:2018 年 4 月 17 日。服上方第 1 剂后,解黑色水样便 5 次,腹胀明显缓解,腹围 83 cm,腹痛隐隐,神疲乏力,消瘦,纳眠欠佳,双下肢肿胀,二便调。舌红、苔白腻,脉沉细,舌下脉络迂曲。上方加薏苡仁 20 g、黑丑 20 g。以加强利水除湿之效。续进 7 剂。

三诊:2018 年 5 月 18 日。胃脘部隐痛,无腹胀,腹围 78 cm,双下肢肿胀明显减轻,精神体力尚可,纳眠可,大便偏稀,日 1 次,小便量多。舌红、苔白,脉沉细,舌下脉络迂曲。上方加延胡索 20 g、赤小豆 100 g。续进 10 剂。此后,患者一直在上方基础上根据临床症状调整用药,腹水未再增加,临床症状较前明显改善,目前仍坚持口服中药汤剂。

何赛群.李斯文教授治疗原发性肝癌的用药规律及经验总结[D].昆明:云南中医药大学,2020.

按语:患者老年男性,乙肝病史多年,湿热毒邪侵袭机体,长期失治,导致气血瘀滞体内而形成包块;肝病日久,疏泄失调,进而损及脾胃,脾失健运;日久及肾,肾阳虚衰,无力蒸化水湿,气化不利。故症见腹围 87 cm,腹痛、腹胀明显,神疲乏力,消瘦,双下肢肿胀明显,纳差,眠差,大便正常,小便量少。舌质红、苔白腻,脉沉细,舌下脉络迂曲。治疗上以温阳化气理水为治则,方选五苓散加减。方中茯苓、猪苓、泽泻通调水道,利水渗湿;桂枝温阳化气行水;大腹皮行气,利水消肿;三棱、莪术、穿山甲、法罗海等活血化瘀理气。此后一直在此方基础上随症调整,症状改善明显。

【注解】红豆杉,味甘、苦,归肾、心经。功效:利尿消肿、温肾通经,药理研究表明,红豆杉能够抑制癌细胞的生长和繁殖。

山土瓜,别名山红苕、野红苕,味甘、淡,性平,归脾、胃经。功效:清热,除湿,止咳,健脾。

法罗海,别名土川芎、红独活、白独活、小独活,味辛、苦,性温,归脾、肺经。功效:理气止痛;止咳平喘。

刺猬皮,味苦、甘,性平,归胃、大肠、肾经。功效:化瘀止痛,收敛止血,固精。

老鸦花藤,别名黑血藤、大血藤,味苦,性温,归肝、肾二经。功效:补血活血;清肺润燥;通经活络。

金丝藤仲,别名银丝杜仲,味苦、微甘,性平,归肝、肾经。功效:补肾壮腰;散瘀止痛。

案例13:患者,男,66岁,2017年12月6日初诊。主诉:身目黄染1月余。患者2017年11月8日因"腹痛、腹泻"就诊,查CT示:肝硬化,肝右叶原发性肝癌伴肝内多发转移(较大层面大小约19.5 cm×11.4 cm),肝门区及胃小弯旁见多发增大淋巴结,考虑淋巴结转移。2017年11月15日肝肿物穿刺活检病理提示:考虑肝细胞癌。免疫组化:Nepatocyte(−),CK7(少数+),CK19(少数+),CD34(间质血窦内皮毛细血管化),甲胎蛋白(AFP)(−),Ki-67(约40%+),符合低分化肝细胞癌。2017年12月2日生化检查示:AST 76 U/L,ALT 27 U/L,TBIL 54.7 μmol/L。刻诊:患者神清,精神疲倦,身目黄染,纳差,口干、口苦,小便黄,如茶色,大便正常,眠差;舌暗红、有瘀斑、苔白,脉弦数。西医诊断:原发性肝癌(肝细胞癌伴肝内、淋巴结多发转移,T3N2M×)。中医诊断:积聚(积证),黄疸(阳黄);辨证:肝热血瘀证。治以清热祛湿解毒,凉血祛瘀。

处方:酒女贞子15 g,墨旱莲15 g,茜草15 g,土鳖虫6 g,桃仁10 g,山慈菇15 g,半枝莲30 g,龙葵30 g,肿节风30 g,牡丹皮15 g,生地黄20 g,鸡内金15 g,姜厚朴15 g,麸炒枳壳15 g,醋鳖甲先煎20 g,甘草6 g。20剂,每日

1 剂,水煎服,早晚分服。

二诊:2017 年 12 月 24 日。患者神清,精神可,身目黄染较前消退,胃纳可,无腹痛腹胀,无恶心呕吐,大便次数较前增多,4～5 次/d,小便色清,量可,眠差;舌暗红、苔白腻,脉弦细。2017 年 12 月 20 日生化检查示:AST 34 U/L,ALT 25 U/L,TBIL 28.7 μmol/L。处方:土鳖虫 6 g,桃仁 10 g,山慈菇 15 g,半枝莲 30 g,龙葵 30 g,肿节风 30 g,鸡内金 15 g,麸炒枳壳 15 g,甘草 6 g,熟党参 25 g,白术 15 g,茯苓 25 g,泽泻 15 g,山药 15 g,陈皮 10 g,法半夏 10 g,藿香 15 g,桂枝 10 g,白芍 15 g。20 剂,每日 1 剂,水煎服,早晚分服。

三诊:2018 年 1 月 20 日。患者神清,精神可,身目无黄染,胃纳可,无腹痛、腹胀,无恶心呕吐,大便约 2 次/d,小便色清,量可,眠一般;舌暗红,苔薄白,脉弦。2018 年 1 月 17 日生化检查示:AST 28 U/L,ALT 21 U/L,TBIL 17.6 μmol/L。处方:土鳖虫 6 g,桃仁 10 g,山慈菇 15 g,半枝莲 30 g,龙葵 30 g,肿节风 30 g,麸炒枳壳 15 g,甘草 6 g,熟党参 25 g,白术 15 g,茯苓 25 g,女贞子 20 g,墨旱莲 20 g,生地黄 20 g,牡丹皮 15 g,柴胡 15 g,白芍 15 g。20 剂,每日 1 剂,水煎服,早晚分服。此后患者肝功能指标逐渐下降至正常,规律中药治疗,定期复诊,无再发黄疸。

罗嘉敏,李菁,林丽珠.林丽珠从血分论治恶性肿瘤并发黄疸的辨证思路[J].中医药导报,2020,26(11):184-186,189.

按语:患者老年男性,诊断为原发性肝癌,未经系统抗肿瘤治疗。患者为湿热毒淤积体内,阻滞气血运行,脉络不畅,久则成淤;湿热侵及肝胆,肝疏泄失常,胆汁外溢肌肤而成黄疸。症见身目黄染,纳差,口干、口苦,小便黄,如茶色,大便正常,眠差;舌暗红、有瘀斑、苔白,脉弦数。邪气虽胜,但正气尚存,故治疗以祛邪为主,清热解毒祛湿,凉血祛瘀。方中土鳖虫、桃仁活血祛瘀;茜草、牡丹皮、生地黄凉血祛瘀,清肝热且祛瘀;山慈菇、半枝莲、龙葵、肿节风清热解毒,消症抑瘤;女贞子、墨旱莲补益肝肾。二诊时患者黄疸明显消退,大便次数增加,但恐祛邪力度过强而损伤脾胃,导致湿邪留滞,故方中加用四君子汤及陈皮、法半夏健脾益气,调和脾胃。三诊时黄疸已消退,情况良好,治疗上祛邪扶正并重,继续四君子汤健脾益气,加四逆散调和脾胃,透邪升阳,女贞子、墨旱莲、生地黄补益肝肾。此后规律口服中药治疗,定期复诊,黄疸未再复发。

案例 14:患者甲,男,82 岁,退休干部,2014 年 4 月 28 日初诊。患者于

2014 年 3 月因"右上腹部疼痛不适"就诊于某医院,检查上腹部彩超:右肝实质性占位(大小约 5.5 cm×5.0 cm),考虑原发性肝癌。2014 年 3 月 17 日上腹部 CT 平扫+增强(CT 号:C-201575):肝脏右叶后段占位(大小约 4.5 cm×4.8 cm),考虑原发性肝癌。2014 年 4 月 16 日就诊于北京某医院查腹部超声增强:①肝右后叶下段动脉期高增强结节,超声造影检查符合恶性肿瘤声像图改变;②肝右后叶延迟期低增强结节,考虑卫星灶。2014 年 3 月 17 日 CT 检查后诊断其为"原发性肝癌",建议患者行肝脏穿刺病理活检,进一步行 TACE 术或局部消融术,患者及家属拒绝,原因是患者系高年老人,本身基础疾病较多,患"高血压病(3 级,极高危)"病史 20 余年,长期口服"施慧达""安博诺"降压药治疗;有"2 型糖尿病"病史 7 年余,长期口服"拜糖平""达美康"降糖药控制血糖;有"冠心病房颤"支架介入术后病史 9 余年,口服硫酸氢氯吡格雷片 75 mg,每晚 1 次;有"前列腺增生"病史多年服用"哈乐"治疗。虽然影像学及临床诊断原发性肝癌,但患者及其家属担心创伤性治疗的风险,未行任何侵袭性诊断及治疗,于 2014 年 4 月 28 日就诊于安徽某医院,寻求中医中药治疗。刻诊:神志清楚,精神稍差,自感乏力,右上腹部轻度疼痛,伴有心慌胸闷,动则气喘,双下肢轻度水肿,纳食欠佳,夜眠一般,口干口苦、大小便正常,舌红、苔黄微腻,脉沉弦。

药用:生地黄 30 g,玄参 15 g,麦冬 15 g,陈皮 12 g,夏枯草 9 g,连翘 12 g,鳖甲 15 g,薏苡仁 30 g,赤芍 15 g,牡丹皮 30 g,桃仁 15 g,火麻仁 15 g,石见穿 30 g,猫人参 30 g,鸡内金 12 g,焦三仙(焦山楂、焦神曲、焦麦芽)各 12 g,上方 7 剂,每日 1 剂,水煎,分早、晚餐后半小时服。予华蟾素注射液 50 mL 及消癌平注射液 40 mL 静脉滴注,每日 1 次,10 d 为 1 个疗程。每隔 28 d 再次循环重复上述方案。

二诊:2014 年 5 月 28 日。患者自诉服上药及上述方案治疗后无明显不良反应,右上腹疼痛不适感较前有所好转,但仍诉口干口苦,心慌胸闷,双下肢轻度水肿,纳食欠佳,夜眠一般,大小便正常,舌暗红,苔黄腻,脉沉弦。处方:2014 年 4 月 28 日方去夏枯草,加苦参 30 g,金银花 15 g,穿山甲 4 g,服法同上,余治疗基本同前。

二诊之后,在 2014 年 4 月 28 日方基础上,根据舌脉及证候的不同,中草药处方增减调理,每月 1 次 10 d 中成药华蟾素联合消癌平静脉滴注及保肝护胃治疗。坚持此方案没有应用任何抗肿瘤的西药及创伤性治疗,1 年后评估病情,患者临床症状消失,2016 年 2 月 25 日复查上腹部彩超提示:肝癌治疗恢复期。2016年2月在A医院行肝脏CT(CT号:CT-22676)复查:①肝癌治疗后局部灶性坏死改变;②肝脏小囊肿;③双肾小囊肿。2016年2月26日CT视图从以上治疗结果来看,患者不但临床症状明显改善,而且肝脏肿瘤瘤体几乎不见,疗效显著。

陆检英,张高彬,王凌玉.运用中医中药治疗原发性肝癌验案一则[J].中医临床研究,2021,13(18):71-72.

按语:患者老年男性,年老体弱,脾肾亏虚,肝失疏泄,水湿内停,生水湿邪毒,湿毒积聚体内,阻碍气血运行,气滞血瘀。故见右上腹部轻度疼痛、乏力纳差、心慌胸闷、气喘、双下肢轻度水肿,舌质红、苔黄腻、脉沉弦。治以疏肝健脾和胃,清热解毒,滋阴益气。方中重用生地黄佐以玄参、麦冬滋阴解毒;夏枯草、连翘、石见穿、猫人参、鳖甲清热解毒、软坚散结;赤芍、牡丹皮、桃仁凉血活血、化瘀解毒;鸡内金、薏苡仁、焦三仙健脾和胃。2016年患者复查临床症状明显改善,肝脏肿瘤瘤体几乎不见,疗效显著。

案例15:患者,洪某,男,81岁,退休人员,2017年1月体检查腹部MRI提示:①肝尾状叶占位性病变:考虑巨块型肝癌可能性大(5.4 cm×4.3 cm);②肝内多发小囊肿;③肝硬化,脾大,腹水;④胆囊多发结石。2017年2月14日于厦门市中医院肝外科行局麻下肝动脉栓塞术,术后出现嗜睡、乏力、纳差,查血氨75.1 μmol/L,肝功能:TBIL 44.3 μmol/L,DBIL 11 μmol/L,IB 33.3 μmol/L,ALT 72 IU/L,AST 96 IU/L,遂急请会诊,导师结合四诊合参,中医治以清热利湿、解毒散瘀、健脾化痰。拟栀子根汤化裁。

中药处方:栀子根、郁金、白花蛇舌草、石菖蒲、盐泽泻、赤芍、丹皮、大黄、姜半夏、黄芪、醋鳖甲、玄参、薄荷、甘草片、山药。服药3剂后,患者诉食欲改善,精神状态明显好转,住院期间继续守方加减治疗,经治后上述症状明显改善,病情稳定后出院,出院后间断门诊随访中药治疗。2017年10月14日复查腹部彩超:肝尾状叶内可见高回声占位(6.0 cm×5.3 cm)。2018年2月因"上消化道出血"第2次住院治疗,查腹部彩超(2018年2月9日):肝尾状叶内可见高回声占位(6.3 cm×5.6 cm),经止血、补液、保肝等综合治疗后,病情好转出院。

出院1月余,患者再次就诊我科门诊,要求中药治疗。症见:乏力,右上腹胀闷不适,腰酸,口略干,口苦,纳一般,夜寐安,二便自调,舌淡红胖大,舌中有裂纹、苔薄腻,舌下络脉迂曲,脉弦细。诊断:积聚病(毒瘀肝脾,脾虚湿热),拟参芪三甲汤加减。

中药处方:半边莲 30 g,九节茶 15 g,川芎 10 g,绵茵陈 30 g,白豆蔻 5 g,薏苡仁 20 g,半枝莲 15 g,黄芪 40 g,山药 30 g,仙鹤草 30 g,枸杞 15 g,桂枝 6 g,大黄炭 3 g,醋鳖甲 10 g,牡蛎 30 g,神曲 10 g,酒萸肉 15 g,酒续断 10 g,红枣 6 g。7 剂,水煎服,日 1 剂,早晚饭后温服。

药后患者精神体力佳,食欲食量可,口干、口苦好转,腰酸、右上腹胀闷明显改善,夜寐尚安,二便自调。以上方为基础继续门诊随访取药治疗,2019 年 11 月 21 日复查肝功能:TBIL 19.4 μmol/L,DBIL 9.1 μmol/L,IBIL 10.3 μmol/L,ALT 22 IU/L,AST 32 IU/L,AFP 正常。患者腰酸改善,纳寐可,二便调,舌淡胖,中有裂纹,苔薄白,舌下络脉迂曲,脉沉细。守上方减绵茵陈、神曲、萸肉,加姜半夏、石斛、生麦芽、茯苓、芡实、泽泻,14 剂。继续门诊随访,患者口服中药至今,未诉明显不适,正气渐复,肝功能、肾功能基本稳定,复查彩超提示肿块(6.6 cm×5.5 cm)并无明显增大,未再复发及发生癌转移,病情稳定。

郑春榕,阮清发.康氏学术流派在原发性肝癌治疗中的经验拾萃[J].医学信息,2021,34(5):169-171.

按语:患者老年男性,年事已高,脾胃功能减退,水湿运化不利,酿湿成痰,积聚体内,日久郁而化热,湿热邪毒蕴结;痰湿壅滞,阻滞气血运行,瘀血内生。治疗以清热利湿、解毒散瘀、健脾化痰。方中栀子根清热利湿;白花蛇舌草清热解毒;石菖蒲化痰祛湿;郁金清心凉血;赤芍、牡丹皮、玄参凉血活血、化瘀解毒;大黄、泽泻利水渗湿、泻热;半夏健脾化痰;醋鳖甲清热解毒、软坚散结;甘草片、山药补脾益气。患者服药后精神状态好转,食欲增加。后肝癌术后复发,正气不足,治疗上以扶正为主,继续原方治疗,稍减清热解毒之品,加石斛、茯苓、芡实滋补肝肾,姜半夏、生麦芽理气除胀。患者 2017 年手术至今,坚持服药,精神状态可,病灶稳定,肝、肾功能明显改善,目前未发现术后肝癌转移灶,生存质量较高,临床治疗效果好。

【注解】九节茶,别名草珊瑚,观音茶,肿节风,味辛,性平,归心、肝经。功效:清热凉血,活血消斑,祛风通络。

案例 16:王某,男,56 岁,农民。乙肝病史 30 多年,否认烟酒史。2012 年 10 月于广东省中医院行腹部 CT 提示:肝 S2、S8 段各有类圆结节 1 个,大小约 1 cm。2013 年 1 月查 AFP 38.11 μg/L(参考值:0~8.10 μg/L),并行肝脏穿刺术,活检病理提示:慢性肝炎,中度(G3S+2)。此后,门诊口服恩替卡韦抗病毒配合中药治疗5年。期间AFP持续上升,肝脏结节亦渐增大。2017年12月,AFP升至252.3 μg/L,遂于某大学附属医院进一步行MRI检查,提示:肝左外叶团块信号异常,病灶边界清晰,周围可见信号带包绕,大小约3.6 cm×3.3 cm×2.9 cm。诊断:原发性肝癌并肝内多发子灶。2018年1月首诊:胁痛5年余,患者精神可,肝区偶有疼痛,口干、口苦,纳寐可,二便尚调,舌暗红、苔黄腻,脉弦细。给予自拟肝癌基本方,并嘱其服用蛇壁粥、麦芽糖,注意休息,调摄情志。

处方如下:党参、白术、茯苓各20 g,柴胡、郁金、茵陈(各)15 g,壁虎、露蜂房各10 g,薏苡仁30 g,虎杖、莪术、丹参、重楼各15 g,甘草5 g。

二诊:2018年1月底。患者服上药后,口干、口苦减轻,仍有纳欠佳。在前方的基础上加麦芽30 g。

三诊:2018年2月。肝区疼痛较前明显缓解,口干、口苦的症状基本消失,纳眠可。2018年5月中旬,其女前来告知患者于廉江市人民医院复查AFP已转至正常。2018年11月,患者再次复查AFP 1.61 IU/mL(参考值0~5.5 IU/mL)。ALT 46.2 U/L,AST 34 U/L。肝脏彩超结果提示:肝脏大小正常,包膜光滑,实质回声分布均匀,稍增粗增强。患者本人欣喜持报告前来告知,目前患者已无肝区疼痛的症状,生活自理,纳眠可,二便调。嘱患者继续坚持治疗,中药减至隔天1剂,食疗如前。

任晓琳,王润珍,陈剑峰,等.李春辉老中医治疗原发性肝癌经验介绍[J].新中医,2020,52(2):194-196.

按语:患者虽为肝癌病,但肝脏代偿能力尚可,无腹水及消化道出血并发症,肝脏虽多发结节,但大小约1 cm。曾中药治疗5年,效果欠佳,肝功能逐渐下降,结节持续增大。接诊后,经全面评价患者情况及体质后,决定继续给予中药治疗。初诊时,患者精神可,肝区偶有疼痛,口干口苦,纳寐可,二便尚调,舌暗红、苔黄腻,脉弦细,证属湿热内蕴,痰瘀互结,肝脾失调,治以清热利湿,益气健脾,疏肝利胆,给予基本处方并服蛇壁粥、麦芽糖,方中以四君子汤为底方,脾胃得运,脏腑才能和顺协调,正气方能充沛;柴胡、茵陈、郁金疏肝行气利胆,以恢复肝脏的疏泄功能;壁虎散结活络,解毒;露蜂房攻毒,消肿止痛;薏苡仁利湿,解毒散结;重楼清热解毒,消肿止痛;虎杖解毒,散瘀止痛;莪术行气消积;丹参活血祛瘀;甘草调和诸药;二诊时患者情况有所缓解,但仍有纳欠佳,在前方的基础上加麦芽30 g以健脾开胃。至

2018 年 11 月,患者症状基本缓解消失,各项指标未见异常,生活恢复。嘱患者继续中药治疗。

案例 17:患者卢某,2003 年在无明显诱因下出现腹部疼痛,于 2003 年 7 月 15 日行 MRI 检查示:肝右叶占位病变。2003 年 7 月 29 日在全麻下行肝癌右叶切除、胆囊切除、肝动脉化疗泵置入术,术后以抗感染、护肝及对症支持治疗,辅以化疗(药用吡柔比星,每次 20 mg,静脉注射,每月 1 次)。2003 年 11 月 13 日行肝癌 TACE 术,术中灌注 HCPT 10 mg、DDP 70 mg,(5-FU)1.0 g,透视下注入超液化碘油 8 mL。随后每 4 月定期行中药综合治疗,末次治疗时间:2018 年 12 月 2 日。2008 年 2 月就诊,患者症见:神志清,精神可,无咳嗽气促,右上腹偶有疼痛,下腹部有轻度胀满,双手偶有震颤,头部不适,无恶心呕吐,无恶寒发热,纳眠可,二便调。舌红、苔黄腻,脉滑。诊断:肝癌(湿热蕴结证)。处方:肝积方合龙胆泻肝汤加蝉蜕 5 g、天麻 15 g。2018 年 10 月就诊,患者症见:神清,精神可,无明显手颤,无尿频、尿急、尿痛,无腹胀、腹痛,无恶心、呕吐,无发热、恶寒,纳一般,眠安,二便平,舌淡、苔薄白,脉细。诊断:肝癌(肝郁脾虚证)。

处方:肝积方加布渣叶 15 g,石菖蒲 5 g,苍术 15 g。辅以康艾注射液静脉滴注扶正抗癌。

该患者从确诊至今已 14 年,目前仍坚持每 3 个月复诊一次,每半年返院行中成药静滴抗肿瘤治疗,2018 年 11 月复查未见明显复发征象。

陈锡康,王斌,陈学彰,等.田华琴教授治疗肝癌的经验简介[J].中医肿瘤学杂志,2019(1):70-72.

按语:患者肝癌术后,正气亏虚,情志不遂,致肝疏泄失常,脾胃运化失健,内生湿邪,郁久化热,湿热蕴结,故患者精神神智清,右上腹偶有疼痛,下腹部轻度胀满,舌红、苔黄腻,脉滑。治以清热利湿解毒,方选肝积方合龙胆泻肝汤加柴胡、天麻,方中白花蛇舌草、半枝莲清热解毒;土茯苓、薏苡仁清利湿热;柴胡、白芍疏肝解郁;党参、白术健脾益气;莪术、土鳖虫、牡蛎、水蛭软坚散结。二诊时患者已无腹胀腹痛症状,舌淡、苔薄白,脉细,证属肝郁脾虚证,治疗上以肝积方加布渣叶 15 g,石菖蒲 5 g,苍术 15 g。同时辅以康艾注射液静脉滴注扶正抗癌。至今患者仍坚持中药治疗,定期复诊,情况良好。

【**注解**】布渣叶,味酸,性凉。归脾、胃经。功效:消食化滞,清热利湿。

案例18：薛某，男，56岁，因"肝区疼痛1月伴腹胀"于2011年3月于门诊就诊。查体：患者形体消瘦，皮肤及巩膜轻度黄染，腹微膨隆，肝大剑突下5 cm，质硬，腹水（+），脾肋下可触及，舌红有瘀点、苔黄腻，脉弦。CT检查示：肝左叶可见大小为6.0 cm×5.1 cm的占位性病变，多考虑肝癌。肝功化验示：TBIL 19 μmol/L；ALT 65 U/L；AST 68 U/L；AFP 500 μg/L。根据病史、症状、体征及实验室检查，西医诊断为：原发性肝癌。中医辨证：肝郁气滞，瘀血内阻，治以疏肝行气，活血化瘀。

方用肝癌一号方：柴胡10 g，枳实10 g，白芍10 g，龟板15 g，鳖甲20 g，牡蛎15 g，玳瑁10 g，三棱10 g，莪术10 g，海藻10 g，昆布10 g，青陈皮6 g，元胡10 g，川楝子20 g，制乳没各6 g，黄芪20 g，丹参20 g，白花蛇舌草15 g，半枝莲15 g。14剂，水煎服，一日一剂，分服。

14日后复诊，患者肝区疼痛减轻，腹胀减轻。化验肝功恢复正常。此后患者在门诊以上方为基础进行临症加减调理治疗至今，情况尚好。

刘媛，冯永笑.裴正学教授治疗原发性肝癌经验介绍[J].中国医药指南，2012，10（2）：220-221.

按语：患者脏腑功能失调，气机郁滞，肝之络脉受损，血行不畅，络脉瘀阻发为肝癌。肝癌发病后，癌毒又可进一步阻滞气血运行。因肝郁气滞，瘀血内蓄，症见黄疸，腹水，舌红有瘀点、苔黄腻，脉弦等，药用肝癌一号方以疏肝行气，活血化瘀。柴胡舒肝解郁，生发阳气，透邪外出；三棱、莪术均具有行气消积、破血逐瘀、止痛之功；海藻、昆布等具有软坚祛瘀散结之用；龟板、鳖甲、牡蛎等滋阴潜阳、软坚散结；《医宗必读》有言"积之成者，正气不足，而后积成"，"正气不足"有现代医学免疫力低下之意，加丹参、黄芪培补机体之正气；白花蛇舌草、半枝莲均可清热解毒。纵观全方，标本兼顾，共奏扶正固本、疏肝理气、破血祛瘀、软坚散结、清热解毒之功，疗效显著。

【注解】玳瑁，味甘、咸，性寒，归心、肝经。功效：清热解毒，镇心平肝。

案例19：王某，男，40岁，因"肝区疼痛3月伴疲乏"于2010年7月于门诊就诊。查体：患者形体消瘦，皮肤及巩膜未见黄染，肝大剑突下5 cm，质硬，腹水（-），脾肋下可触及，舌淡红、苔黄腻，脉弦细。B超检查示：肝左叶可见大小为4.0 cm×2.1 cm的占位病变，多考虑肝癌。肝功化验示：ALT

90 U/L;AST 80 U/L;AFP 450 μg/L。根据病史、症状、体征及实验室检查，西医诊断为：原发性肝癌。中医辨证：肝郁气滞，治以疏肝行气。

方用肝癌一号方：柴胡10 g,枳实10 g,白芍10 g,龟板15 g,鳖甲20 g,牡蛎15 g,玳瑁10 g,三棱10 g,莪术10 g,海藻10 g,昆布10 g,青陈皮6 g,元胡10 g,川楝子20 g,制乳没各6 g,黄芪20 g,丹参20 g,白花蛇舌草15 g,半枝莲15 g。14 剂,水煎服,一日一剂,分服。

14 日后复诊,患者肝区疼痛减轻。肝功化验示:ALT 88 U/L;AST 78 U/L,随后在原方基础上加用:二花15 g,连翘15 g,五味子粉分冲10 g,汉三七分冲3 g,水煎服,2 日一剂,分服。又治疗14 d,患者转氨酶恢复正常,B 超检查示:肝左叶可见大小为3.0 cm×2.0 cm 的占位病变,较前缩小。肝区无疼痛。此后患者在门诊以上方为基础进行临症加减调理治疗,至今存活。

刘媛,冯永笑.裴正学教授治疗原发性肝癌经验介绍[J].中国医药指南,2012,10(2):220-221.

按语:肝主疏泄,调畅气机,助脾运化,为藏血之脏。患者肝失疏泄,气机郁滞,诊见肝区疼痛,乏力,舌淡红、苔黄腻,脉弦细。治以疏肝行气,方选肝癌一号方,其中柴胡舒肝解郁,生发阳气,透邪外出;三棱、莪术均具有行气消积、破血逐瘀、止痛之功;海藻、昆布等具有软坚祛瘀散结之用;龟板、鳖甲、牡蛎等滋阴潜阳、软坚散结;加丹参活血,黄芪补气;白花蛇舌草、半枝莲均可清热解毒。纵观全方,标本兼顾,共奏扶正固本、疏肝理气、破血祛瘀、软坚散结、清热解毒之功。复诊时加入二花、连翘以增强清热解毒,消肿散结之功;加汉三七,归肝、胃经,以散瘀止痛。

案例20:患者,女,64 岁。2011 年6 月17 日 B 超检查发现肝右后叶下段实质占位,大小3.7 cm×3.6 cm×3.6 cm,不排除肝癌。进一步增强 CT 检查示肝右后叶实质占位,原发性肝恶性肿瘤伴肝内转移。2011 年6 月27 日于中山某医院行 TACE 治疗。诊断为:原发性肝癌 TACE 术后;肝炎后肝硬化;丙型病毒性肝炎;高血压3 级;冠心病。先后于2011 年10 月31 日至2017 年8 月28 日之间行2~9 次 TACE 术。患者于2011 年9 月22 日首次于徐教授门诊中医治疗。刻下:介入治疗后,肝胃阵发性胀痛不适,恶心口苦,夜寐不安,偶有头晕,大便干结,尿黄赤,脉细弦,苔黄腻。中医诊断:肝积(肝郁血虚脾弱)。西医诊断:原发性肝癌 TACE 术后;肝炎后肝硬化;丙型病毒性肝炎;高血压3 级;冠心病。病因病机:肝郁血虚,脾运失常。治则治法:益气健脾,疏肝解郁,养血柔肝。

处方:柴胡12 g,八月札15 g,枳壳15 g,木香9 g,川连6 g,瓜蒌仁30 g,黄芩15 g,黄柏9 g,制苍术9 g,川牛膝9 g,姜半夏9 g,生甘草9 g,鸡内金12 g,炒谷麦芽各15 g。以上中药服14剂。首诊后症状缓解。食纳转佳,大便畅,肝胃胀痛减轻明显。

二诊:2012年11月20日。患者介入后前来复诊。主诉:头晕,腹胀,右上腹疼痛,大便结,夜寐不佳,尿黄,口干稍缓,脉细弦,苔稍黄质淡红。RBC 2.88×10^{12}/L,Hb 104 g/L,AST 103.7 IU/L。处方:柴胡15 g,八月札15 g,枳壳15 g,槟榔12 g,木香9 g,川连6 g,岩柏30 g,干蟾皮9 g,瓜蒌仁30 g,制大黄9 g,黄柏9 g,女贞子15 g,生地15 g,半枝莲30 g,制首乌15 g,生黄芪30 g,灵芝15 g,垂盆草30 g,炙鸡内金12 g,炒谷麦芽各15 g。以上中药服56剂。患者服药后诸恙缓解,持续中药治疗中。

三诊:2014年1月4日:患者诊见纳谷不馨,乏力倦怠,肝内多发实质占位肿块,口苦,口腔溃疡,肝区隐痛,尿黄,大便稍结,脉细软,苔稍浊腻,质淡红。肝功能异常:ALT 172 IU/L,AST 105 IU/L。处方:党参15 g,制苍术9 g,半枝莲30 g,茯苓15 g,柴胡9 g,八月札15 g,木香9 g,川连9 g,岩柏30 g,尖刀草30 g,干蟾皮9 g,生米仁30 g,黄柏9 g,板蓝根30 g,垂盆草30 g,桃仁9 g,制大黄9 g,枳壳15 g,鸡内金12 g。以上中药服42剂。

四诊:2016年1月7日。患者诊见胃脘嘈杂,口苦,泛酸,大便欠畅,头晕,乏力倦怠,脉细,苔少质淡红。B超示:肝内多发实性占位。ALT 106 IU/L,AST 108 IU/L,AFP 29.36 μg/L。处方:太子参15 g,白术12 g,八月札15 g,佛手12 g,木香9 g,茯苓15 g,川连6 g,瓦楞子15 g,岩柏30 g,尖刀草30 g,干蟾皮12 g,丹参15 g,半枝莲30 g,知母9 g,黄柏9 g,七叶胆30 g,生黄芪30 g,北沙参30 g,杜仲24 g,生甘草9 g,鸡内金12 g,垂盆草30 g。以上中药服56剂。

五诊:2017年7月6日。诊见:稍有烘热,神疲乏力,口苦,头稍晕,手心热,下肢冷,脉细弦,苔稍黄腻质淡红。B超示:肝内多发结节。ECT全身多处骨浓聚。CEA 31.11→12.41 ng/mL。处方:生熟地各15 g,山萸肉15 g,生黄芪30 g,知母12 g,黄柏9 g,木香9 g,川连6 g,煅瓦楞子15 g,八月札15 g,半枝莲30 g,岩柏30 g,红豆杉6 g,干蟾皮6 g,蒲公英15 g,炙蜈蚣3 g,仙灵脾15 g,骨碎补15 g,制苍术9 g,生米仁30 g,鸡内金12 g,生甘草9 g。以上中药服42剂。

六诊:2018 年 2 月 7 日。介入治疗 9 次后,患者因骨折卧床。代诉:下肢畏寒怕冷,胃脘泛酸烧心,时有烘热口干,左侧胸痛。B 超示:肝多发结节。尿检示:蛋白尿(+)。处方:生熟地各15 g,山萸肉15 g,知母12 g,黄柏9 g,丹皮9 g,半枝莲30 g,岩柏30 g,尖刀草30 g,蒲公英30 g,木香9 g,八月札15 g,川连6 g,川芎15 g,炙蜈蚣3 g,桂枝9 g,炒山栀9 g,黄芩12 g,川楝子9 g,七叶胆15 g,生黄芪30 g,鸡内金12 g。以上中药服 56 剂。

另处方嘱:介入治疗期间,另外服用扶正减毒方。方药如下:太子参15 g,制苍术9 g,茯苓15 g,木香9 g,姜川连6 g,姜半夏9 g,姜竹茹9 g,知母9 g,黄柏6 g,炒山栀6 g,生米仁30 g,佛手12 g,枳壳15 g,生黄芪30 g,生甘草9 g,鸡内金12 g,炒谷麦芽(各)15 g。以上中药服 10 剂。

七诊:2019 年 1 月 10 日。患者因介入治疗不良反应甚大,建议 1 ~ 2 次/年。述右胁作胀,口苦口干,烘热,大便稍结,纳谷佳,脉弦滑,苔稍黄腻。处方:太子参15 g,制苍术9 g,茯苓15 g,八月札15 g,川楝子9 g,木香9 g,川连6 g,半枝莲30 g,岩柏30 g,干蟾皮9 g,尖刀草30 g,黄柏9 g,七叶胆15 g,生米仁30 g,生黄芪30 g,桃仁12 g,杞子15 g,生地15 g,炒山栀9 g,鸡内金12 g,北沙参30 g。以上中药服 60 剂。

饶志璟,邓海滨,张琦君,等.徐振晔教授分阶段中西医结合治疗肝癌验案举隅[J].现代中西医结合杂志,2020,29(30):3358-3361.

按语:本案患者丙肝多年,湿热毒蕴,肝脾受损,瘀血停留,日久化生癌毒。湿热留于肝胃,气机阻滞故见肝胃胀痛;胃失和降,心神不安,故恶心口苦寐差,湿热阻于下焦,故溲便不利,大便干结,尿黄赤,舌脉亦为湿热毒结之征。治以清热利湿、抗癌解毒,方中以小柴胡汤、三妙丸和香连丸合方加减以行气疏肝、清热化湿,配合八月札、枳壳增强行气之力;瓜蒌仁化痰通便,鸡内金、炒谷麦芽和胃助消。首诊后症状缓解。二诊时患者大便结,脉细弦,肝酶偏高,湿热和阴虚症状俱现,故加垂盆草、半枝莲增强清热化湿解毒之力,复加生地黄、女贞、黄芪、养阴扶正药物;加大黄、桃仁、槟榔以通便泄毒。三诊、四诊,患者脾虚内湿之象显现,为湿热日久,损伤脾胃,故用四君子汤加减健运脾胃,使木得土而达,增加半枝莲、岩柏、干蟾皮等药清热解毒、软坚散结、抗癌抑瘤。五诊、六诊,久病耗伤津液,阴虚内热之象出现,故用六味地黄丸、左归丸、知柏地黄丸合方加减化裁。介入治疗期间,恐正气受损,予扶正减毒方扶正以抗邪,该方亦以补益脾胃为中心。七诊继续健脾扶正化湿,因肝木易克脾土,肝病易见脾虚,故治疗中时时顾护脾胃之气,补益后天之本,使正气得复,耐受攻伐。同时也说明湿热缠绵,如油入面,胶着反复,难以速解,这也是肝癌治疗中的一个难点之一。

【注解】尖刀草,学名白花蛇舌草,味苦、甘、寒,归心、肝、脾经。功效:清热,利湿,解毒。

七叶胆,别名绞股蓝,味苦,性寒,无毒,归肺、脾、肾经。功效:清热解毒,补虚。

案例21:患者黄某,男,55岁,2019年7月3日初诊。2015年因自觉腹胀难耐,遂至当地医院就诊,诊断为"原发性肝癌",拒行手术治疗,有乙肝病史10年余,现规律服用恩替卡韦抗病毒治疗及口服靶向药物索拉菲尼,就诊时自诉右上腹胀满不适,纳差,口干、口苦,小便黄赤,夜寐可,舌红,舌边可见有瘀斑、苔黄腻,脉滑数。辨证为湿热瘀毒证。治法:清利湿热、化瘀解毒、抗癌散结。

处方:茵陈20 g,白花蛇舌草15 g,地龙10 g,赤芍20 g,丹参15 g,柴胡12 g,蒲公英15 g,鳖甲10 g,枳实15 g,厚朴15 g,重楼15 g,半枝莲15 g,甘草5 g。15剂,日1剂,分2次温服,同时嘱患者多注意休息,保持心情舒畅,清淡饮食,少食油腻、辛辣之品。

二诊:2019年7月20日行肝功能检查:ALB 28.8 g/L,余均正常。患者自觉腹胀感较前好转,无明显口干、口苦,纳差,现小便正常,寐可,舌淡红、苔白腻,脉弦细。予上方,去蒲公英、丹参,加白术15 g,茯苓15 g,当归15 g。21剂,日1剂,分2次温服,并嘱其加强营养。

此后患者定期门诊就诊,病情尚可。

俞宏燕,蒋佳敏,熊焰.熊焰教授治疗原发性肝癌经验[J].亚太传统医药,2021,17(1):103-104.

按语:本案患者乙肝病史多年,加之平素好食油腻之品,导致湿热内生,损伤肝脾,毒瘀互结,发展为肝癌。湿热停于中焦,脾胃升降失常故腹胀纳差,湿热伤津,故口干、口苦,小便黄赤;湿热阻碍气血运行,血停为瘀,故舌边可见有瘀斑;舌红、苔黄腻,脉滑数亦为湿热内蕴之象。治以清利湿热、化瘀解毒、抗癌散结。方中茵陈、白花蛇舌草清利湿热,地龙利尿,导湿热从小便去;丹参、赤芍鳖甲活血软坚,佐以柴胡、枳实、厚朴行气化湿,消痞除满;蒲公英、重楼、半枝莲抗癌解毒,甘草调和诸药,全方以攻邪消法为主。二诊患者食欲减退,正虚显现,去蒲公英、丹参寒凉之药,加白术、茯苓以健脾利湿,当归补血活血,以扶助人体正气,做到攻补兼施。

案例22:患者李某,男,55岁,2018年8月1日初诊。主诉:上腹部疼痛伴食欲不振1个月余。患者2018年7月26日就诊于当地某三甲医院,查上腹部电子机算机断层扫描(CT):肝左叶体积增大,可见一类圆形软组织密度影凸向肝外,大小:7.8 cm×7.9 cm,符合肝左叶肝癌并发肝内浸润,门静脉左支瘤栓形成,胆囊炎,脂肪肝。生化示:ALT 28.1 U/L,AST 79.6 U/L,AST/ALT 2.83,GGT 276.3 U/L,TBIL 47.2 mmol/L,DBIL 13.4 μmol/L,IBIL 33.8 μmol/L,HDL-C 0.77 mmol/L。既往有乙型病毒性肝炎病史20余年,饮酒史20余年。诊断为:①肝左叶肝癌;②门静脉左支瘤栓;③胆囊炎;④脂肪肝。至肿瘤科就诊,无法化疗,故至辛老门诊寻求中医药诊治。刻诊:食欲不振,乏力,情绪急躁,时感上腹部疼痛,无反酸烧心,无恶心呕吐,无黄疸,夜寐难安,大便质软成形,日行1次,小便正常。舌质红、苔黄厚腻中有细裂纹,脉弦细。中医辨病为肝积,病机关键为肝郁脾虚、湿热中阻,治以疏肝健脾、清利湿热为主,方以香砂六君子汤合四逆散加减。

处方:党参10 g,茯苓15 g,炒白术15 g,砂仁10 g,清半夏10 g,柴胡10 g,白芍10 g,炒枳实10 g,干姜10 g,黄芩10 g,黄柏5 g,黄连10 g,吴茱萸5 g,瓦楞子30 g,乌贼骨30 g,鸡内金15 g,生麦芽15 g,龙胆草10 g,莲子心10 g。共6剂,水煎服,早晚分服。

另配丸剂,结合肝癌总病机,固本培元,标本兼治,以健脾补肾、解毒利湿、平肝息风、活血通络为治则。

处方:生地黄30 g,丹皮20 g,山萸肉15 g,茯苓30 g,山药30 g,炒泽泻15 g,黄柏20 g,苍术20 g,黄芩15 g,栀子10 g,金银花30 g,连翘30 g,莲子心10 g,黄连10 g,龙胆草10 g,白术15 g,白茅根30 g,薏苡仁30 g,竹茹10 g,钩藤30 g,薄荷10 g,菊花10 g,黄芪10 g,当归10 g,炒桃仁10 g,红花10 g,地龙10 g,丹参15 g,瓜蒌15 g,薤白15 g,龙骨30 g,牡蛎30 g,乳香10 g,没药10 g,全蝎10 g,蜈蚣2 g,重楼15 g,六神曲30 g,麦芽30 g,半边莲10 g,半枝莲10 g,白花蛇舌草15 g。2剂水丸,每日2次,早晚各6 g。

二诊:2018年8月6日。患者药后上腹部疼痛减轻,食欲好转。刻诊:咳嗽痰黏,色黄量多易咯,口苦,夜寐安,二便调,舌红、苔薄黄,脉弦数。此为痰热郁肺,当宣肺解毒、清热化痰以治其标,方以麻杏石甘汤合三子养亲汤加减。处方:炙麻黄5 g,杏仁10 g,石膏30 g,白芥子5 g,炒紫苏子10 g,

白芷10 g,细辛10 g,薄荷10 g,荆芥10 g,炒莱菔子10 g,蝉衣10 g,僵蚕10 g,生地10 g,玄参10 g,麦冬10 g,金银花10 g,连翘10 g,射干10 g,蚤休10 g,浙贝母10 g,桔梗10 g,葶苈子10 g,白茅根30 g,鱼腥草30 g,生姜10 g。共6剂,水煎服,早晚分服,继服水丸。

三诊:2018年8月14日。患者服药后咳嗽好转,纳寐可,二便调,舌质红、苔薄黄,脉弦。治疗同前,在二诊方基础上加白花蛇舌草10 g,加强抗病毒之效。共12剂,水煎服,早晚各1次,继服水丸。

四诊:2018年8年27日。患者服药后上腹部不适好转,咳嗽减轻,2018年8月23日复查生化示:ALT 72.4 U/L,AST 155.1 U/L,AST/ALT 2.14,GGT 206.6 U/L,HDL-C:0.77 mmol/L。肝穿刺活检符合肝细胞肝癌,免疫组化:AFP阳性、磷脂酰肌醇蛋白聚糖-3(GPC-3)部分阳性、CD34阳性、细胞增殖指数Ki-67阳性率20%。刻诊:稍感乏力,饮食可,睡眠正常,二便正常,舌质红、苔黄腻,脉弦。处方丸剂同首诊,汤剂续服三诊方。

五诊:2018年9月4日五诊。药后患者上腹部疼痛好转。刻诊:咳嗽,干咳少痰,痰中无血丝,舌质红、苔少,脉弦细。此为木火刑金,肺气上逆而咳,遂以润肺清热、化痰止咳治疗,方取百合固金汤加减。处方:生地10 g,百合15 g,玄参10 g,麦冬10 g,北沙参10 g,白芍10 g,当归10 g,浙贝母10 g,桔梗10 g,白前10 g,杏仁10 g,五味子5 g,芦根10 g,白茅根10 g,瓜蒌皮10 g,石膏15 g,白芥子3 g,葶苈子6 g,地龙10 g,白花蛇舌草15 g。共6剂,水煎服,早晚分服,继服水丸。

六诊:2018年9月11日。患者诉药后咳嗽不显。刻诊:劳累后自觉食欲不振,上腹部不适偶作,夜寐尚可,舌质红、苔薄黄,脉弦细,继予健运脾胃之法治疗,处方以香砂六君子汤为主方加减。处方:党参30 g,白术30 g,茯苓30 g,山药30 g,姜半夏10 g,青皮15 g,砂仁5 g,黄芪10 g,干姜5 g,生地10 g,麦冬3 g,玉竹10 g,石斛10 g,蝉蜕10 g,僵蚕10 g,神曲15 g,炒莱菔子15 g。共6剂,水煎服,早晚分服,继服水丸。

此后在六诊汤剂方基础上随症加减,前后服用50余剂,同时服用水丸,病情控制较理想。2018年11月26日,复查上腹部CT示:肝左叶肝癌缩小至3.2 cm×3.5 cm,门静脉左支瘤栓形成,胆囊炎,脂肪肝。生化示:ALT 28.8 U/L,AST 100.3 U/L,AST/ALT 3.48,GGT 441.6 U/L,TBIL 65.6 μmol/L,DBIL 19.3 μmol/L,IBIL 46.3 μmol/L。患者此后继服汤剂、水丸调理,2019年6月26日复查上腹部CT示:肝左叶肝癌缩小至2.4 cm×3.2 cm,门静脉左支未见显示,胆囊炎。经治疗,患者肝左叶瘤体较初诊时明显缩小,门静脉癌栓未见,症状改善,目前该患者仍健在,继服方药调理。

王效红,孙丽霞,辛凯旋,等. 辛凯旋教授治疗原发性肝癌经验撷英[J]. 浙江中医药大学学报,2020,44(12):1200-1204+1209.

按语:本案患者乙肝病史多年,又长期饮酒,正气亏虚,湿热停留,脉络瘀阻,病情缠绵,终成癌毒。湿热停留脾胃,脾失健运,故纳差乏力;湿热踞留肝脏,肝失疏泄,气机阻滞,故情绪急躁,腹部疼痛;湿热扰动心神,故夜寐难安,舌质红、苔黄厚腻有细裂纹,脉弦细为湿热伤阴之象。治以疏肝健脾、清利湿热兼养阴活血。方中苍术、薏苡仁、白茅根清利湿热;瓜蒌、薤白化痰散结;白术、黄芪健脾扶正;钩藤、薄荷、菊花平肝疏肝;当归、炒桃仁、红花、地龙和丹参活血化瘀;配合六味地黄丸养阴、黄连解毒汤清热解毒;六神曲、麦芽和胃助消;半边莲、半枝莲、白花蛇舌草抗癌解毒。处方以攻补兼施,苦辛并进为特点。二诊时,患者食欲好转,出现咳嗽痰黏,故转以宣肺解毒、清热化痰,方以麻杏石甘汤合三子养亲汤加减。五诊时患者干咳少痰,为阴虚肺热,故用百合地黄汤润肺止咳。六诊患者脾虚之象显现,故养阴基础上加六君子汤健脾。同时患者长期服用水丸,丸者缓也,服用丸剂可缓慢持久的发挥药效,实现病情稳定,病灶缩小。

案例23:患者,男,57 岁,2019 年 1 月 15 日初诊。主因右胁部隐痛 1 年半余就诊。患者乙型肝炎病史 20 余年,6 年前诊断为乙型肝炎肝硬化代偿期,后坚持服用恩替卡韦分散片抗病毒治疗,HBV-DNA 阴性,肝功能正常。2017 年 6 月因右胁部隐痛行上腹部 MRI,提示肝 S6 段可见占位性病变,考虑肝癌、肝硬化。于北京某医院住院行肝癌介入术治疗,术后复查肝功能检查未见异常,AFP 4.64 μg/L。2019 年 1 月 11 日,患者因劳累及酒食不节后出现右胁部隐痛,伴乏力,纳呆,腹胀,下肢浮肿,大便黏腻不畅,1 ~ 2 次/d,小便短少。舌质暗红、苔黄厚腻,脉弦滑。复查 AFP 36.66 μg/L,上腹部 MRI 示:肝 S6 段肝癌介入术后;肝硬化,动脉期肝 S5/6 交界区可见强化影,考虑异常灌注,建议短期复查。辨为湿热中阻、邪毒内侵,治以清热利湿,解毒去邪。

处方:生黄芪 50 g,炒白术 12 g,防风 9 g,土茯苓 20 g,芒硝 12 g,白花蛇舌草 30 g,蒲公英 30 g,人工牛黄冲服 0.3 g,白芍 30 g,焦三仙各 10 g,佩兰 10 g,荷叶 15 g,石菖蒲 9 g,车前草 15 g,蜜甘草 12 g。30 剂,每日一剂,早晚饭后温服。

二诊:2019年2月20日。患者诉乏力较前减轻,纳增,下肢浮肿减轻,时有腹胀,仍觉右胁部隐痛,生气后加重,夜间尤为明显,大便不畅,1次/d,舌质紫暗,舌体胖大、苔薄黄,脉弦细涩。辨为肝郁脾虚,气血失和,毒损肝络。治以疏肝健脾,理气活血,解毒和络,药用前方去佩兰、荷叶、石菖蒲、车前草,加陈皮20 g,厚朴20 g,大腹皮30 g,香附12 g,九香虫9 g,生地15 g,红景天20 g,生黄芪增至60 g。共30剂,服法同前。

三诊:2019年4月18日。患者诉右胁部隐痛较前明显减轻,乏力较前减轻,腹胀不明显,纳食尚可,下肢已无浮肿,大便质可,1次/d。患者病情较前好转,嘱患者上方隔日一服,继服3个月,同时嘱患者节制饮食,调畅情志,劳逸结合。

四诊:2019年7月10日。患者近况良好,右胁部隐痛已不明显,无心慌,时有乏力,汗出,食少,夜寐安,大便不成形,1~2次/d,小便调。舌质淡暗,舌体胖大、苔白,脉弦细弱。辨为脾气亏虚,邪毒留恋证。治以健脾益气,清解毒邪。药用前方去大腹皮、香附、九香虫、生地、红景天,加生黄芪至80 g,共30剂,隔日1剂,早晚饭后温服。2019年11月复查AFP 6.24 μg/L,上腹部MRI:肝S6段肝癌切除及介入术后;肝硬化;动脉期肝S5/6交界区强化影,考虑异常灌注,与2019年1月相比无明显改变,建议短期复查。随访至今未诉明显不适。

霍耐月,贾博宜,赵鑫,等.吕文良教授治疗肝癌临床经验拾萃[J].环球中医药,2021,14(6):1091-1094.

按语:本案患者多年乙肝病史,加之饮食不节、过度劳累,以致湿热中阻,邪毒内侵,气机不畅,故见胁痛,腹胀肢肿,大便黏腻不爽;湿热毒邪久踞,血脉瘀阻,瘀血内生,故胁痛以夜间明显,舌质紫暗等症。湿热困脾,脾胃虚弱,而见乏力、纳差等症。治以清利湿热、解毒化瘀兼益气扶正,方以玉屏风散健脾扶正;土茯苓、佩兰、荷叶、石菖蒲和车前草化湿利湿;芒硝软坚通便排湿,白花蛇舌草、蒲公英、人工牛黄抗癌解毒;白芍柔肝止痛,焦三仙和胃助消。二诊时患者脾虚腹胀,仍有血瘀,故去佩兰、荷叶之壅,加陈皮、厚朴、大腹皮理气除胀;加九香虫、焦山楂、红景天等活血化瘀;加黄芪健脾益气;四诊时,仍有脾虚乏力,故增加黄芪用量。整个治疗过程扶正不留邪,祛邪不伤正,共奏清热解毒化痰,健脾益气燥湿之功。

案例24：患者，男，41岁，2019年7月5日就诊。现病史：患者2年前查体发现乙型肝炎表面抗原阳性，查乙肝五项提示大三阳，后患者每3个月查体1次，2018年9月查体发现肝占位，诊断为肝癌，随即于山东某医院行手术治疗，术后未进行化疗。2019年1月10日因右侧胁肋部胀闷，查肝胆MRI提示：肝癌术后改变，肝内多发异常信号，肝硬化，脾大，少量腹水。饮食可，大便每日1~2次，大便有时带血，舌暗，舌下赤络暗紫，脉沉弦，尺脉弱。柳少逸教授给予中药治疗2个月，诸症消失，患者自认为痊愈，自行停药。2019年7月5日患者复因右胁肋部胀闷，且皮肤、巩膜黄染，小便色黄，遂复诊。刻下症：右侧胁肋部胀闷，纳差，乏力，精神不振，皮肤、巩膜黄染，色鲜明如橘，舌下赤络暗紫，脉沉弦，尺脉弱。证属枢机不利，气化失司，肝胆湿热。宗鳖甲煎丸之意易汤化裁。

处方：制鳖甲（先煎）15 g，柴胡12 g，黄芩片10 g，射干12 g，炒桃仁10 g，鼠妇10 g，土鳖虫10 g，地龙10 g，炮姜6 g，酒大黄15 g，桂枝12 g，萹蓄15 g，瞿麦10 g，旋覆花（包煎）15 g，厚朴10 g，凌霄花10 g，炒白芍12 g，牡丹皮10 g，蜜炙蜂房10 g，红参片10 g，姜半夏10 g，葶苈子10 g，芦根30 g，郁金12 g，茵陈30 g，炒栀子20 g，黄药子10 g，毛慈姑10 g，虎杖10 g，白花蛇舌草30 g，半枝莲15 g，半边莲15 g，九节茶10 g，预知子10 g，猫人参10 g，夏枯草10 g，酒制香附10 g，茯苓30 g，麸炒白术15 g，黄芪20 g，灵芝10 g，生姜10 g，大枣10 g。每日1剂，水煎，早晚分服。

服药15剂后，患者皮肤、巩膜黄染消失。服药20剂后，患者精神好，胁下胀闷、乏力感消失，纳可，二便调，舌暗红、苔薄白，脉沉略弦。续服60剂，再行腹部MRI检查提示：肝癌术后改，肝内多发异常信号，肝硬化、脾大皆较前有所改善。患者感觉良好，精神饱满。

柳朝晴.柳少逸应用鳖甲煎丸易汤治疗肝癌的经验及验案举隅[J].中国民间疗法,2022,30(01):38-39,93.

按语：本案患者乙肝并发肝癌，湿热毒邪为贯穿全程的发病因素；湿热毒邪留于肝脏，肝失疏泄，气机郁结，故见胁肋胀闷，湿热熏蒸肝胆，胆汁外溢于皮肤，故见皮肤、巩膜黄染，鲜明如橘；肝木横逆脾土，脾虚健运失职，故见纳差，乏力；湿热瘀阻血脉，故见舌下赤络暗紫，湿热瘀毒互相作用，化生有形之积；治疗以疏肝利胆、活瘀散结、清利湿热为主。鳖甲坚丸出自《金匮要略》，是治疗症瘕积聚的经典名方，方药众多，配伍严谨。方中鳖甲祛邪养正，软坚散结；小柴胡汤调达枢机，疏肝理气；桂枝汤调和脾胃；因肝与大肠相通,通腑可以助肝脏湿热浊邪排出,故用酒大黄、炒桃仁活血通便,三虫(鼠妇、地龙、土鳖虫)活血破瘀消癥。黄药子、毛慈姑、虎杖、白花蛇舌草、半枝莲、半边莲、九节茶、预知子、猫人参清热抗癌解毒。茵陈、炒栀子清热利湿退黄;夏枯草、酒制香附疏肝理气;茯苓、麸炒白术健脾渗湿;黄芪、灵芝益气扶正。诸药合用攻补兼施,药虽多而各司其职,切中病机,故能控制病情。

案例25:患者周某,男,46岁,2017年1月20日初诊,乙型肝炎病史24年,肝硬化病史4年,2017年1月6日至1月14日因胁痛、乏力就诊于当地医院,行相关理化检查后,诊断为"原发性肝癌"。其间曾于长春市某医院住院治疗,症状虽有好转,但出院后反复发作,为求中医药治疗,就诊于我院。刻下证见:右胁部疼痛,乏力,腹胀,伴口苦咽干;目黄,身黄,纳差,眠差;大便干,1～2日1行;尿急,尿痛,色黄;舌质暗红、苔黄,脉弦或滑。查肝功能示:AST 189 IU/L,ALT 237 IU/L,TBIL 52.1 μmol/L,DBIL:35.5 μmol/L。中医诊断:胁痛肝胆湿热证。西医诊断:原发性肝癌;肝炎肝硬化,乙型,失代偿期。治则:清热祛湿,利胆退黄。方选茵陈蒿汤《伤寒论》合八正散《太平惠民和剂局方》加味。

处方:茵陈30 g,栀子15 g,大黄5 g,甘草15 g,当归10 g,小蓟15 g,藕节10 g,萹蓄10 g,瞿麦10 g,滑石粉15 g,淡竹叶10 g,生地黄30 g,车前子10 g,通草20 g,桃仁10 g,红花10 g,鳖甲30 g,黄芪80 g,党参15 g。7剂,水煎取汁,早晚饭后分服。

二诊:2017年2月21日。服药后胁痛、腹胀减轻,乏力略有缓解,睡眠尚可,大便情况转佳,日1行。目黄、身黄较前大有改善,尿急、尿痛等症状基本消失,但仍有口苦,伴食欲不振,时冷时热。舌质淡红、苔白,脉弦。故于上方基础上减八正散加小柴胡汤《伤寒论》加味。处方:茵陈30 g,栀子15 g,大黄5 g,柴胡15 g,半夏9 g,黄芩5 g,生姜10 g,大枣10 g,白术15 g,甘草10 g,黄芪80 g,茯苓20 g,党参15 g。10剂,水煎取汁,早晚饭后分服,以固其效。

三诊:2017年3月5日。服药后胁痛、腹胀明显缓解,体力回增,面色如常,口苦减轻,食欲渐增,精神状态转佳,眠可。患者自述仍有轻微胸胁胀满,偶伴口渴,小便不利。舌质暗、苔薄黄,脉弦滑。故于上方基础上给予猪苓汤《伤寒论》加减。处方:猪苓15 g,茯苓15 g,泽泻15 g,阿胶10 g,滑石粉10 g,桃仁10 g,红花10 g,柴胡15 g,甘草10 g,黄芪80 g,党参15 g,茵陈

30 g,栀子15 g,大黄5 g,半夏9 g,黄芩5 g,生姜10 g,大枣10 g。10剂,水煎取汁,早晚饭后分服。

1个月后复诊,患者小便不利、口渴等症状基本消失,食欲转佳,二便调,继以上方辨证加减调治1年余,嘱患者按时服药,注意休息及饮食。1年后复查肝功能示:AST 53 IU/L, ALT 25 IU/L, TBIL 20.6 μmol/L, DBIL 12.2 μmol/L,患者仅有轻微胁肋不适,已无其他明显不适,坚持服药,病情稳定。

官嘉莲,熊壮,杨新月,等.刘铁军教授治疗肝癌经验浅析[J].实用中西医结合临床,2019,19(10):127-128.

按语:本案患者乙肝多年,病情反复,湿热缠绵,正气受损,久则发为癌毒。湿热踞留,肝失疏泄,故右胁疼痛,湿热熏蒸肝胆,胆汁外溢,故目黄、身黄、小便黄;湿热停于下焦,膀胱不利,发为淋证,故见小便急痛;脾虚健运失职,故乏力腹胀,纳差;湿热阻滞血脉运行,瘀血停留故见舌质暗;肝功能异常,亦是中医湿热之象;治以清热利湿,化瘀解毒。方选茵陈蒿汤合八正散清热利湿退黄,导湿热从下焦二便而去。桃仁、红花、鳖甲化瘀解毒,软坚散结,有治黄先治血,血行黄自灭之意;加用黄芪、党参以健脾扶正。二诊时,患者热证已有缓解,唯有口苦,时冷时热,此为邪犯少阳,故在上方基础上减八正散加小柴胡汤以和解少阳。三诊时患者症状改善,存在口渴、小便不利等症,为猪苓汤证,按照有是证用是方的原则,在上方基础上加猪苓汤以清热利水育阴。治疗全程谨守病机,辨证准确,用药得当,病情才得以控制。

案例26:患者女性,36岁,2018年12月15日患者由家属推轮椅前来就诊。主诉:发现肝脏、腹腔内巨大肿物1年。2017年12月患者体检发现肝脏、腹腔肿物,于天津市某医院查PET-CT及彩超考虑为:肝、盆腔、肺、骨多处继发恶性肿瘤、胸腔积液,盆腔积液。2018年1月12日全麻下行腹腔镜探查术+双侧卵巢、膀胱后壁、大网膜肿物切除术。术后病理示:腺样囊性癌,考虑转移源性可能性大。术后先后用DP方案(多烯紫杉醇+卡铂)、GP方案(吉西他滨+顺铂),间断给予化疗8次,末次化疗时间为2018年9月20日,复查腹部彩超、血清标志物等较前未见好转。2018年4月予阿帕替尼行靶向治疗,共服药7个月,因出现疲乏、尿蛋白(+)、间断呕吐等严重副反应而停药。2018年12月12日于天津某大学附属医院查全腹CT平扫示:肝脏肿物最大者径线测量约18.8 cm×9.3 cm×12.8 cm。刻诊:乏力,低热,多汗,胸闷憋气,咳嗽,痰黏色黄,右侧腰背及肩胛部疼痛,腹胀半年余,呃逆频繁,纳差,寐欠安,排气频繁,夜尿频(5~6次/夜),便可,舌淡暗、有瘀斑、苔白腻微黄,脉弦细。西医诊断:肝继发恶性肿瘤;中医诊断:肝癌病(湿热瘀阻证)。治以清热解毒、活血化瘀、行气利水。

处方:黄芪30 g,甘草6 g,山慈菇10 g,猫爪草30 g,白花蛇舌草30 g,半枝莲30 g,半边莲30 g,龙葵10 g,大血藤20 g,白术15 g,片姜黄15 g,郁金15 g,醋乳香6 g,醋没药6 g,桃仁10 g,土茯苓15 g,陈皮6 g,炒枳壳30 g,炒莱菔子30 g,秦艽15 g,猪苓10 g,葶苈子15 g。14剂,每剂2煎,每日1剂,分2次服。

二诊:2019年1月9日。呃逆频次较前减少,疼痛及腹胀症状较前减轻,仍咳嗽,痰色黄,较前易咯,夜尿频繁,纳差,寐安,舌淡暗、苔白腻微黄,脉弦细。复查全腹CT平扫示肝脏肿物最大者径线测量约:9.4 cm×9.5 cm。中药去炒枳壳、桃仁、猪苓,加白术15 g、预知子15 g、栀子15 g、蛇六谷15 g。14剂,煎服同前。

三诊:2019年1月30日:乏力减轻,排气频次较前明显减少,呃逆、腹胀较前明显缓解,偶有咳嗽、痰淡黄易咯,右腰背及右肩胛部隐痛,夜尿频繁(3~4次/夜),纳少,寐安,舌淡暗、苔白腻,脉弦细。中药去栀子、秦艽、蛇六谷,加土茯苓15 g,陈皮4 g,金银花6 g,猪苓10 g。14剂,煎服法同前。

四诊:2019年2月16日。患者自行步入诊室,未诉呃逆、腹胀,偶有咳嗽,腰部疼痛减轻,夜尿次数较前减少(2~3次/晚),大便可,纳可,寐安。舌淡暗、苔白腻,脉弦。复查全腹CT平扫示肝脏肿物最大者径线测量约:8.2 cm×5.8 cm。中药去黄芪15 g,猫爪草15 g,白术15 g,山慈菇、预知子、金银花、猪苓,加重楼10 g,桂枝10 g,栀子15 g,白芍10 g。

郭红磊,贾彦焘.贾彦焘主任基于调气健脾法治疗转移性肝癌临证经验[J].中国民族民间医药,2021,30(4):74-76.

按语:本按患者肝癌转移全身多处,气滞湿热瘀血癌毒等多种邪气相互作用,正气受损,出现正虚邪恋的征象。正气亏虚故乏力、低热;湿热阻肺,肺失宣降,故胸闷憋气,咳嗽痰黄;湿热阻滞气机,不通则痛,故腰背肩胛疼痛;脾胃受损,升降失司故腹胀、呃逆纳差;湿热阻络,血脉不畅,留而为瘀,故见舌淡暗,有瘀斑。治疗当攻补兼施,以健脾扶正、清利湿热、化瘀解毒抗癌为治则。方中黄芪、甘草、白术益气健脾;白花蛇舌草、半枝莲、半边莲为解毒抗癌;配合山慈菇、猫爪草、龙葵、大血藤软坚化痰散结、清热活血;

桃仁、姜黄、郁金;醋乳香、醋没药行气活血、祛瘀止痛;陈皮、枳壳、莱菔子以消食化积、行气除胀;秦艽、土茯苓、猪苓、葶苈子以清热利水渗湿。二诊至四诊,患者间或有湿热症状,根据患者症状变化灵活酌加清热利湿的药物,但扶正祛邪的治疗原则不变,贵在坚持,久久为功,故能控制症状,实现病情稳定。

案例27:2017 年 8 月 10 日,患者甲,女,66 岁,农民。患者自诉腹部憋胀不适。2017 年 6 月中旬出现腹部憋胀不适,伴双下肢浮肿,未予重视。2018 年 7 月 4 日就诊于某院,行腹部彩超示:肝硬化;门脉扩张伴门脉右支血栓形成可能;脾大;腹水。7 月 10 日复查彩超示:肝硬化;肝右叶实性包块(11.5 cm×7.9 cm)结合超声造影考虑癌可能;门脉右支内栓子(3.3 cm×1.6 cm)结合超声造影考虑癌栓。2017 年 7 月 12 日行 PET-CT 回报示:①符合肝硬化并肝右叶原发性肝癌征象,多发骨转移;②大量腹水形成;③双侧胸腔少量积液形成。肿瘤标志物:AFP 269.93 μg/L。外院医生建议靶向治疗、全身化疗、介入治疗,患者因经济原因拒绝。现患者腹部不适加重 1 周,于吾门诊就诊,现症:精神一般,腹部憋胀不适,烦热口苦,渴而不欲饮,恶心呕吐,伴有双下肢浮肿,大便干结,舌质红、苔黄厚腻、有瘀斑,脉滑数。既往史:乙型肝炎病史 10 年,目前口服恩替卡韦抗病毒治疗。中医诊断:肝癌。中医辨证:痰热蕴结证。中医治法:清热祛湿,软坚散结。

处方:川黄连 12 g,清半夏 15 g,竹茹 20 g,枳实 20 g,陈皮 15 g,茯苓 20 g,生姜 3 片、炙甘草 6 g,石见穿 30 g,石上柏 30 g,红藤 30 g,败酱草 30 g,车前子 20 g,泽泻 20 g。7 剂,水煎服,每日 1 剂,早晚空腹温服。

二诊:2017 年 8 月 18 日。精神清,腹部憋胀较前缓解,烦热,口微苦,干呕,双下肢微肿,大便干结,舌质红、苔黄微厚腻,脉濡数。中药处方在上方基础上去生姜,加用龙胆草 20 g,金钱草 20 g,栀子 10 g。从舌苔得知,痰湿有所消减,但体内火热之邪,尚未祛除,观全方,清热之药较少,故加用清热之品,热则寒之,消其火热。再服 7 剂,用法同前。

三诊:2017 年 8 月 26 日。患者偶有腹部憋胀,烦渴,饮食可,睡眠差,大便干结,小便调,舌红、苔薄黄,脉濡数。中药处方在上方基础上去泽泻,加用大黄 6 g,肉苁蓉 30 g,炒枣仁 30 g,夜交藤 30 g,患者双下肢浮肿已消失,故去泽泻,减少利尿消肿的力度,但留有车前子,其目的是防止腹水、下肢水肿再次复发;患者仍有大便干结症状,故加通泻之品,急则治其标,缓其大便干结症状;胃不和,则卧不安,治原发病同时,加养血安神之药,缓解入睡困难症状。再服 7 剂,用法同前。

2017 年 9 月 2 日电话随访,患者仍有腹部憋胀感觉,但是不影响正常生活。

张志鹏,倪育淳.黄连温胆汤治疗痰热蕴结型的肝癌疗效探讨[J].中医临床研究,2019,11(14):51-53.

按语:本案中患者乙肝多年,造成脾胃损伤,运化失调,内生痰湿、郁久化热,湿热郁结,血运不畅,化为血瘀,气滞湿热血瘀相互搏结,形成肝癌。肝气不疏,故胁肋胀痛;湿热内停,影响津液上承,故口干不欲饮;湿热留于下焦,故双下肢浮肿;湿热互结,阻于胃肠,故恶心呕吐;舌质红、苔黄厚腻,有瘀斑,脉滑数亦为湿热毒结之象,治疗以清热化痰,化瘀解毒,方选黄连温胆汤加石见穿、石上柏、车前子、泽泻增强清热利湿之力,加红藤、败酱草增强活血化瘀之力。二诊患者体内火热之邪仍在,故在原方基础上加清热之品;三诊患者睡眠差,大便干结,故加大黄、肉苁蓉通便、炒枣仁、夜交藤安神助眠。整个治疗过程做到攻补兼施,灵活加减。

案例 28:2017 年 8 月 27 日,患者乙,男,64 岁,退休工人。患者自述腹胀,消化不良 2 月余。2017 年 6 月因体检发现 AFP 1 200 μg/L,癌胚抗原(CEA):8 ng/mL,后至太原市某医院行腹部增强 CT 示:①肝硬化,脾大,少量腹水,侧支循环开放;②肝内多发占位,考虑肝癌;③门静脉右支内癌栓形成。未行系统治疗。现因右腹部胀满,食后憋胀就诊我院门诊。门诊复查肿瘤检测(肝脏)示:AFP>3 000 μg/L,CEA 5 ng/mL。现症:右腹胀满,食后憋胀甚,食欲差,干呕,喜食冷饮,潮热汗出,小便黄臭,纳眠可,舌红、苔黄腻、有瘀斑,脉弦数。既往史:乙型肝炎病史 15 年,目前口服恩替卡韦抗病毒治疗。中医诊断:肝癌;中医辨证:痰热蕴结证;中医治法:清化痰湿,活血祛瘀。

处方:川黄连 12 g,清半夏 15 g,竹茹 20 g,枳实 20 g,陈皮 15 g,茯苓 20 g,生姜 3 片,炙甘草 6 g,柴胡 10 g,黄芩 15 g,红藤 30 g,败酱草 30 g,蛇六谷 30 g,泽泻 20 g。7 剂,水煎服,每日 1 剂,早晚空腹温服。

二诊:2017 年 9 月 5 日。精神一般,右腹胀满较前缓解,倦怠乏力,食欲差,二便调,舌红、苔黄微厚腻,脉弦。在上方基础上去生姜、竹茹,加用太子参 30 g,黄芪 30 g,白术 20 g,莱菔子 30 g。肝癌晚期患者,多以本虚标实,脾气亏虚,不能运化水湿,加重腹水产生,故加用健脾益气中药,有培土治水之功,继服7剂,用法同前。

三诊:2017年9月13日。精神可,偶有右腹胀满,乏力,不思饮食,眠尚可,二便可,舌质略暗、薄黄,脉弦。在上方基础上加焦三仙各30 g,余药不变,患者食欲不振症状仍未缓解,故加强健脾消食之功,继服7剂,用法同前。

患者定期来我院门诊口服中药治疗,病情逐渐平稳,未见其他症状。

张志鹏,倪育淳.黄连温胆汤治疗痰热蕴结型的肝癌疗效探讨[J].中医临床研究,2019,11(14):51-53.

按语:本案患者感受乙肝湿热疫毒多年,湿热内阻中焦,郁积肝胆,肝郁气滞,不通则痛,故见右腹胀满;肝木乘脾,脾失健运,故食后胀甚,纳差,食后胀甚;湿热内蕴,影响津液代谢,故喜冷饮,潮热汗出;影响二便代谢,故小便黄臭,大便黏滞。湿热阻碍气血运行,留而为瘀,故舌有瘀斑;治疗以清热利湿、化瘀解毒为法,方用黄连温胆汤合小柴胡汤加减。二诊、三诊患者脾虚纳差症状仍明显,故增加健脾消食之药。切中病机,辨证用药,故病情稳定。

案例29:喻某,男,45岁,2015年8月26日初诊,诉皮肤巩膜发黄、尿黄1月余,2015年7月20日入院株洲市某医院,经CT、磁共振胰胆管造影(MRCP)检查及病理活检诊断为"胆总管下段中-低分化腺癌",予经皮肝穿刺胆道引流术(PTCD)外引流术减黄及扩大胰、十二指肠切除术后于2015年8月25日出院,出院后仍有皮肤巩膜发黄、尿黄,伴乏力、食欲减退,舌暗红有瘀斑、苔黄腻,脉弦滑,特求中医药治疗。西医诊断:胆总管下段中-低分化腺癌并肝内转移。中医诊断:黄疸(瘀毒湿热互结型)。治则:活血化瘀、清热祛湿退黄。第一阶段治疗,方用自拟化斑汤合黄连解毒汤加减。

处方:赤芍30 g,石见穿30 g,白花蛇舌草30 g,茵陈30 g,桃仁10 g,红花10 g,三棱10 g,莪术10 g,炮三甲10 g,黄连10 g,黄芩10 g,黄柏10 g,栀子10 g,大黄10 g,臭牡丹20 g,半枝莲20 g,凌霄花20 g,水杨梅根20 g,凤尾草20 g。30剂,水煎服。

二诊:30剂后,患者诉皮肤巩膜黄染明显减轻,尿黄,大便不成形,仍神疲乏力,纳食欠佳,舌稍暗,两侧有瘀斑、苔薄黄腻,脉弦滑,患者病情有所改善,开始第二阶段治疗,以健脾益气扶正兼以化瘀祛湿、清热解毒抗癌。处方:黄芪60 g,赤芍15 g,黄精30 g,鳖甲30 g,鸡内金30 g,石见穿30 g,白花蛇舌草30 g,茵陈30 g,炮三甲10 g,三棱10 g,莪术10 g,黄连10 g,黄柏10 g,栀子10 g,当归20 g,灵芝20 g,臭牡丹20 g,半枝莲20 g,凌霄花20 g,水杨梅根20 g,凤尾草20 g。以此方为基础方加减治疗2年,患者皮肤巩膜黄疸消失,精神、食欲、睡眠良好,大小便正常,舌质稍暗红、苔薄黄,脉弦细,病情明显改善多次复查腹腔CT示:胆总管下段癌术后改变,肝内多发低密度结节缩小好转。

三诊:2017年进入第三阶段治疗,以补气养阴扶正为主,辅以清热解毒抗癌。处方:灵芝10 g,五味子10 g,黄芪30 g,麦门冬30 g,龟板30 g,鳖甲30 g,白花蛇舌草30 g,石见穿30 g,西洋参20 g,臭牡丹20 g,半枝莲20 g,凌霄花20 g,水杨梅根20 g,凤尾草20 g。患者坚持间断服用中药治疗,其间多次复查病情稳定无进展。

肖岚,朱宏,张婷,等.董克礼教授治疗原发性肝癌临床经验[J].陕西中医,2020,41(11):1639-1642.

按语:本案患者以皮肤巩膜发黄、尿黄为主症,辨证属肝胆湿热;肝木横逆脾胃,脾失健运,故乏力、食欲减退;湿热阻滞血液运行,血停为瘀;故舌暗红有瘀斑;患者瘀毒湿热明显,故首诊治以清热利湿、化瘀解毒为主,方中石见穿、白花蛇舌草配合茵陈蒿汤合黄连解毒汤清热利湿解毒;桃仁、红花、赤芍活血化瘀,取治黄先治血,血行黄自灭之意;三棱、莪术、炮三甲软坚散结;并加具有抗肝癌作用的靶向中药臭牡丹、半枝莲、凌霄花、水杨梅根、凤尾草等。二诊患者正虚症状显现,故治疗以补虚扶正为主兼顾清热化瘀,加黄芪、黄精、当归、灵芝补气养血;三诊患者气阴之伤出现,故改用生脉饮加抗癌解毒药物,整个治疗过程切中病机,标本兼治,故能控制病情进展。

【注解】臭牡丹,味苦、辛,有小毒,归心、胃、大肠经。功效:祛风除湿,平肝潜阳,消肿解毒。

水杨梅根,味苦、辛,性平,归肺、肝、肾经。功效:清热解表,活血解毒。

凤尾草,味淡、微苦,性寒,归大肠、肾、心、肝经。功效:清热利湿,凉血止血,消肿解毒。

凌霄花,味甘、酸,寒,归肝、心包经。功效:凉血,化瘀,祛风。

案例30:患者,男,66岁,2016年12月31日初诊。主诉:胁痛不适1年余。症见:患者神志清,精神差,纳差,乏力,睡眠一般,胁区挚痛不适,口干,大便一般,小便黄或短赤,甚则肌肤甲错,舌质红或暗红,时有齿印、舌苔白厚,脉弦数。2014年3月5日,在医院行肝脏肿瘤切除术,术后病理示:肝细胞癌。随后在某医院行2次介入手术(术中用药不详)。2014年10月24日,肝脏MRI示:腰椎脊柱退行性病变,腰椎间盘突出,右侧骶髂关节软组织肿块,考虑转移瘤;左侧肺叶小结节影;肝右叶低密度影;双侧颈部多发扁平淋巴结;甲状腺体积增大伴实质性弥漫改变,甲状腺右叶结节,肿瘤标志物阴性。2015年1月14日开始出现肝区隐隐不适,体力下降。西医诊断:原发性肝癌。中医诊断:肝积,证属瘀毒内结。治宜清肝解毒,祛瘀软坚。给予调营饮加减。

处方:赤芍18 g,川芎6 g,当归12 g,莪术15 g,延胡索12 g,槟榔12 g,瞿麦12 g,葶苈子12 g,桑白皮12 g,丹参20 g,大黄10 g,鳖甲30 g,炮穿山甲6 g。7剂,水煎服,每日1剂,分早晚温服。

二诊:2015年1月22日。患者神志清,精神差,胁区挚痛不适较前减轻,口干,进食增加,全身乏力,睡眠欠安,大便干,小便量少,舌质暗红、少苔,脉弦细重取无力。处方:赤芍18 g,川芎6 g,当归12 g,莪术15 g,延胡索12 g,槟榔12 g,瞿麦12 g,葶苈子12 g,桑白皮12 g,丹参20 g,大黄10 g,鳖甲30 g,炮穿山甲6 g,焦三仙各10 g,玄参12 g,麦冬15 g。10剂,用法同前。

三诊:2015年2月10日。患者神志清,精神尚可,胁区挚痛不适较前减轻,进食增加,全身乏力,睡眠欠安,二便调,舌质暗红、少苔,脉弦细。处方:赤芍18 g,川芎6 g,当归12 g,莪术15 g,延胡索12 g,槟榔12 g,瞿麦12 g,葶苈子12 g,桑白皮12 g,丹参20 g,大黄10 g,鳖甲30 g,玄参12 g,麦冬15 g,全蝎5 g,壁虎8 g,三七参10 g,广木香15 g,炮穿山甲6 g,半枝莲30 g,鸡内金10 g。20剂,煎服法同前。

患者口干、大便干等症状好转,正气渐复,蔡师在上方基础上加解毒散结方以清热解毒散结。患者口服中药至今,未诉特殊不适。

何小鹤,翟怡然.蔡小平教授治疗肝癌经验[J].中医研究,2017,30(8):39-41.

按语:本案患者湿热癌毒郁结肝胆,肝失疏泄故胁痛;脾气亏虚,脾失健运,故纳差乏力,湿热伤津故口干,小便短赤;湿热阻滞血液,化生瘀血,故肌肤甲错,舌脉亦为湿热瘀毒之象。治疗以清热利湿、化瘀解毒、软坚散结,方中赤芍、川芎、当归、丹参、大黄活血化瘀;延胡索、槟榔、瞿麦、葶苈子、桑白皮行气利湿;鳖甲、莪术、炮穿山甲软坚抗癌解毒。二诊患者阴虚之象显现,故加玄参、麦冬养阴生津,三诊患者症状较前略改善,故仍用养阴清热解毒之药以治疗,治疗全程注重攻邪,同时不忘顾护正气。

案例31:冯某,男,65岁,1983年2月18日初诊。一月前觉右上腹不适,腹胀、纳呆、消瘦、尿如浓茶汁色等,于1月8日在某医科大学附院就诊,查肝大右肋下5 cm,剑突下10 cm,腹水(+),肝同位素扫描为右叶巨大占位病变,诊为原发性肝癌,给保肝治疗,并口服替加氟(FT-207)1月,病情日渐加重,肿物发展迅速,腹胀加剧,腹水增多,恶心呕吐,转来北京某医院要求中医治疗。刻诊,面色灰暗、形体消瘦、腹壁静脉曲张,肝右肋下、剑下平脐、质硬、腹水征(+++),双下肢凹陷性水肿,脉细弦,苔黄腻,诊为症积,辨为气血瘀滞,湿热中阻,肝病及脾,正虚邪实,给化瘀降逆,健脾利水,益气养血,佐以解毒抗癌。

处方:生赭石15 g,太子参15 g,麦门冬15 g,生山药12 g,仙灵脾10 g,猪苓30 g,龙葵30 g,八月札10 g,生鳖甲15 g,紫丹参15 g,杭白芍10 g,焦三仙(各)10 g,蒲公英15 g,白茅根30 g,炒白术10 g,三七粉分冲8 g。

上方服14剂,腹胀减轻,腹水见退,食欲增加,腹部肿块未再继续增大,上方加葶苈子、大枣、桑白皮、路路通等以利气化,服至10月25日,腹水基本消失,肝大剑突下6.5 cm,质较前软,上方加生黄芪30 g,夏枯草15 g继服。

1985年12月20日,胸憋咳嗽,痰色白,拍片见右胸水3肋,诊为肝癌肺转移,改服全瓜蒌15 g,清半夏10 g,鱼腥草30 g,车前草15 g,草劳子30 g,大红枣五枚,白通草10 g,白芦根10 g,北沙参15 g,苦杏仁10 g,玉桔梗10 g,浙贝母10 g,百部10 g,五味子10 g,生黄芪30 g,焦三仙(各)10 g。以上两方加减,交替服用。

1986年7月4日B超复查:肝肋下5 cm,被膜回声光滑,肝右叶内可见一圆形较强回声团块,大小约8.0 cm×8.5 cm,边界欠规则、轮廓欠清楚,内回声不均,后壁回声未见衰减。右胸腔内可见无回声暗区,平卧时于第8~9肋间前后径约4.1 cm,诊为:肝右叶实质性占位病变,右侧胸腔积液。目前该患者仍气短咳嗽,痰多色白,睡眠梦多,肝区不痛,纳食尚可,生活自理,继续门诊治疗。

张新华.段凤舞老师运用参赭培气逐淤汤治疗原发性肝癌的经验[J].黑龙江中医药,1988(1):7-8.

按语:本按患者属虚实夹杂,虚为脏腑气血亏虚,以脾虚为主;实为气滞血瘀湿热等邪气停留。脾虚则水液运化障碍而生水饮湿浊,故腹水征阳性,下肢水肿;肝气郁结、气机不畅,而肝区疼痛;湿久化热,湿热相合,气滞血瘀故面色灰暗、腹壁静脉曲张;舌脉为湿热瘀毒之征。治疗以清热利湿,化瘀解毒抗邪,兼健脾益气扶正。方中太子参、炒白术、生山药、麦冬健脾益气养阴;猪苓、白茅根清热利水渗湿;仙鹤草、龙葵、蒲公英抗瘤解毒;八月札行气疏肝,生鳖甲、紫丹参三七分活血软坚;杭白芍柔肝止痛;焦三仙和胃助消;诸药合用,攻补兼施,切中病机。复诊时根据患者仍有腹水,故加葶苈子、桑白皮、路路通增强利水之力。三诊时患者胸闷咳痰,故调整用药以宣肺化痰养阴补肺为主,辨证加减,经治疗,患者虽仍有咳痰症状,总体病情较前稳定。

案例32:女,49 岁,2011 年 2 月出现食欲差、腹胀痛、消瘦明显。彩超示:肝体积缩小,形态不规则,肝包膜不完整,呈锯齿状,实质回声增粗增强,门静脉内径增宽约 1.5 cm,肝左叶探及多个高回声结节,大者约 4.4 cm×2.4 cm,确诊为肝硬化、肝内多发实性占位性病变。AFP 化验结果:268.90 μg/L。2013 年 5 月 23 日患者来诊,面色晦暗,精神萎靡,身体消瘦,胸闷腹胀,纳呆乏力,食欲不振,困倦,两胁窜痛胀痛,肚腹结块,按之痛推之不移,舌暗红边有瘀斑、苔微黄,脉弦,心肺未见异常。证属肝胆湿热、气滞血瘀,应用清热解毒、活血化瘀、扶正固本、软坚散结法则对症施治,选用双枢解结消积汤加桦褐孔菌、七叶一枝花、半枝莲、龙葵。

患者服用 1 疗程后,腹胀减轻,两胁窜痛消失,食欲增加,服用 4 疗程后,2013 年 7 月 10 日复查彩超示:肝脏大小、形态正常,肝实质内探及多个偏强回声实性结节,肿瘤明显缩小至 1.5 cm×1.4 cm。复查 AFP 14.07 μg/L,恢复正常。

宋云楼,徐作桐.原发性肝癌治验 2 则[J].山东中医杂志,2014,33(7):601.

按语:本案中患者来诊时属肝癌晚期,虚实夹杂。四诊合参,患者辨证属肝湿热瘀毒,湿热阻滞,故胸闷腹胀,纳呆困倦;肝气不疏故胁肋疼痛;瘀血阻滞故面色晦暗,肚腹结块,推之不移;正气不足故精神萎靡,消瘦乏力,食欲减退,舌脉亦为湿热瘀毒之征,治以清热利湿解毒、活血化瘀、扶正固本。同时坚持三因制宜,灵活化裁。肝癌的治疗应重视正气,重于整体,扶正为主兼顾祛邪,如此方能控制病情进展,实现带瘤生存。

【注解】双枢解结消积汤,系自拟方,主要药物为柴胡、川芎、白芍、青皮、陈皮、香附、郁金、丹参、三棱、莪术、八月札、半枝莲、薏苡仁、砂仁、生鳖甲、生牡蛎等。

桦褐孔菌,是一种生长于白桦树上的药用真菌,具有提高免疫细胞活力,抑制癌细胞扩散和复发的作用。

<h2 style="text-align:center">第六节　其他证型</h2>

其他证型指的是所选医案的证型不在原发性肝癌诊疗专家共识中,而临床中确能见到此类证型表现,或者虽符合专家共识中所列证型,但所选医案数量寥寥,或者所选医案证型为两种以上共识证型合并出现,不便单独列出,故将这些医案归为其他证型一栏中。

一、肝热血瘀型

肝热血瘀型以上腹肿块石硬,胀顶疼痛拒按,或胸胁疼痛拒按,或胸胁炽痛不适,伴烦热,口干唇燥,大便干结,小便黄或短赤,甚则肌肤甲错,舌质红或暗红,舌苔白厚,脉弦数或弦滑有力为主要表现特点。病机的核心是热毒蕴结于肝,血液停留为瘀,且以清肝凉血,解毒祛瘀为主要治则。符合这一临床表现或所用方药体现清热解毒活血治则的医案均被纳入此证型中。

案例1:冯某,男,58岁,广东省中山市农民,2001年11月18日初诊。患者素患乙肝10余年,近3月肝区持续隐痛,且右肋沿下发现鹅卵大小之肿块,触之质硬,高低不平,黄圃某医院B超查见:肝右后叶多个类圆形结节状回声,约10.7 cm×8.6 cm;5.1 cm×4.5 cm,肿块周边清晰,不规整,内部回声分布不均匀,大者呈较强回声,CDFI及CPA显示肿块周边见斑点状彩流,肿块内见较丰富血管。超声提示:右肝多发性巨块型占位性病变(肝癌);CT查见:肝脏体积增大,边缘不整,肝右叶见大块状类圆形混杂密度阴影,边界大致清楚,大小约14.9 cm×9.5 cm,CT值44 HU,其中可见坏死灶,右下叶亦见略小低密度肿块影。其余肝内不同部位见多个小低密度子灶,脾脏不大,脾静脉无增宽,增强扫描见肿块强化,其内坏死灶无强化,肿块及肝内子灶较平扫显示更清。提示:肝右叶原发性、多中心型巨块形肝癌伴肝内子灶形成。检验报告:ALT 75.8 U/L,AST 76.5 U/L,A/S 0.8。经以上检查确诊为晚期肝癌。诊见形体消瘦,面色黧黑,舌红、苔黄厚,脉沉弦滑;右肋沿下可触及一鹅卵大小之肿块,质硬,表面高低不平;腹部柔软.敲之如鼓音;自觉乏力、低烧、纳呆、脘腹撑胀、右肋持续隐痛,大便略干。证乃热毒内蕴,痰瘀结聚,肝失疏泄,腑气壅遏。治宜清热解毒,化痰活瘀。软坚散结,疏肝理气。

处方:沙参、郁金各13 g,柴胡、丹皮各10 g,赤芍、薏苡仁、莪术、半枝莲各15 g,海藻、溪黄草、白花蛇舌草各30 g,鳖甲、猪苓各50 g,沉香6 g。上方为宗加减续服半年余,腹胀消失,食欲增进,精神明显好转,其间曾恢复出海两次,均无明显不适。

中山市某医院 B 超复查显示:肝右叶布满低回声包块,最大的9.1 cm×6.3 cm,边界清,肝血管欠清,肝包膜不规整,B 超复查所见:肿块大小与首诊相比明显缩小,且诸证好转,患者对治疗更加充满信心,遂击鼓再进,处方:生黄芪、玄参、赤芍、薏苡仁、山慈菇、半枝莲、溪黄草、海藻(各)15 g,丹参、白术、郁金、柴胡、佛手(各)10 g,鳖甲、猪苓(各)50 g,穿山甲20 g,白花蛇舌草30 g。上方为宗续服一年余,右肋沿下包块逐渐消失,自觉症状明显好转。

2003 年 8 月 15 日中山市某医院彩色 B 超复查:右肝叶可见形态不规则之肿块回声,最大约7.1 cm×6.4 cm,周边可见声晕,内回声不均匀,肝内血管显示欠清,门脉增宽,约 1.4 cm,内回声尚均匀,未见肿块回声。

乔振纲,乔俭.1 例晚期肝癌中药治疗存活逾 2 年的报告[J].光明中医,2004,19(2):34-34.

按语:患者属肝癌晚期,基本病机为本虚标实。其标实为热毒内蕴、痰瘀互结;本虚主要责之气虚,气虚则脏腑功能减退,无力推动血液运行。治疗时结合整体,权衡虚实,立足全局,审时度势地辨证用药。药选沙参养阴清热、益胃生津;选半枝莲、溪黄草、白花蛇舌草,清热解毒;选柴胡疏肝理气;选赤芍、郁金、牡丹皮等化痰活瘀;选薏苡仁、猪苓利水渗湿;选莪术、沉香行气止痛;选鳖甲、海藻软坚散结,抑制癌瘤生长、防止癌灶转移。二诊时加入黄芪、白术以补中益气,健脾和胃,华源充沛,使正气得旺,所谓"留得一分胃气,便延长一分生机"。患者守法守方,坚持服药,终获良效。

案例2:颜某某,男,58 岁。于1995 年 12 月例行体检时发现肝脏占位性病变,诊断为原发性肝癌。于 1996 年 1 月接受手术治疗,病理检查确诊为原发性肝癌。术后恢复良好,复查 AFP 为 30 μg/L。同年 4 月复查时,AFP

上升为 215 μg/L。B 超、CT 等影像学检查未发现肿瘤复发病灶。经医生建议，病人前来接受中医治疗。症见面色晦暗，口臭、口干，大便干硬，舌红苔微黄，脉弦。体检：T 36.8 ℃，BP 135/85 mmHg，心肺(一)。腹部见手术瘢痕，无压痛，肝脾未触及。中医辨证：热毒内盛，癌瘤有复发趋向。治宜清热解毒抗癌。

药用：①抗肝癌 I 号丸剂，每次 1 粒，1 日 2 次；②五味消毒饮加减：蒲公英 15 g，紫花地丁 15 g，金银花 15 g，野菊花 15 g，大黄 6 g，赤芍 9 g，丹参 9 g，白花蛇舌草 15 g，半枝莲 15 g，甘草 3 g。水煎服，每日 1 剂。

治疗 10 d 后复诊，口臭已除，大便溏薄，舌红苔白，脉弦。给予抗肝癌 I 号丸剂，服法同前，中药复方去大黄、紫花地丁，加茯苓 10 g，猪苓 10 g。继续治疗 15 d 后，抽血复查 AFP 已降至 27 μg/L。此后，病人定期来院接受中医药诊治和复查。

陈小峰，赖畅钦. 抗肝癌 I 号阻断肝癌患者术后甲胎蛋白升高的临床应用[J]. 福建中医学院学报，2002(2)：20-21.

按语：患者复查见 AFP 升高，使用中医中药进行治疗，防止肝癌复发。可见面色晦暗，口臭、口干，大便干硬，舌红苔微黄等热毒内盛之征象。治疗以五味消毒饮加减清热解毒抗癌。方中金银花、野菊花、白花蛇舌草、半枝莲，清热解毒散结，金银花入肺胃，可解中上焦之热毒，野菊花入肝经，专清肝胆之火，白花蛇舌草入肺、大肠、小肠经，善清上中焦之热，半枝莲归肺、肝、肾经，四药相配可清三焦之热毒；蒲公英、紫花地丁均具清热解毒之功，为痈疮疔毒之要药；蒲公英兼能利水通淋，泻下焦之湿热，与紫花地丁相配，善清血分之热结；加大黄泻热毒，破积滞，行瘀血；加丹参、赤芍清热凉血，散瘀止痛。复诊时，患者内热已退，但又湿邪内蕴，故加猪苓、茯苓利水渗湿。根据病人的具体情况辨证论治，结合抗肝癌 I 号丸剂取得了较好的临床疗效。

案例 3：池某某，男，59 岁。2019 年 10 月 16 日初诊。主诉：发现肝内占位 4 年余，发热半天。患者 4 年前因体检发现肝内占位，确诊为原发性肝癌，2015 年 4 月及 2015 年 6 月行两次经导管动脉化学栓塞(TACE)术，患者定期复查，MRI 提示肝 S6 段、S8 段结节较前增大，遂于 2016 年 10 月行射频消融术治疗，后因多次复查提示肿瘤进展，再次分别于 2017 年 7 月及 2018 年 4 月行 TACE 术及射频消融术，后期予索拉非尼口服靶向治疗。2019 年

10 月 9 日于我院复查肝脏造影超声:肝Ⅵ段及ⅦⅡ段偏低回声,肝转移灶考虑,于 10 月 14 日复行肝射频消融术。术后第 2 天患者体温38.4 ~ 38.5 ℃,肝区稍有疼痛,疼痛数字评分(NRS)1 分,查 C 反应蛋白:26.9 mg/L,ALT 338 U/L,AST 321 U/L,TBIL 40 μmol/L,DBIL 14.2 μmol/L,IBIL 26 μmol/L。刻下症见:发热,右上腹隐痛,稍感乏力,胃纳不佳,无畏寒、寒战,无恶心、呕吐等其他不适,舌质红、苔黄腻,脉弦。西医考虑为肝射频消融术后不良反应,中医诊断为疮疡(热毒蕴结)。治法:清热解毒,消肿散瘀。

处方:金银花 15 g,陈皮 12 g,当归尾 10 g,赤芍 10 g,乳香 10 g,没药 10 g,浙贝 10 g,皂角刺 10 g,蒲公英 10 g,野菊花 10 g,穿山甲 3 g,黄芪 30 g。3 剂。因肝功能异常,同时予天晴甘美、阿拓莫兰护肝,思美泰疏肝利胆。

复诊时体温下降至正常,肝区隐痛渐缓,查 ALT 147 U/L,肝酶有所下降。

邹颖,周河燃,杨雪飞,等.仙方活命饮加减改善肝癌射频术后不良反应案[J].浙江中医杂志,2020,55(5):336.

按语:本案患者原发性肝癌介入术及射频消融术后,射频属中医热邪,灼烧病灶,化火成毒,火热之毒壅滞结于局部,气血运行不畅,故发热,腹痛;火热耗气伤阴故感乏力,胃纳不佳;舌脉为火热毒结之征,只有火毒去,症状方能缓解,方用疮疡第一方仙方活命饮加减,因患者正气已损,故加用大剂量黄芪益气固表除热,并能托毒排脓。本案没有针对肝癌本身,而是针对射频术后发热进行辨证用药,意在调理患者不适,改善生存质量。

案例 4:患者,男,63 岁,2019 年 7 月 7 日初诊。主诉:确诊肝癌 3 周,介入治疗后 1 周。刻诊症见:面色偏暗,上腹部疼痛,恶心,偶有呕吐,纳呆,疲乏无力,大便干,1 ~ 2 d/次,小便正常,睡眠欠佳。舌质暗红、苔白,脉滑。患者 3 周前因上腹部胀满、疼痛,伴恶心、纳呆,在濮阳市某医院查肿瘤标志物:AFP 228.50 μg/L,CEA 17.61 μg/L。胸部及上腹部 CT 平扫+增强(2019-06-15)示:①符合慢支、肺气肿改变右下肺局灶性纤维化;②主动脉及冠状动脉硬化左心室相对肥大;③肝硬化、脾大;肝占位考虑肝癌可能性大;肝囊肿;门脉增宽伴其内栓子形成;④左肾上腺边缘毛糙。后至河南省某医院诊断为肝癌。行经肝动脉栓塞并洛铂联合吡柔比星灌注化疗 1 次,离子植入治疗,给予羟考酮缓释片止痛等药物治疗。十余年前体检发现乙肝表面抗原(HBsAg)阳性,5 年前诊断为乙肝肝硬化(代偿期),开始服用恩替卡韦分散片抗病毒。吸烟史三十余年,每日 20~40 支,少量饮酒史 20 年余。西医诊断:肝恶性肿瘤(介入治疗后);癌性疼痛;慢性乙型病毒性肝炎;肝硬化(代偿期)。中医诊断:肝癌,证属肝郁血热,热瘀毒结。治宜疏肝解郁,清热解毒,散结抗癌。给予中药汤剂口服。

处方:北柴胡 12 g,黄芩 9 g,清半夏 9 g,大黄后下 6 g,麸炒枳实 12 g,白芍 12 g,醋延胡索 15 g,醋香附 10 g,醋郁金 15 g,丹参 20 g,夏枯草 30 g,猫爪草 30 g,牡丹皮 12 g,赤芍 12 g,醋三棱 10 g,醋莪术 10 g,牡蛎先煎 30 g,醋鳖甲先煎 30 g,焦麦芽 15 g,竹茹 10 g。14 剂,1 日 1 剂,水煎 400 mL,分早晚两次空腹温服。并给予自拟全蝎散(全蝎、壁虎、蜈蚣、三七粉、干蟾皮等),每次 2 g,每天 2 次,水冲服。

二诊:2019 年 7 月 22 日。患者服用中药后上腹部疼痛减轻,大便通畅,恶心、呕吐消失,纳食改善,仍感疲乏,舌脉同前。守上方去竹茹,调大黄 3 g,加红参 6 g,麸炒白术 12 g,仙鹤草 30 g,焦神曲 10 g,焦山楂 10 g,鸡内金 10 g。14 剂,用法同前。之后患者按时门诊复诊,坚持上方中药加减出入治疗。2020 年 1 月,复查 AFP 283.60 μg/L,癌胚抗原:23.62 μg/L。腹部增强 CT 提示:肝部病灶稳定,未见新发病灶。至今患者仍坚持服用全蝎散及上方中药加减口服,腹部疼痛控制可,不影响睡眠,纳食一般情况可,生活正常。

闫京涛.范宏宇主任医师治疗原发性肝癌经验[J].中医研究,2021,34 (12):71-75.

按语:本案患者肝病多年,邪毒郁结,加之正气不足,致热、瘀、毒互结成癌,属本虚标实之证。患者面色晦暗、腹痛为热毒郁结;脾胃受损故呕恶,纳呆乏力;热毒伤阴故大便干;热毒阻滞血液运行,停而为瘀,故舌质暗红,四诊合参,证属热瘀毒结。运用大柴胡汤加减行气疏肝,通腑泻热;加延胡索、香附、郁金增强行气解郁之力;丹参、赤芍、牡丹皮活血化瘀;夏枯草、猫爪草、醋三棱、醋莪术、牡蛎、鳖甲软坚散结;焦麦芽、竹茹和胃止呕。配合全蝎散抗癌解毒。二诊后,患者热毒症状改善,仍感疲乏,故加人参、白术、仙鹤草等益气扶正、缓解疲乏,仙鹤草是公认的抗肿瘤物质,可抑制肿瘤细胞 DNA 的合成和蛋白质的表达。整个治疗过程攻补兼施,使正气得以扶持,癌毒得以控制,配合介入治疗,病情得以控制、症状缓解。

案例 5:患者王某,男,52 岁。主诉:肝内胆管细胞癌综合治疗 1 年余。患者因肝脏占位于 2017 年 5 月 29 日在全麻下行肝脏 5 段切除+胆囊切除术,术中探查发现肝门处大小5.0 cm×6.0 cm肿瘤,术后病理(Ⅱ17-27394):中分化胆管细胞癌(周围肝组织呈门脉性肝硬化改变,胆管及脉管内未见癌栓)。患者于2017年7月15日开始行放化疗,疗效不佳,2018年6月复查CT示:肝右叶软化灶直径约5.1 cm,其内侧有结节灶强化,大小约2.2 cm×1.6 cm,多为肿瘤所致。后再次行化疗,复查无明显好转。半个月来,患者右胁下隐痛,来我院就诊收住院。患者既往有慢性乙型病毒性肝炎病史。刻下证见:右季肋部隐痛,口干、口苦、口臭、纳差,大小便正常,舌质深红、苔薄白、脉弦滑。辨证:少阳血瘀,枢机不利。治法:和解少阳,活血化瘀。

2018年11月5日处方:北柴胡12 g,黄芩15 g,法半夏9 g,人参10 g,炙甘草10 g,醋延胡索20 g,乳香9 g,没药9 g,山楂10 g,神曲10 g,郁金12 g,炒白芍40 g。三九配方颗粒,7剂,水冲服。11月12日,患者诉疼痛减轻,口干、口苦明显改善,口臭亦明显好转。效不更方,再7剂带药出院。出院后患者间断服用小柴胡汤加减方,食欲明显改善,后随访至今患者肿瘤无明显进展。

王定坤,任妍林,陆付耳.小柴胡汤临证应用举隅[J].中医药临床杂志,2019,31(11):2077-2079.

按语:患者中年女性,平素喜思虑,烦心事多,致情志抑郁,肝气郁结,少阳枢机不利,肝胆疏泄失常,气血运行受阻,气滞血瘀,淤血阻于体内,证为肝郁血瘀。故患者症见右季肋部隐痛,口干、口苦、口臭、纳差,大小便正常,舌质深红、苔薄白、脉弦滑。治疗以和解少阳,活血化瘀。方选小柴胡汤,和解少阳,调理少阳枢机。小柴胡汤出自伤寒论,证为正虚邪入,邪犯少阳所致。少阳位于太阳、阳明表里之间,邪犯少阳,邪在表里之间,邪正相争,则非汗、吐、下所宜,故唯宜和解之法。北柴胡方中加延胡索、乳香、没药、郁金活血行气化瘀;炒白芍柔肝止痛;山楂、神曲健脾消食。复诊时患者疼痛减轻,口干、口苦明显改善。嘱患者出院后继续服用,后随访至今患者肿瘤无明显进展。

二、脾肾亏虚型

脾肾气(阳)虚型以乏力,腹胀,纳差,便溏,腰酸痛,目眶黯黑,伴(或)畏寒肢冷、肢体浮肿,舌淡、苔白,脉细无力为表现特点。病机的核心是癌毒损及脾肾,气虚基础上若进一步损及阳气,则出现阳虚表现。治疗以健脾补肾为主要治则,符合该特点的医案被纳入此证型中。

案例1:贺某,女,48 岁,2015 年 12 月 16 日初诊。主诉:"肝癌术后2 年,右乳腺癌术后 3 月余"。患者于 2013 年 11 月上旬因肝区隐痛就诊于某市中心医院,经相关检查后,考虑为肝癌,于 11 月 30 日行右肝癌根治术,术后病理检查示:(右肝)切面见一个 1.8 cm×1.5 cm×1.5 cm 大小肿块,镜下为肝细胞性肝癌(中分化),后定期复查未见明显异常征象。2015 年 8 月右乳触及一肿块,约蚕豆大小,就诊于某市中心医院,行右乳肿块穿刺:涂片中找到癌细胞。于 9 月 11 日行右乳腺癌根治术,术后病理检查示:(右乳)浸润性导管癌Ⅱ级,免疫组化:ER(90%+),PR(90%+),CerbB-2(−),腋窝脂肪中淋巴结 10 粒,均未见癌转移(0/10),术后口服他莫昔芬内分泌治疗。现症见:慢性病容,神疲乏力,右乳手术伤口处隐痛伴麻木感,胃脘部隐痛不适,口干欲饮,晨起口苦,食纳欠佳,夜寐安,小便频数,夜尿 2~3 次/d,大便溏,1~3 次/d。舌红、苔薄白,脉细。西医诊断:双重癌。中医辨证:脾肾亏虚,瘀毒未尽证,治以健脾益肾、祛瘀解毒。

予脾肾复方加减:黄芪 20 g,白术 10 g,茯苓 10 g,灵芝 10 g,巴戟天10 g,菟丝子 10 g,淫羊藿 10 g,生牡蛎(先煎)30 g,夏枯草 15 g,全蝎粉(冲服)3 g,莪术 9 g,炒麦芽 15 g,炒谷芽 15 g,鸡内金 5 g,重楼 9 g,半枝莲30 g,白花蛇舌草 30 g,甘草 5 g。水煎,每日 1 剂,分 2 次温服。

二诊:2016 年 3 月 2 日。患者服上方 60 剂,诉胃脘部隐痛缓解,乏力好转,稍口干,纳食好转,夜寐欠安,大便成形,1~2 次/d,小便尚调。舌淡红、苔薄白,脉细。守初诊方,去巴戟天、鸡内金、炒谷芽、炒麦芽,加山药 10 g、枸杞子 10 g。水煎,每日 1 剂,分 2 次温服。

三诊:12 月 14 日。诉左耳鸣,夜间及晨起口干、口苦,失眠多梦,手心发热,双下肢酸痛,纳可,大便调,夜尿 1~2 次/晚,月经 2~3 个月一行,舌淡、质干、苔薄白,脉细。于某市中心医院复查:CEA 26.87 ng/mL;肝功能:ALT60 U/L;胸部+全腹 CT:右肺小结节(4 mm),肝癌术后改变,慢性弥漫性肝病,子宫肌瘤(20 mm×17 mm);肿瘤标志物均正常。上方去全蝎粉,加鳖甲(先煎)15 g、田基黄 15 g、骨碎补 20 g、夜交藤 30 g、麦冬 10 g、连翘 10 g。

四诊:2017 年 8 月 30 日。潮热自汗出,精神一般,易疲乏,纳寐可,大便难解,小便可,现已绝经。舌暗淡、苔薄白,脉细。8 月 21 日复查:CEA、AFP、糖类抗原(CA153)(−),ALT 44 U/L;CT 右乳癌术后改变,右肺中叶小结节同前;彩色B超:甲状腺左侧稍低回声结节(0.5 cm×0.3 cm),TI-RADS 3级,慢性弥漫性肝病,子宫肌瘤同前,左乳小叶增生,左乳增生结节同前。上方去淫羊藿,加生晒参10 g,女贞子10 g,土贝母6 g,炒栀子6 g。

此后患者每3~5个月复诊,2019年2月20日末次就诊,一般情况良好,未见特殊不适,复查结果大致同前,守方加减继服,并继续维持内分泌治疗。

张彩云,傅剑锋,潘博,等.潘敏求辨治双重癌验案2则[J].湖南中医杂志,2019,35(12):65-67.

按语:患者中年女性,肝失疏泄,导致气血运行不畅,影响脾胃健运,水谷不化,营血不足,精微失于输布,四肢百骸失养,日久损及肾,致脾肾两虚。故症见食纳欠佳,大便溏泄,疲乏无力。治以补益脾肾,活血化瘀,解毒散结。以脾肾复方加减。方中黄芪、灵芝补益正气;白术、茯苓健脾益气;巴戟天、菟丝子、淫羊藿补益肝肾;生牡蛎软坚散结;夏枯草清热解毒散结;全蝎粉攻毒散结;炒麦芽、鸡内金健脾行气;重楼、半枝莲清热解毒。扶正与祛邪并重,兼顾肝脾肾三脏。患者坚持服药,定期复诊,随证增减方药,临床症状好转,情况良好。

案例2:患者,男,41岁,既往有慢性乙型肝炎、肝硬化病史,于2012年7月因"反复右胁痛4年"到我院就诊,行彩超造影及磁共振检查发现肝右叶多发占位、门脉高压、脾大,诊断为"①原发性肝癌;②肝硬化、脾功能亢进",于2012年8月及2013年3月在我院行肝动脉化疗栓塞术+部分脾动脉栓塞术治疗。2013年5月患者出现胁痛、胸痛不能平卧,行CT检查提示肝内病灶仍有血供、左侧胸腔大量积液,行胸腔穿刺引流出血性胸水,胸水细胞学检查可见恶性肿瘤细胞,予胸腔灌注氟尿嘧啶后胸水减少,口服替吉奥胶囊化疗,服药1周后白细胞计数明显下降,遂停化疗,予重组人粒细胞集落刺激因子治疗,好转后出院。2013年8月复查血常规:WBC $2.8×10^9$/L,PLT $70×10^9$/L;肝功能:TBIL 59.9 μmol/L,IBIL 48.8 μmol/L,ALB 28 g/L,AST 57 U/L,ALT 39 U/L;复查CT提示"肝右叶内多发病灶仍有血供,门脉高压,胆囊炎,脾大,少量胸腔积液,左肺炎"。因肝功能损害、白细胞计数低、门脉高压表现加重而未行TACE术,予还原型谷胱甘肽、前列地尔等护肝、抗感染、刺激骨髓造血等治疗。1个月后复查血常规:WBC $2.8×10^9$/L,PLT 67×

10^9/L,肝功能:TBIL 75.5 μmol/L,IBIL 59.2 μmol/L,ALB 27 g/L,AST 66 U/L,ALT 36 U/L。2013 年 9 月患者拒绝一切西医治疗出院,要求门诊服用中药治疗。症见:精神不佳,面色无华,目眶黯黑,形体消瘦,乏力,自觉发热,左胁胀痛,腰酸痛,腹胀,食后尤甚,纳少,口干咽燥,寐欠佳,大便溏薄,日行 3~4 次,小便黄。舌质暗红、边有瘀斑、苔白,脉微细,沉按无力,中医辨证为脾肾阳虚证,治以温补脾肾为法,予四逆法加味生硫黄治疗。

处方:白附片(先煎半小时)15 g,干姜 30 g,炙甘草 10 g,炒白术 15 g,生晒参 15 g,生硫黄 1 g(研末装胶囊,1 粒装 1 g)。四逆汤加味煮汤分 3 次服用,每次送服生硫黄胶囊 1 粒。

15 剂后患者腹胀减轻,纳增,大便烂,次数减少,小便转浅黄,舌边瘀斑减少,复查血常规:WBC 3.6×10^9/L,PLT 78×10^9/L,肝功能:TBIL 48 μmol/L,IBIL 32 μmol/L,ALB 30 g/L,AST 40 U/L,ALT 28 U/L。上方白附片先煎 1h 增至 30 g,炙甘草增至 15 g,余同前。再服 15 剂后患者乏力、口干、左胁胀痛、腰酸痛减轻,纳尚可,复查血常规:WBC 3.9×10^9/L,PLT 98×10^9/L;肝功能:TBIL 27 μmol/L,IBIL 16 μmol/L,ALB 34.8 g/L,AST 26 U/L,ALT 18 U/L。将前方白附片量加至 45 g,久煎 2 h,炙甘草改为 20 g,余药同前。

服 30 剂后复查胸腹部 CT:左侧胸腔积液、炎症已吸收,肝内病灶稳定;白细胞、血小板计数上升至正常范围,肝功能正常,患者劳作太过则乏力、左胁隐痛,腰痛、腹胀已除,纳尚可,思虑过甚则夜寐欠佳,大便成形,小便转清,体重增加,舌边瘀斑明显减少,脉象沉细,较前改善。治疗上四逆汤加味改为附子理中丸(浓缩丸),每日 3 次,每次 10 丸;大黄䗪虫丸,每日 1 次,每次 3 g;赠送《吴清忠人体使用手册》一册,普及中医阴阳气血概念,让患者更好地接受中医的治疗及调护,嘱患者改变作息习惯,坚持晚九点前上床休息;每日静坐 1 h。1 个月后患者精神佳,焦虑明显减少,面有光泽,目眶黯黑减轻,体重增加,无明显自觉不适,复查血常规、肝功能正常,病情稳定,嘱患者坚持服药及加强调养。随访至 2014 年 6 月,患者自觉无明显不适,能从事较轻体力劳动,一般情况良好。

陈莲,唐农,荣震.四逆法加味生硫黄治疗肝癌验案 1 例[J].广西中医药,2015,38(1):56-57.

按语: 本案为慢性乙肝肝硬化后肝癌,脾肾阳虚,下焦虚寒,寒凝血瘀,阳不化阴,阴虚内热,火不生土,湿郁化热,临证有"精神不佳,面色无华,目眶黯黑,消瘦,乏力,左胁胀痛,腰酸痛,腹胀,食后尤甚,纳少,口干咽燥,便溏,小便黄,舌质暗红、边有瘀斑、苔白,脉微细,沉按无力"等血瘀、阴虚、湿热的表现。本病例选用四逆汤,方中附片大辛大热,上助心阳以通脉,中温脾阳而散寒,下补肾火而回阳,为峻补元阳;干姜辛热,温中散寒,温阳守中,回阳通脉,与附子合用,相得益彰,能增强回阳救逆之功;炙甘草补脾阳,益肾阳,后天与先天互助,且调和药性以防姜附燥烈伤阴;加人参、炒白术,先后天并补,既温补脾胃之阳,又温补脾肾之阳;加生硫黄以去湿热,实大便,龙绘堂《蠢子医》谓:"硫黄原是火之精,一切湿热它能清""下医治病,中医治人"。治疗中,对患者在心理、生活上加以引导,全面调养,达到身心和谐。患者经治疗后不但症状改善,血常规、肝功能亦恢复正常。

三、寒湿血瘀型

案例:韩某,男,60 岁,延庆县退休干部,乙肝病史 20 余年,发现肝癌半年,曾行介入治疗 2 次,患者自觉稍有乏力、肝区隐痛不适,要求中医治疗。脉弦紧有力,舌暗略紫、苔薄白,诊为寒湿困阻中焦,肝脾气滞血瘀夹痰,予大黄附子汤加味。

处方:黑附片 30 g,细辛 10 g,大黄 10 g,生半夏 30 g,柴胡 15 g,土鳖虫 10 g,红参 15 g,丹参 15 g。上方加减治疗至今已 3 年,患者病情稳定,复查肝癌无复发,患者无不适症状,每日可步行 10 余公里。

杨华升,杨薇.原发性肝癌辨病论治浅谈[C]//.中华中医药学会全国第十四次肝胆病学术会议论文汇编.2010:547-550.

按语:此患者乙肝病史 20 余年,由于脏腑气机失调,温气不行,寒凝络脉不通,凝血不散,寒湿困阻中焦,气滞血瘀夹痰,治疗应以温阳散寒为主,辅以行气活血,化痰散结。《金匮要略·腹满寒病宿食病脉证治第十》胁下偏痛,发热,其脉紧弦,此寒也,以温药下之,宜大黄附子汤。大黄附子汤方证与患者症状甚为相似,发热非必有之症,方中用辛热之附子,温阳散寒;细辛走窜发散,除寒散结;大黄得附子、细辛之辛温,寒性得到抑制,专行荡涤肠胃,泻除寒积之滞。大便得解,腑气通畅,则寒积去,阳气行,诸证自可消除。加生半夏等化痰散结,柴胡、土鳖虫等理气活血。经治疗,患者病情稳定且无复发,效果显著。

四、气阴两虚型

案例:王某,男,52 岁,北京市某公司干部,乙肝病史 30 余年,发现肝癌

2个月,患者2个月前因腹部不适诊为巨块型肝癌,已丧失手术及介入治疗机会,入院后曾发生肝癌破裂出血、腹水、腹腔感染、肝性脑病、肝肾综合征。患者要求中医治疗。刻下见:患者形体消瘦,腹大如鼓,已成古人所谓"蜘蛛胀",腹部青筋暴露,舌红瘦小无苔,脉沉细略数,患者胃气已绝,给予益气养阴以勉尽人事。

拟生脉散加味,处方:西洋参30 g,麦冬30 g,五味子10 g,穿山甲6 g。患者服药后第二天腹胀大减,已思食。守方继进,病情明显好转。虽患者最终于两月后因肝癌破裂死亡,但中药改善生存质量、延长生存时间的效果是非常明显的。

杨华升,杨薇.原发性肝癌辨病论治浅谈[C]//.中华中医药学会全国第十四次肝胆病学术会议论文汇编.2010:547-550.

按语:患者肝癌晚期,气滞、血瘀、水停日久,蕴而化热伤阴,合并腹水、出血、肝性脑病、肝肾综合征等多种并发症,此时患者邪实正虚,胃气已绝,不可挽回,故选中医治疗以减轻痛苦,延长生命。根据患者气阴两虚的情况给予益气养阴治疗,方选生脉散加味,《医方集解》说:"人有将死脉绝者,服此能复生之,其功甚大"。方中西洋参性凉微甘,滋阴补气、生津止渴。麦门冬甘寒,养阴清热,润肺生津。西洋参、麦冬合用,则益气养阴之功益彰。五味子酸温,敛肺止汗,生津止渴。三药合用,一补一润一敛,益气养阴,生津止渴,敛阴止汗,使气复津生,汗止阴存,气充脉复,故名"生脉"。但由于患者已属肝癌晚期,最终于2个月后因肝癌破裂死亡。

五、肝肾阴虚合并脾虚湿困型

案例:张某,女,85岁。2020年8月27日初诊。主诉:腹胀乏力、目黄肤黄尿黄1月余。患者1个月前无明显诱因出现腹胀、乏力,伴目黄、肤黄、尿黄,腹围增大,间断恶心欲吐,当地医院查肝脏MRI提示:肝癌伴肝内多发转移,腹膜及网膜多发转移,腹水形成,肝硬化,脾肿大,门脉高压,侧支循环。AFP 178.47 μg/L(正常范围:0~8.78 μg/L),CA125 438.9 ng/mL(正常范围 0~35 ng/mL)。患者拒绝手术治疗,对疾病恐惧焦虑州市某医院虑,于当地医院行常规化疗。患者化疗后身体虚弱,为求中医治疗遂来。刻下:腹部胀大如鼓,皮色苍黄,脉络显露,右胁下疼痛,胃脘痞闷隐痛,善太息,偶有心慌气急,纳差,口苦,寐欠佳,大便干结、球状,偶有牙龈出血,舌质紫暗、苔黄干,脉芤。西医诊断:肝恶性肿瘤伴多发转移,肝硬化(失代偿期)。中医诊断:肝积,鼓胀(肝脾肾虚,血瘀阻滞)。治以健脾柔肝滋肾,活血利水。方选调营饮合六味地黄汤加减。

处方:当归10 g,川芎6 g,赤芍12 g,白芍15 g,莪术10 g,延胡索10 g,大腹皮10 g,桑白皮10 g,茯苓皮15 g,陈皮10 g,猪苓10 g,柏子仁15 g,党参15 g,生地黄15 g,甘松6 g,炒山药30 g,牡丹皮12 g,泽泻15 g,生甘草6 g,三七粉3 g冲服。14剂。每日1剂,水煎,分早晚温服。配合芒硝外敷腹部及双下肢。

二诊:2020年9月10日。患者服药后小便量增加,双下肢水肿较前减轻,仍有胸闷气急,服药期间因感受风热,出现咳嗽、咳痰,痰白而黏,微恶风寒,四肢乏力,食欲欠佳,鼻塞流涕,舌质紫暗、苔黄少津,脉芤。诊断为风热感冒,肺卫失司。治以疏风清热,宣肺固卫。方用桑菊饮合止嗽散加减,处方:桑叶10 g,菊花6 g,桔梗10 g,前胡10 g,芦根15 g,百部10 g,厚朴10 g,杏仁15 g,枇杷叶15 g,白前10 g,荆芥10 g,防风10 g,浙贝母15 g,陈皮10 g,鸡内金10 g。5剂。每日1剂,水煎,分早晚温服。

三诊:2020年9月15日。患者诉诸症较前明显缓解,四肢仍有乏力,双下肢水肿明显,口淡无味,夜间盗汗明显,舌质暗紫、苔白腻,脉芤。初诊方去白芍、延胡索、生地黄、甘松、三七粉,加用生黄芪30 g、浮小麦20 g、川牛膝15 g、山萸肉15 g、白花蛇舌草15 g、鸡内金15 g,14剂。

四诊:2020年9月30日。复查腹部超声提示腹水较前减少,肝内占位性病变稳定。患者双下肢水肿较前缓解,夜间下肢抽搐、腰酸腿乏,夜间仍有盗汗,间断干咳,五心烦热,舌质紫暗、苔薄黄,脉微细数。三诊方去柏子仁,加五味子6 g、女贞子30 g,14剂。患者仍在随访,病情尚平稳。2021年4月30日肝脏MRI提示:肝癌伴肝内多发转移(与2020年7月14日影像学结果比较,病变无明显改变),腹膜及网膜多发转移,肝硬化,脾肿大,门脉高压,侧支循环。AFP 245.79 μg/L,CA125 349.6 ng/mL。

林小林,桑怡,刘丹,等.陈宝贵基于癌毒理论辨治肝癌之经验[J].江苏中医药,2022,54(1):30-33.

按语:患者老年女性,肝癌伴肝内多处转移,癌毒蓄积以深,邪盛正虚;患者拒绝手术治疗,只行常规化疗,正气亏虚,肝、脾、肾三脏受损,气血精微乏源;患者恐惧病情,精神抑郁,肝疏泄不利,脾失健运,影响气血运行,气滞血瘀。症见腹部胀大如鼓,皮色苍黄,脉络显露,右胁下疼痛,胃脘痞闷隐痛,善太息,偶有心慌气急,纳差,口苦,寐欠佳,大便干结、球状,偶有牙龈出血,舌质紫暗、苔黄干,脉芤。治疗上不以祛邪为主,主健运脾胃,固护正气。方选六味地黄丸滋补肝肾;调营饮活血化瘀、行气利水;五皮饮利水消肿、理气健脾。二诊时患者感受风热之邪,故先解表清热,防止外邪入里引动邪毒加重,方选桑菊饮合止嗽散加减。三诊时患者表热症以缓解,故当着眼于病情根本,扶正祛邪,攻补兼施,继续六味地黄丸滋补肝肾;当归、川芎、赤芍、莪术活血行气化瘀;白花蛇舌草清热解毒;生黄芪、浮小麦敛汗补气;猪苓合五皮饮利水消肿;柏子仁、党参安神益气。四诊时患者水肿明显消减,阴虚已有化热表现,可见夜间仍有盗汗,间断干咳,五心烦热,舌质紫暗、苔薄黄,脉微细数,去柏子仁,加五味子合白芍酸甘养阴,女贞子滋水涵木。同时治疗期间积极开导患者,帮助患者驱除负面情绪,正确面对病情,配合治疗。随访至今患者病情未见明显进展,药物治疗辅助心身治疗取得佳效。

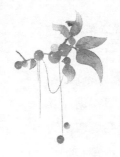

参考文献

［1］孙广仁.中医基础理论［M］.2版.北京:中国中医药出版社,2007.

［2］钟赣生.中药学［M］.4版.北京:中国中医药出版社,2016.

［3］李冀,连建伟.方剂学［M］.4版.北京:中国中医药出版社,2016.

［4］谢鸣.方剂学［M］.3版.北京:人民卫生出版社,2016.

［5］张伯礼,吴勉华.中医内科学［M］.4版.北京:中国中医药出版社,2017.

［6］周仲英.中医内科学［M］.北京:中国中医药出版社,2017.

［7］钟森,倪伟.西医内科学［M］.2版.北京:人民卫生出版社,2016.

［8］葛均波,徐永健.内科学［M］.北京:人民卫生出版社,2013.

［9］中华人民共和国国家卫生健康委员会.原发性肝癌诊疗指南(2022年版)［J］.肿瘤综合治疗电子杂志,2022,8(2):16-53.

［10］IOANNOU G N. Epidemiology and risk-stratification of NAFLD-associated HCC［J］. J Hepatol,2021,75(6):1476-1484.

［11］FENG J,YANG G,LIU Y,et al. LncRNA PCNAP1 modulates hepatitis B virus replication and enhances tumor growth of liver cancer［J］. Theranostics,2019,9(18):5227-5245.

［12］MARENGO A,ROSSO C,BUGIANESI E. Liver Cancer:Connections with Obesity,Fatty Liver,and Cirrhosis［J］. Annu Rev Med,2016,67:103-107.

［13］王艳霞,郭伟,高莉.阶段式细节化护理对原发性肝癌切除术患者围术期心理应激反应及术后疼痛程度的影响［J］.临床医学研究与实践,2022,7(12):161-163.

［14］陈重.浅析肝癌肝切除术后护理中早期不同时间采用不同进食方式对患者肝功能及术后恢复的影响［J］.中国现代药物应用,2017,11(23):159-160.

［15］张静,李建兵.肝癌患者家属心理护理对肝癌患者整体干预的作用［J］.

心理月刊,2021,16(13):165-167.

[16]陶敏洁,雷宇,金俊,等.个体化饮食指导对肝癌患者肝动脉灌注化疗栓塞术后营养状况和生活质量的影响[J].中华全科医学,2022,20(3):507-510.

[17]凌天和.中医养肝思考[J].光明中医,2011,26(12):2521-2523.

[18]巩艳春,陈霞.从中医理论探讨肝病的预防养生[J].河北中医,2011,33(8):1167-1168.

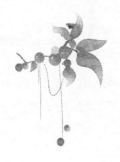

后　记

　　中医学作为中国传统文化的瑰宝,为中华民族的昌盛与人民的健康发挥了重要作用。在历史的长河中,中医学独立发展、自成体系,历朝历代涌现的医学大家如繁星闪烁,留下的医案著作汗牛充栋。医案作为各代医家学术思想与临证经验的总结,其中蕴藏着深厚的价值值得我们整理发掘。近年来,党和国家出台了一系列政策法规,支持推动中医药文化的传承与创新。在此良好学术氛围与社会环境影响之下,我们从众多的医案中发掘整理了中医药治疗肝癌的相关经验,以期服务于一线临床。

　　行笔于此,我们的撰写工作也已接近尾声。在历时一年余的编写过程中,各位编写者尽己所能,字字句句,精雕细琢,才终于将此书呈现在诸君面前。从查阅古今文献到筛选医案,再到最终整理成册,仅是将古今肝癌医案进行总结、整理,已让我们深刻体会到了著书立说的不易与艰辛。一篇篇医案,不仅是千百年来数位医家多年临证的呕心沥血之作,更是众多学者对中医药的赤诚之心。学医数年,深感医学道路之艰辛,幸得参与本书的撰写、编辑,使我们得以遍览群书,深刻领悟诸位医家倾注的心血。我们也相信,本书的出版,定能为广大中医药工作者与中医爱好者的临床工作与学习提供指导,推动中医药治疗肝癌的研究与发展。

编委会

2023 年 2 月于郑州